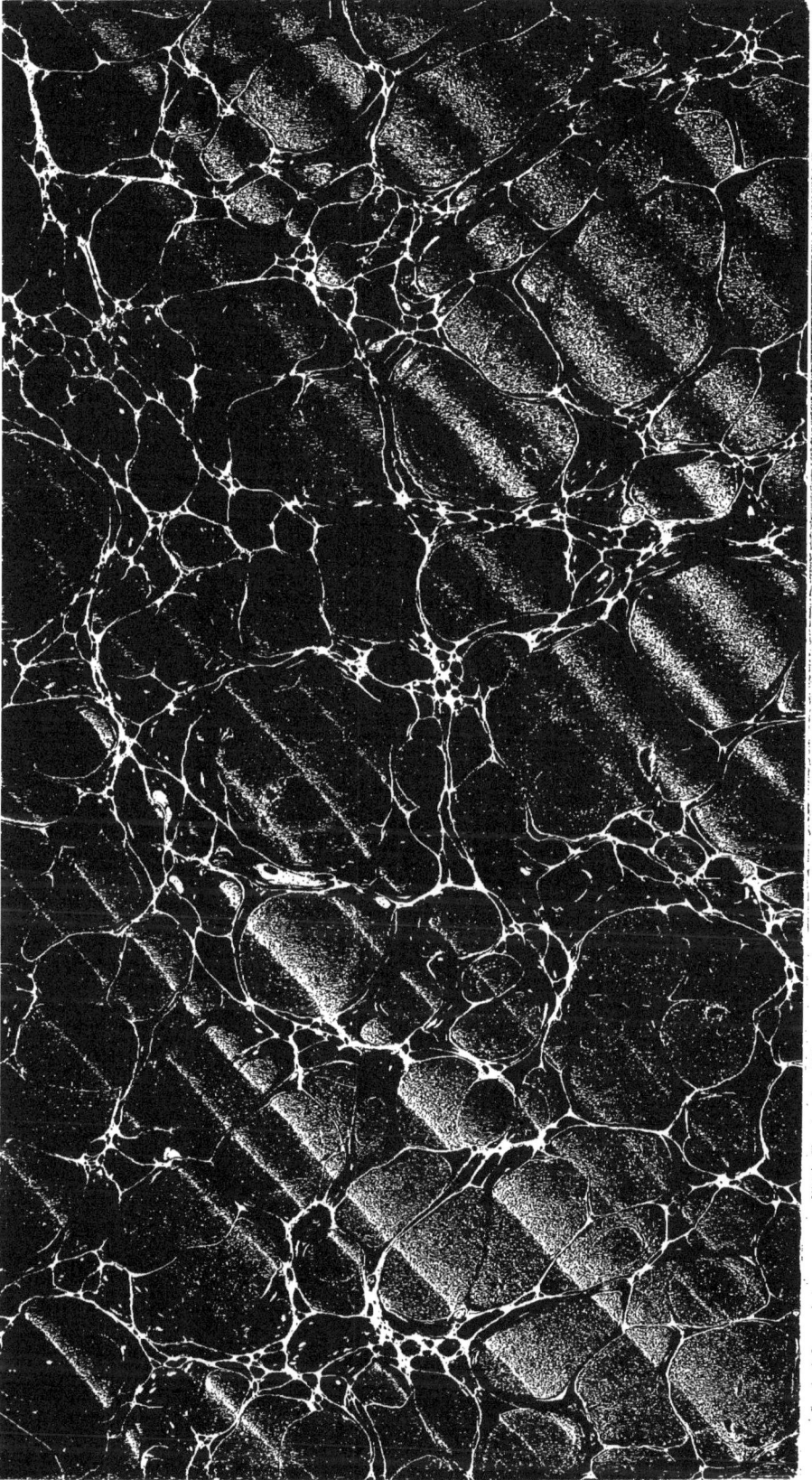

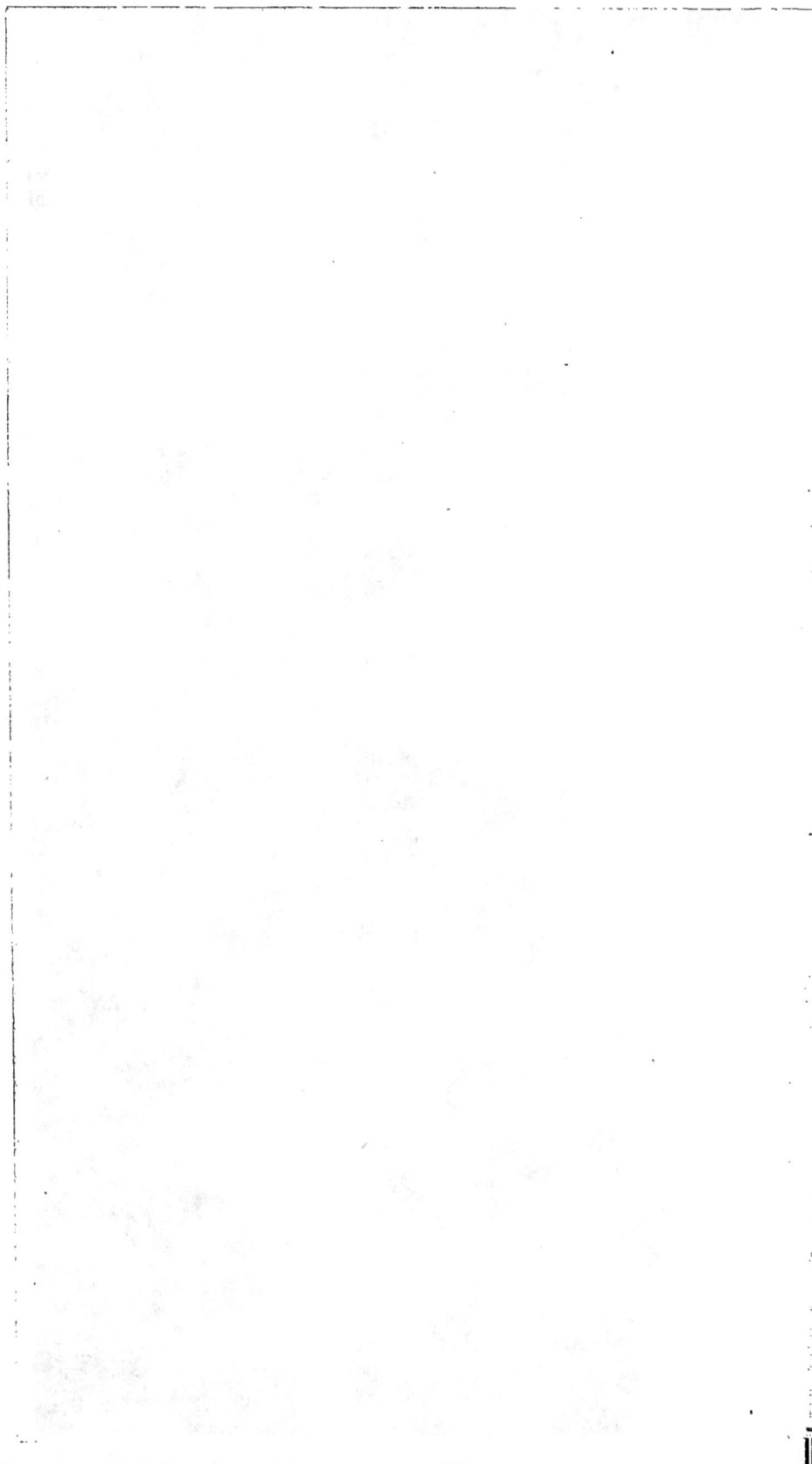

Te $\frac{157}{20}$

T. 2660.
Er q.

DE L'EAU

ou

DE L'HYDROTHÉRAPIE.

Strasbourg, imprimerie de V.ᵉ Berger-Levrault.

DE L'EAU

SOUS LE RAPPORT HYGIÉNIQUE ET MÉDICAL,

ou

DE L'HYDROTHÉRAPIE,

PAR H. SCOUTETTEN,

Chevalier de la Légion d'honneur, Docteur en médecine, premier Professeur et Chirurgien en chef à l'hôpital militaire d'instruction de Strasbourg, Membre correspondant de l'Académie royale de médecine de Paris, de l'Académie royale de Metz, de l'Académie des sciences, inscriptions et belles-lettres de Toulouse, de l'Académie des curieux de la nature de Berlin, de la Société royale de médecine de Copenhague, etc.

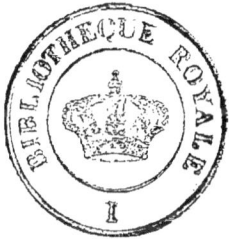

PARIS,

Chez P. BERTRAND,
rue Saint-André-des-Arcs, 38.

Chez J. B. BAILLIÈRE,
rue de l'École de médecine, 17.

STRASBOURG,

Chez V.e LEVRAULT, Éditeur, rue des Juifs, 33.

1843.

PRÉFACE.

Depuis l'apparition de l'hydrothérapie, le public, conduit par le sentiment instinctif des choses utiles, a favorablement accueilli ce mode de traitement. Les médecins l'ont généralement repoussé ; les corps savants, interrogés sur cette question par les Ministres de l'intérieur et de la guerre, se sont prononcés en déclarant que la science est faite sur ce point et qu'on ne saurait rien y ajouter.

Une opinion aussi absolue, émanée d'hommes respectables par leur caractère et leur mérite, exigeait une sérieuse attention : il n'était pas permis de passer outre sans des motifs puissants. Je me mis aussitôt à interroger le passé, à lire les ouvrages, à évoquer tous les témoignages. Je ne tardai pas à m'a-

percevoir que les connaissances anciennes
étaient très-incomplètes, incohérentes et
sans précision, qu'elles n'ont qu'un rapport
éloigné avec les faits nouveaux et qu'elles ne
peuvent servir à les expliquer. Remarquant
ensuite que ces corps savants, bien convaincus, sans doute, de la justesse de leur opinion, et certains de l'inutilité d'un examen
ultérieur, avaient refusé de constater les expériences et d'apprécier les preuves qu'on
offrait de soumettre à leur jugement, je compris la cause de leur erreur et je reconnus
que les Ministres et la France avaient été
mal informés.

Cette résistance du corps médical peut
s'expliquer et même être justifiée. On a vu
naître tant de systèmes bizarres, et faire tant
de promesses trompeuses, que la défiance est
légitimement permise. D'ailleurs n'y a-t-il
pas quelque chose de blessant pour l'amour-
propre à déclarer qu'un homme étranger à
la médecine **a** trouvé une voie nouvelle pour
arriver à guérir des maladies réputées incurables ? Ce sentiment se comprend, mais pour
rester excusable, il doit être renfermé dans

certaines limites. Et qu'importe, en effet, d'où le bien arrive quand il touche l'humanité? Le premier devoir de l'honnête homme n'est-il pas de l'accueillir avec reconnaissance? Depuis longtemps Hippocrate nous a donné ce noble exemple; il ne croyait pas manquer à sa dignité en interrogeant les tables votives déposées dans les temples par les malades heureux de leur guérison, et qui souvent ne l'avaient obtenue qu'en s'abandonnant à leurs inspirations instinctives. Il ne faut pas se le dissimuler, toute science commence par l'empirisme, et la médecine ne s'est pas encore dépouillée complétement de cette enveloppe primitive.

Après avoir longtemps écouté la narration des faits remarquables produits par l'hydrothérapie, après en avoir vu quelques-uns, j'ai cru indispensable d'examiner sérieusement ce qu'il peut y avoir de vrai et d'utile dans ce traitement. J'ai fait un voyage en Allemagne, j'ai visité les établissements, j'ai interrogé les hommes habiles en cette matière, j'ai expérimenté moi-même et je viens aujourd'hui exposer le résultat de mes recherches.

Cet ouvrage répond à un besoin souvent exprimé. Malgré le grand nombre de livres publiés en Allemagne et les brochures qui ont paru en France, on attendait encore un travail sérieux et médical. Les enthousiastes se sont laissés entraîner à des déclamations ridicules, à des promesses exagérées ; les médecins ont rapporté des observations, quelques-uns ont tenté des explications scientifiques, mais ils sont restés si loin de la tâche qu'ils avaient entreprise, que les deux écrits les plus répandus en Allemagne, et peut-être les meilleurs sous le rapport pratique, sont ceux de MM. Gross et Munde, hommes tout à fait étrangers aux sciences médicales.

Toutes ces circonstances m'ont conduit à adopter le plan que j'ai suivi. Il m'a paru indispensable, en traitant une question pour ainsi dire neuve pour la France, de faire précéder l'étude de l'hydrothérapie moderne de l'exposé de l'état antérieur de la science. Cette opposition permettra de mieux comprendre les points de contact ou les dissemblances qui les séparent. Ce travail offrait quelques difficultés ; il fallait prendre garde de partager la confiance aveugle des hommes qui acceptent tous les faits sans en juger la valeur, ou de tomber dans un scepticisme exagéré toujours prêt à les repousser ou à les affaiblir à l'excès. Il est très-facile d'extraire quelques mots, quelques phrases d'un livre, de les associer artificiellement et de les présenter comme l'expression de la pensée de l'auteur, puis d'en faire un argument favorable au système qu'on défend. Écrire ainsi l'histoire, c'est faire un roman, quelquefois un mensonge. Pour éviter ce reproche, mérité par quelques écrivains, j'ai cité textuellement les passages, j'ai indiqué soigneusement les publications, les pages, les éditions; et comme cela pouvait paraître insuffisant, j'ai voulu que l'inventaire fût complet: dans ce but j'ai joint une bibliographie, dans laquelle je rapporte les titres des ouvrages écrits à toutes les époques et dans les différentes parties du monde.

Les recherches antérieures de Ploucquet, de Reuss, d'OErtel, de MM. Schmitz et Hirschel ont facilité mon travail; mais il restait beaucoup à faire pour compléter les indications de ces hommes érudits, et surtout pour les classer avec ordre.

La bibliographie de l'hydrothérapie moderne a été recueillie avec le plus grand soin, elle fera mieux comprendre, peut-être, qu'une longue dissertation, les besoins de la science au milieu de cette stérile abondance.

C'est en lisant une partie de ces ouvrages que j'ai reconnu la nécessité d'abandonner la route suivie par mes prédécesseurs.

Il n'était pas possible, d'ailleurs, de présenter à la France, où le goût et la raison s'épurent chaque jour, une de ces productions emphatiques que nos voisins d'outre-Rhin accueillent souvent avec un empressement et une bienveillance incroyables. Il fallait avant tout constater la valeur du moyen, puis se rendre raison des faits, en les soumettant à une analyse sérieuse.

En avançant dans ce travail, je remarquais souvent avec satisfaction, quelquefois avec surprise, que l'hydrothérapie se trouve justifiée par les lois de la physique, de la chimie et de la physiologie; dès lors je compris que c'était à ces sciences que je devais

m'adresser pour régulariser et systématiser
un traitement qui n'en était encore qu'à la
période empirique. J'ai soumis tous mes raisonnements aux découvertes les plus récentes
de Dulong, de MM. Liebig, Dumas et Péclet;
à celles des médecins et des physiologistes les
plus distingués, et mon sujet, grandissant
à mesure que je l'explorais, acquérait une
importance que je n'avais pas d'abord soupçonnée et qui ne s'arrêtait plus à une simple
question de thérapeutique. Ce n'est pas que
je veuille dire que l'hydrothérapie soit destinée à remplacer tous les médicaments, à
restreindre la médecine à l'administration de
l'eau à des doses et sous des formes variables;
cette exagération n'est pas dans ma pensée.
Les médicaments ont leur valeur; l'hydrothérapie n'est pas appelée à les suppléer exclusivement; il ne faut voir en elle qu'un moyen
de plus, d'une grande efficacité, et surtout
plus puissant que ceux que nous possédions
pour combattre les phlegmasies aiguës et
chroniques, et placer l'organisme dans les
conditions les plus favorables au rétablissement de la santé.

L'apparition de l'hydrothérapie est un fait heureux, les médecins ne tarderont pas à le reconnaître. Qu'ils considèrent, en effet, où en est la science depuis que des attaques très-vives ont été dirigées contre la doctrine de Broussais; attaques dont je reconnais, dont j'avoue la nécessité. Broussais fut mon maître, plus tard mon ami; ce sont des souvenirs précieux qui ne s'effaceront jamais de mon cœur; j'ai partagé toutes ses croyances, j'honorerai toujours son génie, je m'indignerai contre les injustices tendant à affaiblir la gloire et la considération qui doivent entourer son nom; cependant je ne puis méconnaître que les faits se sont multipliés et que son système ne peut plus les embrasser ni les expliquer. Mais quelle est la doctrine qui le remplace? quel est le nom qui domine aujourd'hui? quelle est la croyance commune qui anime, qui dirige les médecins? Rien de tout cela n'existe. On ne voit que des individualités plus ou moins brillantes, et, dans ce temps de désaccord, on se jette dans des tentatives excentriques; c'est à qui osera le plus, pour faire parler le plus de soi. Sans

doute il y a des travaux utiles, honorables;
la jeune génération a bien mérité par son
ardeur, son courage, son esprit d'investigation; toute la science a été anatomisée, on
l'a disséquée comme un cadavre, et maintenant qu'on en connaît mieux qu'autrefois
les éléments, la composition, les rouages, il
semblerait que chacun veuille s'arrêter pour
s'admirer dans son œuvre de détail, et qu'il
redoute l'étincelle électrique qui doit agiter
toutes ces parties, faire jouer tous ces ressorts, donner la vie à l'ensemble. Cela va si
loin que des hommes qui se décorent du titre
de savants, se font gloire de n'avoir pas de
système. Il faut plaindre ces esprits étroits
ou égoïstes qui, semblables à ces ouvriers
qui viennent de tailler la pierre destinée à
concourir à l'élévation d'un monument, craignent que leur travail ne perde de son importance en faisant partie de l'édifice. Mieux
vaut un mauvais système que de n'en admettre aucun : on s'aperçoit des défauts d'une
théorie vicieuse et on tente de les corriger;
les recherches ont alors un but et un résultat.

Les médecins se sont trop éloignés de la

nature; ils ont pris leur imagination pour guide et le désordre s'est jeté dans leurs rangs. L'hydrothérapie doit les remettre dans une voie meilleure; elle leur montrera toutes les ressources de l'organisme, l'inutilité et quelquefois le danger des remèdes multipliés ou administrés avec excès. Je fais des vœux pour qu'ils se livrent à l'étude du traitement hydriatique et qu'ils en fassent de nombreuses, mais prudentes applications; les succès qu'ils obtiendront les encourageront, et les feront peut-être passer de la timidité à l'audace. Je prévois cet événement et je le redoute, car les fautes amèneraient une réaction qui compromettrait rapidement l'une des ressources les plus puissantes de la médecine.

Le titre de cet ouvrage n'a pas été pris au hasard. J'ai choisi au milieu des expressions nombreuses, proposées dans ces derniers temps, le mot *hydrothérapie*, comme étant le seul qui exprime le fait qu'il est appelé à désigner : les deux termes grecs qui le composent ($\H{υ}δωρ$ et $θεραπεία$) précisent nettement la pensée, puisqu'ils signifient traitement par l'eau.

Il convient de repousser pour toujours la dénomination barbare d'*hydrosudopathie* et les mots non moins ridicules d'hydropathie, de psychrothérapie, etc. : le premier ne signifie rien, le second veut dire traitement par le froid; définition tout à fait inexacte et qui ne peut être accueillie que par des esprits faux.

DE L'EAU

SOUS LE RAPPORT HYGIÉNIQUE ET MÉDICAL

ou

DE L'HYDROTHÉRAPIE.

CHAPITRE PREMIER.

Voyage.

§. 1.er Grand-duché de Baden. — Royaumes de Wurtemberg et de Bavière.

Malgré les récits que j'avais entendu faire des cures obtenues par l'hydrothérapie, je conservais des doutes sur la valeur de ce traitement, lorsqu'un incident fortuit vint, au mois de juillet 1842, éveiller sérieusement mon attention.

Plusieurs malades que j'avais longtemps traités, sans résultat heureux, pour des dartres, des tumeurs scrophuleuses, des rhumatismes chroniques, avaient eu recours à l'hydrothérapie, et ils en avaient obtenu des effets très-satisfaisants; ils étaient enchantés, et, quand je les vis, ils me parlèrent avec enthousiasme

1

de l'action bienfaisante de ce moyen thérapeutique. J'avais affaire à des hommes raisonnables et sérieux; je ne pouvais donc pas repousser sans examen des faits dont l'exactitude était facile à vérifier. Je reconnus bientôt, en effet, que des maladies qui avaient résisté aux remèdes conseillés par moi-même, ou par des médecins distingués de Paris, avaient disparu et que d'autres étaient en voie de guérison. Il fallut bien me rendre à l'évidence, et je me proposai, dès ce moment, d'étudier les ressources de l'hydrothérapie. Je lus en peu de temps les principaux ouvrages écrits sur cette matière; j'en fus très-mécontent. Je n'y trouvai que des observations fort incomplètes, des assertions exagérées, des récits emphatiques et peu ou point d'idées médicales exactes. Ne rencontrant pas dans les livres la raison des faits que j'avais vus, je me décidai à me rendre en Allemagne, et principalement à Græfenberg, où Priessnitz, le propagateur de l'hydrothérapie, attire chaque année une foule de malades des parties les plus éloignées du monde.

Cette pensée pouvait avoir des résultats trop importants pour que je ne la communiquasse pas à M. le Ministre de la guerre; il l'approuva, et, bientôt il m'accorda l'autorisation de visiter l'Allemagne dans un intérêt scientifique : il eut même la bienveillance, dans le but de favoriser mes recherches, de réclamer l'intervention de M. le Ministre des affaires étrangères, pour que les ambassadeurs et agents diplomatiques représentant la France à l'étranger secondassent mes vues et me prêtassent, au besoin, aide et protection.

Immédiatement après avoir reçu les ordres du Ministre de la guerre, je fis mes dispositions de départ et je quittai la France le 20 septembre 1842. Je m'embarquai à six heures du matin sur un bateau à vapeur qui descendait le Rhin; à midi et demi je me trouvai à Carlsruhe. La capitale du grand-duché de Bade ne m'offrait pas un intérêt scientifique assez grand pour me retenir longtemps; j'en repartis le jour même, à trois heures après midi, pour me rendre à Pforzheim, jolie petite ville, située sur l'Entz, où se fait un grand commerce de bois et d'objets d'argenterie.

A quelques lieues de cette ville, au pied des montagnes de la Forêt-Noire, existe un établissement de bains d'eau minérale, nommé *Hub;* il est dirigé par le docteur Strauss : depuis 1840, on y a introduit les moyens hydriatiques, mais on ne leur a pas donné un grand développement.

De Pforzheim à Stuttgard la route serpente sur un terrain montueux qui n'offre de remarquable que le vieux château de Flingen, situé sur une colline qui domine la ville. Lorsque l'étranger arrive à Stuttgard, il est agréablement surpris par la régularité et les belles constructions de plusieurs rues, mais il s'aperçoit bientôt que cette capitale a plus de disposition à accueillir favorablement les objets de luxe et de plaisir que les choses sérieuses et scientifiques. On admire dans les haras et les écuries royales de magnifiques chevaux de race; ils y sont traités avec un soin dont on n'a pas d'idée en France. Cependant on a rendu hommage au génie de Schiller, en élevant sur l'une des places de la ville une magnifique statue en bronze représentant cet homme illustre; on y trouve aussi un cabinet d'histoire naturelle qui renferme beaucoup de fossiles remarquables.

L'hydrothérapie ne compte pas à Stuttgard des partisans nombreux ni dévoués; la plupart des médecins n'ont pas voulu s'occuper de ce moyen thérapeutique; cependant plusieurs établissements hydriatiques ont été fondés dans le royaume de Wurtemberg. Il en existe un à Herrenalb, sur la frontière de la Forêt-Noire, à quinze lieues de Stuttgard ; il est dirigé, depuis trois ans, par le docteur Weiss. Cet établissement n'a pas une grande importance. Un second avait été créé à Gaildorf, à neuf lieues de Stuttgard, par le docteur Mœsner; mais cet établissement, fondé depuis quatre ans, vient d'être fermé. Les docteurs Landerer et Palm avaient l'intention d'en établir un à Gœppingen, où existe une source minérale exploitée depuis longtemps; ce projet, malgré la publicité qu'il a reçue, n'a pas été mis à exécution.

Il en est tout autrement à Esslingen, petite ville
à trois lieues de Stuttgard. Là le docteur Steudel,
père, a organisé une société d'actionnaires qui, pleins
de confiance en l'hydrothérapie, ont fait construire
à leurs frais un établissement dont toutes les dispositions ont été très-heureusement calculées. Le
bâtiment a été placé à mi-côte; il domine une vallée
charmante, et il reçoit en abondance des eaux parfaitement bien distribuées. Plusieurs douches sont
au loin sur la montagne; on y arrive par des sentiers très-bien entretenus. Cet établissement, dirigé
par le docteur Steudel, fils, est à un quart de lieue
d'Esslingen, sur un coteau appelé Kennenburg. Les
actionnaires paraissent très-satisfaits des résultats pécuniaires qu'ils ont obtenus, aussi se proposent-ils
d'ajouter aux cent mille francs déjà dépensés une
somme au moins aussi forte pour des constructions
nouvelles. Cet établissement, créé en 1840, a déjà
reçu un nombre assez considérable de malades, et
MM. Steudel, père et fils, ont publié, l'année dernière, un petit ouvrage dans lequel ils exposent leurs
pensées sur les effets de l'hydrothérapie compara-
tivement à ceux des bains d'eaux minérales. [1]

La route d'Esslingen à Ulm est placée dans une
vallée étroite, dominée par des montagnes peu éle-

---

[1] *Ueber Wasserheil-Anstalten und ihr Verhältniss zu den
Mineralquellen und Bädern.* Esslingen, 1842; in-8.°

vées. Le pays est joli, riche et couvert de vignobles. A peu de distance d'Ulm, on voit les travaux considérables entrepris récemment pour la construction de plusieurs forts détachés. Cette ville, rendue célèbre par l'un des faits d'armes les plus hardis et les plus heureux des guerres de l'empire, est sale, mal bâtie, sans intérêt pour le voyageur. Il y existe un petit établissement hydriatique, fondé depuis 1838, et dirigé par le docteur Bentsch.

En quittant Ulm, on traverse immédiatement un pont jeté sur le Danube et on se trouve sur le territoire bavarois. Ici le pays change d'aspect, les montagnes cessent et une plaine immense s'étend des bords du fleuve aux Alpes du Tyrol. En neuf heures la poste vous conduit d'Ulm à Augsbourg. Cette ville, riche de souvenirs, présente plusieurs monuments dignes d'attention; elle renferme des établissements de bienfaisance qui méritent d'être visités, mais elle n'offre, sous le rapport médical, aucune institution qui puisse être citée.

Il y a aujourd'hui, d'Augsbourg à Munich, un chemin de fer qui vous permet de franchir en deux heures les dix-sept lieues qui séparent ces deux villes; il traverse un pays aride, couvert de marais et de bruyères, où les fièvres intermittentes sont endémiques.

Lorsqu'on entre dans la capitale de la Bavière, on est frappé du style architectural d'une foule de maisons récemment bâties ou encore en construction; on croirait voir une longue suite de palais élevés avec tant de rapidité qu'on n'a pas eu le temps de s'occuper de la rue ni des trottoirs, car les pavés manquent et l'herbe croît sans obstacle.

Munich est la ville des beaux-arts, l'Athènes de l'Allemagne. Le roi Louis encourage les artistes de tout son pouvoir; il consacre, chaque année, des sommes considérables à l'érection de monuments, à des fresques, à des peintures sur toile et sur verre, à des statues en marbre et en bronze. Le célèbre statuaire L. Schwanthaler vient d'exécuter, en conservant admirablement toutes les proportions, la plus grande statue du monde; elle est en bronze, sa hauteur est de quinze mètres; elle représente la *Bavière*. Ce nouveau colosse sera bientôt placé, près de la ville, sur un monticule dont le sommet domine le pays à une grande distance.

Depuis longtemps l'hydrothérapie compte, en Bavière, des partisans nombreux et actifs : à leur tête il faut placer M. OErtel, professeur de langues au gymnase d'Anspach. Le hasard lui fit tomber entre les mains, en 1804, l'ouvrage du docteur Hahn [1] : il y trouva des faits et des recommandations qui s'accordaient parfaitement avec ses idées

---

1 *Unterricht von Kraft und Würkung des frischen Wassers in die Leiber der Menschen*, etc. Breslau, 1738.

et son expérience personnelle. Depuis ce moment il fit des efforts incroyables pour appeler l'attention publique sur les vertus hygiéniques et curatives de l'eau fraîche; il publia un grand nombre de brochures et d'ouvrages; il réimprima des livres anciens; il traduisit les travaux de plusieurs auteurs anglais et italiens [1]; enfin, il fit paraître un écrit périodique qu'il continue encore.

OErtel fut aussi l'un des premiers à signaler les heureux résultats du traitement employé à Græfenberg; il publia, à cette occasion, une brochure ayant pour titre : *Vincent Priessnitz, ou avertissement aux gouvernements de faire ériger des établissements hydriatiques.* Leipzig, 1836 : dans cette même année il se rendit à Græfenberg, et à son retour il fit une nouvelle publication, dans laquelle sont relatés tous les incidents de son voyage.

En 1837 le roi de Bavière, dont l'attention avait été appelée sur l'utilité du traitement hydriatique, envoya à Græfenberg les docteurs Hœrner et Schnizlein. Peu de temps après, on vit s'élever plusieurs établissements hydrothérapiques, parmi lesquels le plus important est celui d'Alexandersbad, près Wunsiedel; il fut ouvert le premier mai 1858 sous la direction du docteur Fikenscher. Le second est situé

1 Voir la bibliographie, fin du volume. OEuvres d'OErtel.

à Schallershof, à trois quarts de lieue d'Erlangen ; il est dirigé par le professeur Fleischmann.

A une demi-lieue de Munich, à Brunnthal, existe aussi un petit établissement hydriatique, qui primitivement était une maison de bains : j'ai été fort peu satisfait de la manière dont il est tenu.

A neuf lieues de Munich, dans la petite ville de Freysing, se trouve un petit hôpital militaire dirigé par le docteur Gleich, médecin d'escadron du 2.e régiment de cuirassiers, qui, plein de confiance en l'hydrothérapie, a cru devoir employer exclusivement ce traitement contre toutes les maladies internes et externes. Depuis le 16 avril 1839 jusqu'au 27 septembre 1842, le docteur Gleich a traité 723 malades ; sur ce nombre 684 ont guéri, 32 ont conservé des maladies chroniques qui ont nécessité la réforme, et 7 sont morts.

Ce résultat était trop remarquable pour ne pas attirer sérieusement mon attention ; je retournai à Munich, où j'obtins bientôt la faveur d'être admis dans les bureaux du ministère de la guerre. Là, M. Handschuh, référendaire près du Ministre en ce qui concerne le service de santé, m'accueillit avec beaucoup de bienveillance et mit à ma disposition de nombreux documents statistiques qui me prouvèrent qu'il y a, en Bavière, d'autres hôpitaux militaires où la mortalité est aussi faible qu'à Freysing. Il me fut donc impossible de rien conclure de ces recherches, si ce n'est qu'il faudrait un examen comparatif mieux fait pour apprécier la véritable influence exercée par l'hydrothérapie sur la mortalité et la rapidité des guérisons. On doit sans doute s'étonner de la différence énorme qui existe entre les chiffres indiquant la mortalité des hôpitaux militaires de la France et celle des établissements du même genre en Bavière: en effet, dans quelques localités de ce dernier pays la mortalité n'est que de 1 sur 100, et la moyenne générale du royaume de 1 sur 70; tandis qu'en France la mortalité des hôpitaux est de 1 sur 30, et la moyenne générale de l'armée de 1 sur 50.

La différence de mortalité dans les hôpitaux peut s'expliquer par l'organisation de ces établissements. En France on ne reçoit, dans les hôpitaux, que des hommes sérieusement malades; les autres restent à la caserne, où ils sont traités par l'officier de santé du régiment. En Allemagne, les hôpitaux ne sont que de grandes infirmeries, où l'on reçoit indistinctement les maladies graves et légères, et c'est le médecin du régiment qui est constamment chargé du traitement de tous ses hommes.

Quant à la mortalité générale, elle tient sans doute à ce que les agglomérations d'hommes sont moins considérables en Bavière qu'en France, et peut-être aussi à ce que la vie militaire y est moins fatigante.

Depuis que l'hydrothérapie a été accueillie dans la

Bavière, on a vu des modifications notables s'introduire dans les habitudes d'un grand nombre de personnes des classes les plus élevées de la capitale.
C'est à M. le comte de Rechberg, grand-maître de
la cour du roi, qu'il faut rapporter la faveur dont
jouit ce moyen hygiénique et médical. Ce personnage important, âgé de soixante-huit ans, après avoir
été malade pendant vingt années d'une affection chronique des intestins et de la vessie, et traité sans succès
par les médecins les plus célèbres, a recouvré complétement sa santé à Græfenberg. Cet exemple, et
plusieurs autres non moins remarquables, ont entraîné la cour et une partie des courtisans à renoncer
à l'usage du vin, des boissons excitantes et à faire
usage, chaque matin, de lotions froides sur tout le
corps. La reine et ses enfants ne reculent pas devant
l'emploi de ces ablutions réfrigérantes.

Plusieurs médecins distingués de Munich, notamment le professeur Ringseis et le docteur Schnizlein,
sont très-favorables à l'hydrothérapie; ils pensent
que ce traitement, convenablement appliqué, est une
ressource puissante contre certaines maladies rebelles
aux moyens habituels de la médecine.

Le médecin voyageur ne doit pas quitter la ville
de Munich sans visiter le grand hôpital général.
Cet établissement, dont la construction a été faite
d'après les indications et les plans du savant docteur Hœberl, doit être signalé, après celui de Ham

bourg, comme l'hôpital le plus heureusement dis-
tribué et le plus habilement approprié à sa destination ; c'est un modèle digne d'être étudié et qu'il
serait très-utile de faire connaître en France. Ce
n'est qu'avec beaucoup de peine que j'ai pu me
procurer l'important ouvrage du docteur Hœberl [1] ;
je l'ai adressé au Ministre de la guerre, qui l'a accueilli avec bienveillance et l'a fait déposer dans la
bibliothèque du conseil de santé des armées.

---

1 Voici le titre de cet ouvrage : *Abhandlung über œffentliche
Armen- und Kranken-Pflege, mit einer umstændlichen Geschichte
der in dem ehemaligen Krankenhause zum Heil. Max. bei den
barmherzigen Brüdern gemachten Erweiterungs- und Verbesse-
rungs-Versuchen und der hievon im neuen allgemeinen Krankenhause zu München gemachten Anwendungen ; von Franz Xaver
Hœberl, Medizin-Doctor, etc., mit einem Cahier von 8 Kupfertafeln und 2 lithographirten Beobachtungs-Tabellen.* — Munich,
1813 ; un volume in-4.º de 636 pages.

§. 2. États autrichiens. — Vienne. — Hongrie. — Carinthie.
— Illyrie. — Moravie. — Bohême et Silésie.

———

Après avoir parcouru la Bavière, je pénétrai dans
les États de l'empire d'Autriche ; c'est là que l'hydrothérapie a pris naissance : elle est sortie d'un village presque inconnu de la Silésie pour venir exercer
son influence sur la partie la plus notable de la
population, où elle compte des prosélytes nombreux,
enthousiastes, toujours prêts à la défendre et à la
propager.

Lorsqu'on quitte Munich pour se rendre à Saltzbourg, on traverse un pays plat, très-boisé et sur
lequel on ne trouve que quelques petites villes in-
signifiantes. Après une course de dix-sept heures,
on parvient enfin à la douane autrichienne, où vous
attendent les ennuis et les vexations de cette admirable institution. La ville de Saltzbourg ne se trouve
qu'à une demi-lieue de la frontière ; elle mériterait
à peine d'arrêter le voyageur, si, en 742, la forte-
resse de Hohensaltzbourg, qui la domine, n'avait
donné naissance à Charlemagne. Cette ville, située
au pied du versant septentrional des Alpes qui séparent l'Allemagne de l'Italie, renferme plusieurs

institutions scientifiques et une faculté de médecine, plus célèbre autrefois qu'elle ne l'est aujourd'hui. Sur la place principale de Saltzbourg on a élevé et inauguré, le 4 septembre 1842, la statue en bronze de Mozart, qui, dit-on, est très-ressemblante : elle a été parfaitement exécutée par le professeur L. Schwanthaler, de Munich.

C'est aussi à Saltzbourg qu'est mort le célèbre Paracelse : malgré les vices qu'on lui reproche et trois siècles écoulés, la mémoire de cet homme extraordinaire y est restée en grand honneur. La crédulité populaire conserve et répète sans hésitation les histoires les plus fabuleuses touchant son talent de guérir les maladies et même de donner l'immortalité : il avait inventé, dit-on, un élixir précieux qui devait lui procurer ce bonheur si recherché, lorsqu'un domestique infidèle lui vola la fiole qui contenait cet arcane, et eut la maladresse de la casser en se sauvant. Paracelse ne paraît pas être mort à l'hospice Saint-Étienne, ainsi que l'ont écrit plusieurs de ses biographes; on voit, en effet, à l'extrémité du pont jeté sur la Saltza, une maison sur laquelle est placé un portrait avec cette inscription : *Philippus-Theophrastus Paracelsus, qui in hâc domo habitavit et mortuus est anno* 1541.

Sur ce portrait, Paracelse tient une fiole à la main, ce qui est d'accord avec la ridicule croyance dont il vient d'être parlé.

Quoi qu'il en soit, Paracelse jouissait à Saltzbourg
d'une immense considération ; il a été enterré avec
distinction dans l'église Saint-Sébastien où son tom-
beau, conservé avec soin, porte textuellement l'inscription suivante :

*Conditur hic Philippus-Theophrastus, insignis
medicine doctor, qui dira illa vulnera lepram, po-
dagram, hydroposin aliaq. insanabilia corporis
contagia mirifica arte sustulit. Ac bona sua in
pauperes distribuenda collocandaq. honoravit. —
Anno MDXXXXI die XXIIII septembris vitam
cum morte mutavit.*

La bibliothèque de Saltzbourg possède plusieurs
manuscrits de Paracelse, ainsi qu'un portrait fidèle
de ce médecin célèbre ; il est modelé en cire et il
n'en existe, assure-t-on, que deux exemplaires :
j'ai vu le second, à Leipzig, chez le professeur
J. Radius.

Lorsqu'on quitte Saltzbourg pour se rendre à
Lintz, plusieurs routes se présentent ; je choisis
la plus pittoresque, celle qui mène à travers les
montagnes jusqu'à Ischel, petite ville de la haute
Autriche. De là je me rendis à Ebensée pour gagner
Gmunden, après avoir traversé le lac en bateau à
vapeur ; c'est dans cette petite ville qu'on trouve le
chemin de fer qui conduit aux portes de Lintz. Tout
ce pays est heureusement accidenté ; il rappelle les
sites les plus vantés de la Suisse.

Lintz ne me retint pas longtemps; cette ville, parfaitement située sur le bord du Danube, n'offre rien de remarquable sous le rapport scientifique. Je la quittai le lendemain pour m'embarquer sur un très-beau bateau à vapeur qui, dans la même journée, fit cinquante lieues sur le fleuve et me déposa le soir à Nussdorf, village situé à une petite distance de Vienne. Les rives du Danube sont très-variées, mais elles sont loin d'égaler en beauté, les bords du Rhin si justement renommés.

La capitale de l'Autriche a accueilli l'hydrothérapie avec empressement. M. S...., l'un des premiers banquiers de cette ville, me disait un jour : l'engouement fut poussé si loin que plusieurs restaurateurs, notamment D..., dans le Kohlmarkt, voyant qu'ils ne vendaient plus de vin, se mirent à vendre de l'eau. Ils allaient la puiser à Schœnbrunn, où se trouve une source excellente, très-appréciée des Viennois, qui n'ont à leur disposition qu'une eau de très-médiocre qualité.

L'usage des ablutions à l'eau froide s'est introduit dans les habitudes sociales; M. Gross, secrétaire particulier de l'impératrice mère, auteur d'un traité très-estimé sur l'hydrothérapie, m'a assuré que ce moyen hygiénique a été adopté par plusieurs princes de la cour.

Ces habitudes nouvelles ont fait naître une industrie qui a pour but la fabrication de machines et d'appareils pour les bains et les douches ; la maison Sartorius est la mieux fournie en ce genre d'objets.

Les médecins, entraînés en quelque sorte par l'opinion publique, se sont occupés plus ou moins de l'hydrothérapie, mais aucun d'eux ne l'a adoptée complétement et comme faisant la base de sa thérapeutique. Il faut peut-être excepter M. le baron de Turckheim, conseiller aulique, vieillard vénérable, jouissant d'une haute considération et de la confiance de l'empereur. C'est lui qui fut envoyé à Græfenberg, en 1837, pour examiner le mode de traitement qui y est employé. A son retour il fit un rapport favorable, qui détermina le gouvernement à autoriser Priessnitz à traiter des malades quoiqu'il ne soit pas médecin.

Il existe six établissements hydrothérapiques dans les environs de la capitale de l'Autriche, mais il en est quatre qui méritent à peine ce nom[1]. Les deux autres sont placés dans une vallée très-longue, très-étroite et presque toujours dominée par des montagnes arides. Le premier fait partie du village de Kaltenleutgeben, à deux lieues de Vienne ; il est dirigé par M. Emmel, chirurgien du district : il n'est remar-

---

1 Ce sont : Hietzing, dirigé par le chirurgien J. Schraukel ; Penzing, par M. Biringer ; Grinzing, par M. Pfeiler, et Nussdorf, par M. Friedrich.

quable qu'en ce qu'il a été créé immédiatement après celui de Græfenberg. Le second établissement est à Laab, à une lieue du village précédent; il a été fondé, en 1838, par le docteur Granichstædten, auteur d'un ouvrage sur la médecine hydriatique : cet établissement est plus complet, mieux disposé, et plus satisfaisant sous tous les rapports que celui de Kaltenleutgeben.

Les établissements scientifiques de Vienne sont en grand nombre, mais ils sont loin d'avoir acquis tout le développement auquel les appellent les progrès de la civilisation. Toutefois il faut signaler le grand hôpital général[1], monument immense, terminé vers la fin du siècle dernier. Il existait autrefois plusieurs hôpitaux dispersés dans différents faubourgs de Vienne. L'empereur Joseph II les réunit tous, en 1784, et en forma l'hôpital général, situé dans le faubourg de l'Alser. Ce vaste bâtiment renferme sept grandes cours, plantées de mûriers et tapissées de gazons; il y a dans chacune d'elles une fontaine jaillissante. Cet hôpital contient 2212 lits; il reçoit ordinairement plus de 20,000 malades chaque année. La direction en chef de cet utile établissement est actuellement confiée à M. le docteur Güntner, conseiller de régence. Il a sous ses ordres un vice-directeur, vingt médecins, huit chirurgiens et trente-un

1 *Universal-Spital, allgemeines Krankenhaus.*

aides, appelés praticants, qui sont tous logés dans la maison.

C'est dans cet hôpital qu'ont lieu toutes les cliniques, parmi lesquelles il faut surtout distinguer celle des maladies des yeux. Deux salles, peintes en vert, de vingt lits chacune, sont destinées à cet usage. Chaque lit est garni de rideaux et les fenêtres en ont aussi plusieurs, ce qui permet de pouvoir graduer l'intensité de la lumière de seize manières différentes.

Tous les instruments inventés pour les opérations praticables sur les yeux ou leurs annexes sont contenus dans des boîtes, et rangés avec ordre. Des pièces en cire, faites avec un admirable talent, représentent les maladies de l'œil; enfin, le local de la clinique renferme une foule de préparations anatomico-pathologiques et des pièces nombreuses d'anatomie comparée. Le professeur Rosas est actuellement chargé de l'enseignement de cette branche importante de l'art de guérir.

Le médecin ne doit pas négliger de visiter le cabinet d'anatomie pathologique, qui est aujourd'hui confié à la surveillance éclairée du professeur Rokitansky. Il renferme une immense quantité de pièces précieuses concernant les altérations du tissu osseux, une collection considérable de crânes, de bassins difformes, de calculs rénaux et vésicaux extraordinaires sous le rapport de la forme et du volume. Il est à désirer qu'un local plus vaste permette de placer bientôt plus convenablement qu'elles ne le sont toutes ces richesses de la science. [1]

Parmi les institutions médicales de la capitale de l'Autriche, il faut surtout signaler l'Académie Joséphine, située dans le faubourg de l'Alser. Le monument qu'elle occupe, l'un des plus beaux de Vienne, fut construit en 1784, par l'ordre de l'empereur Joseph II [2]. Cette académie, dont la destination est de fournir les armées autrichiennes de mé-

---

[1] Il existe, à Vienne, touchant les autopsies, une disposition réglementaire de l'Académie digne d'attention. Dès qu'un médecin perd un malade, il n'est pas libre, comme en France, d'en faire l'ouverture ou de la faire faire par une personne de son choix. Il faut qu'il s'adresse au professeur d'anatomie pathologique, à qui ce droit est exclusivement réservé. Mais celui-ci ne peut la refuser quand le médecin la lui demande.

J'avais d'abord trouvé cette disposition réglementaire contraire aux convenances et au droit de chaque médecin ; en y réfléchissant, elle m'a semblé favorable aux intérêts de la science. En effet, un homme spécial, habitué à des recherches anatomiques, les fait mieux que tout autre ; il apprécie avec exactitude la nature des altérations, leur importance scientifique, il veille à la conservation des pièces, il rectifie quelquefois les idées du médecin entraîné par des opinions systématiques, et, le cas l'exigeant, il peut infirmer par une dénégation des assertions opposées à la vérité.

[2] On lit sur le fronton de la façade l'inscription suivante : *Munificentia et auspiciis Imp. Cœs. Josephi II P. F. schola medico-chirurgica, militum morbis et vulneribus curandis sanandisque instituta, œde et omni supellectile salutaris artis instructa , anno R. S. 1785.*

decins et de chirurgiens, a été ouverte avec solennité le 7 novembre 1785. L'empereur fit frapper à cette occasion une magnifique médaille d'or de la valeur de quarante ducats. Le premier directeur de cet établissement fut le célèbre chevalier de Brambilla, qui présida à son arrangement et en donna les règlements.

A Brambilla succéda le chevalier d'Isfordink [1], mort récemment et remplacé par le conseiller docteur Bischoff.

Après le directeur, viennent un vice-directeur, un secrétaire perpétuel, douze professeurs, un bibliothécaire, un prosecteur, des membres honoraires correspondants, parmi lesquels on lit le nom de notre illustre chirurgien Larrey. Le nombre des élèves est fixé à 200, dont 50 reçoivent, par mois, une faible rétribution.

L'académie possède une bibliothèque, bien choisie, d'ouvrages de médecine, de chirurgie, d'anatomie, de botanique et d'histoire naturelle; elle a une collection complète de toutes sortes d'instruments de chirurgie, de bandages et de machines; un cabinet d'anatomie normale et pathologique; on y trouve aussi les admirables préparations en cire faites par

---

1 Isfordink a publié sur le service de santé des armées autrichiennes un petit ouvrage dont voici le titre : *Schematismus über das zum Sanitäts-Dienste der K. K. Armee und der Militär-Gränz-Population gehörige Personale. Wien, Mai* 1829; in-8.°, 270 pages.

Fontana et Mascagni : ces préparations qui remplissent sept salles très-vastes, représentent un certain nombre de plantes, des nerfs, des muscles, des vaisseaux, et toutes les parties du corps de l'homme ; enfin l'évolution progressive du fœtus et le développement successif de la matrice.

Ces pièces ont toutes été faites à Florence, d'où elles ont été transportées à Vienne, à dos d'hommes et de mulets, par les ordres de l'empereur Joseph.

Cette académie militaire confère tous les grades de la médecine et de la chirurgie avec des droits égaux à ceux des médecins admis par la faculté civile.

Près de l'académie se trouve l'hôpital militaire ; ce rapprochement a été calculé dans le but de favoriser les études des élèves : cet établissement peut contenir 1200 malades ; c'est là que le savant professeur Jæger fait sa clinique sur les maladies des yeux. Si on voulait comparer les richesses de l'académie Joséphine et l'organisation intelligente de cette institution à ce qu'on trouve dans les hôpitaux militaires d'instruction de la France, on serait étonné du degré d'infériorité de ces établissements. Il faut reconnaître cependant que des améliorations y ont été introduites depuis peu d'années et que beaucoup d'autres seraient opérées, si des obstacles soulevés par de malheureuses questions d'amour-propre et de rivalité n'avaient arrêté les intentions bienveillantes du Ministre.

Vienne renferme encore plusieurs institutions scientifiques d'un grand intérêt, mais la nature de ce travail me permet à peine de citer l'Académie des langues orientales, le Thérésianum et la magnifique galerie de tableaux placée dans le palais du Belvédère.

Je ne voulus pas quitter la capitale de l'Autriche sans donner un souvenir au fils de l'homme qui, par son génie, ses malheurs et ses victoires immortelles, sera toujours l'objet de l'étonnement et de l'admiration des peuples. Je descendis avec recueillement dans le caveau qui sert de sépulture à la famille impériale, et là, à côté de quatre-vingt-cinq tombeaux qui recèlent d'illustres morts, je vis un simple cercueil en cuivre, placé sur le sol, avec une inscription latine qui indique que le prince de Reichstædt a succombé à une phthisie pulmonaire. C'est tout ce qui reste aujourd'hui des rêves de gloire conçus par la plus vaste des ambitions.

Il n'y a dans toute l'Autriche qu'un seul hôpital militaire où les soldats malades soient traités par les moyens hydriatiques; c'est à Inspruck, dans le Tyrol. Cet hôpital est dirigé par le docteur Fritz, médecin de régiment, qui a fondé, en 1838, un établissement hydriatique particulier à Muhlau, près d'Inspruck, dans une contrée délicieuse qui offre des eaux d'une remarquable pureté. Depuis 1837, le docteur Fritz, qui est un médecin distingué, a traité dans l'hôpital militaire près de 600 soldats : il se félicite beaucoup des résultats qu'il a obtenus; toutefois il est loin de penser que l'hydrothérapie puisse suppléer à tous les remèdes pharmaceutiques; il croit, au contraire, d'après son expérience personnelle, qu'ils sont nécessaires dans plusieurs maladies, et particulièrement dans la syphilis primitive, où l'hydrothérapie échoue souvent.

La *Hongrie* possède quatre établissements hydriatiques; ils ont peu d'importance et ils ne sont pas dirigés avec autant de sagacité qu'on doit le désirer. Le premier est à Pesth; il a été créé par le docteur Ivanovitsch; le second à Bartfeld, près de la ville d'Éperies; il est dirigé par le docteur Horvath; le troisième à Schmecks, dans le comté de Zips, sous la direction du docteur Buttner; enfin, le quatrième a été fondé, en 1840, à Lunkany, dans le Bannat, par le docteur Buchwald.

L'*Illyrie* ne compte qu'un seul établissement hydriatique, encore est-il très-incomplet; il a été organisé à Trieste, par le docteur Angeli, dans l'école de natation des militaires.

La *Carinthie* possède, depuis 1839, un petit établissement hydriatique créé, à Klagenfurth, par le docteur Burger.

La *Bohême* a dix établissements hydriatiques; ils n'ont pas une grande importance. Je me borne à citer : 1.° Élisenbad, à un quart de lieue de la petite ville de Chrudim. Cet établissement, dirigé par le docteur Weidenhoffer, a été ouvert le 1.er mai 1838 : il renferme deux douches disposées avec art; les sources donnent une eau excellente, dont la température est de 6 degrés. 2.° Dobrawiz, à une petite lieue de Jungbunzlau. Cet établissement a été formé en 1838 par le docteur Schmidt, après un voyage fait à Græfenberg. 3.° Trübau, près Leitomischl, établissement ouvert en 1840 par le docteur Ribiczka.

Lorsqu'on quitte Vienne pour se rendre à Græfenberg, qui en est encore à la distance de quatre-vingts lieues, on ne tarde pas à pénétrer dans la Moravie, pays fertile, mais où les paysans en sont encore à se couvrir de peaux de moutons et à vivre pêle-mêle avec les animaux. Je traversai rapidement les champs de bataille où nos armées acquirent une gloire impérissable; car là est Austerlitz, et à peu de distance Wagram, pauvre village, où se trouve aujourd'hui un débarcadère du grand chemin de fer qui parcourt toute la Moravie depuis Vienne jusqu'à Olmütz. Je ne m'arrêtai qu'un jour et une nuit dans cette ville, dont le nom est tristement lié au souvenir de la dure captivité du général Lafayette.

La *Moravie* est trop près de la Silésie pour qu'un établissement hydriatique important puisse y prospérer; aussi n'y existe-t-il que des maisons de bains mal organisées, où se rendent les paysans de la contrée. C'est à peine si on peut citer Budischan, dans le cercle d'Iglau, établissement dirigé, depuis 1838,

par le chirurgien Koren, et celui de Gross-Ullersdorf, dans le cercle d'Olmütz.

Après avoir quitté la capitale de la Moravie on
s'engage dans des chemins qui, il y a peu d'années,
étaient tout à fait inabordables avec une voiture;
mais le nombre d'étrangers attirés chaque année par
l'établissement de Priessnitz a déterminé le gouvernement autrichien à améliorer la route, et depuis
un an une diligence a été établie entre Olmütz et
Græfenberg.

Après une marche de dix lieues on pénètre dans
les montagnes de la Silésie; pays sauvage, accidenté et très-froid. Des pentes excessivement rapides
rendent certains passages dangereux; aussi les chocs
violents qu'ils occasionnaient à chaque instant à la
voiture, finirent-ils par en rompre l'un des ressorts.
Je passai la nuit à Hansdorf, village où, faute d'au-
berge, le bourguemestre reçoit comme il peut les
voyageurs assez infortunés pour être contraints de
s'arrêter chez lui.

Dans ce pays primitif les draps de lit sont inconnus, et, en guise de bougie, on s'éclaire avec
des morceaux de bois résineux, fendus en lames
très-minces.

Après avoir quitté Hansdorf on rencontre Gol-
denstein, mauvais village auquel on donne le nom
de ville, et peu d'heures après on aperçoit enfin
Græfenberg et la petite ville de Freywaldau.

§. 3. Græfenberg et Freywaldau.

———

Ce hameau serait sans doute complétement ignoré, si un homme, un simple cultivateur, ne l'avait rendu fameux par les cures nombreuses qu'il y a opérées. Græfenberg compte au plus trente maisons, jetées çà et là sur le flanc oriental d'une montagne qui s'élève au-dessus d'une petite ville de la Silésie autrichienne, nommée Freywaldau. Cette ville a trois mille habitants; ses maisons étaient en partie désertes avant que les malades y vinssent pour s'y faire traiter d'affections anciennes, graves et souvent considérées comme incurables. Le pays est salubre, l'air y est vif et pur, l'eau excellente. C'est au milieu de ces conditions favorables que Priessnitz s'est placé pour obtenir les succès qui l'ont rendu célèbre.

L'établissement de Priessnitz est situé sur un coteau, élevé de deux cents mètres au-dessus de Freywaldau; il est abrité au nord par des bois et une montagne très-haute, et couverte de neige une grande partie de l'année. C'est elle qui alimente toutes les sources nécessaires aux bains et aux autres usages de la maison.

Priessnitz est propriétaire des quatre maisons les plus élevées du hameau : parmi celles-ci il en est une très-grande, destinée au logement du directeur, de sa famille et d'un certain nombre de malades; c'est là que se trouvent aussi les cuisines et une immense salle à manger, dans laquelle cinq cents personnes peuvent se trouver réunies.

Les maisons du village appartiennent à des paysans; elles sont incommodes, mal construites et quelquefois d'une malpropreté repoussante.

Le climat de Græfenberg est assez rude; un vent froid du nord-ouest y règne la plus grande partie de l'année; la neige y tombe de bonne heure; au mois d'octobre le sommet des montagnes en est couvert, et quelquefois, dans l'hiver, elle est si abondante que les communications avec le voisinage sont tout à fait interceptées.

Il faut une demi-heure de marche pour aller de Freywaldau à Græfenberg; plusieurs sentiers étroits, tracés sur le flanc de la montagne, permettent de s'y rendre à pied, mais il y a aussi une route plus large qui donne facilement passage aux voitures.

Voici l'origine et les causes du développement de l'établissement hydriatique de Græfenberg.

Dans les montagnes à demi sauvages de la Silésie, où la médecine des écoles est à peine connue, les habitants se bornent encore, lorsqu'ils veulent calmer les maux qui les atteignent, à avoir recours aux moyens que leur offre la nature; l'eau y joue nécessairement le rôle le plus important : les sueurs pro-

voquées viennent ensuite, elles sont regardées comme
très-efficaces contre une foule d'affections. C'est la
médecine instinctive telle qu'elle existait aux premiers âges du monde[1]. Priessnitz, plus intelligent,

---

1 Dans les pays montagneux de la France, et probablement
dans d'autres contrées, on retrouve les usages de la Silésie touchant l'emploi de l'eau fraiche. J'ai reçu dernièrement, à ce sujet,
des communications pleines d'intérêt : l'une m'a été fournie par
le respectable docteur Sultzer, médecin qui habite Barr, et qui
jouit, dans toutes les Vosges, d'une considération parfaitement
justifiée par son savoir. Il m'a fait connaître que, depuis un temps
immémorial, les habitants de l'Alsace se rendent à Dambach, près
de Sélestat, où se trouve une chapelle dédiée à S. Sébastien ; au
pied de cette chapelle coule un ruisseau d'eau limpide dans laquelle
on plonge les enfants atteints d'affections chroniques ; on s'en
trouve bien, généralement, et il va sans dire que c'est au saint
qu'on fait tous les honneurs des miracles.

Le docteur Conraux, médecin distingué habitant Villé, dans
les Vosges, m'a envoyé une note que je transcris : »Au nord-
ouest de la vallée de Villé, à deux kilomètres de cette commune
et dans la forêt royale dite de Honcourt, existe une source appelée
la fontaine du diable. Cette dénomination paraît tirer son origine
des guérisons extraordinaires opérées en ce lieu. Jamais cette
source ne tarit ni ne gèle, quoique des sources voisines soient
dans des conditions contraires. L'eau jaillit d'un rocher en faisant
une chute légère. Depuis des temps inconnus les habitants de la
vallée et même ceux des communes éloignées affluent pour venir
boire ou remplir des vases. On y voit souvent, pendant les beaux
jours de l'été, des personnes qui soumettent un membre malade
ou estropié à l'action de cette douche naturelle ; ils y passent des
heures entières. Cette source jouit d'une telle réputation qu'il
est impossible d'admettre qu'elle n'est due qu'à la superstition
ou à la crédulité des paysans. «

plus observateur que ses voisins, fit de bonne heure, des remarques sur l'utilité de l'eau dans les maladies de l'homme et des animaux ; mais il n'avait fait encore aucune application de ses connaissances, lorsqu'une chute malheureuse vint lui permettre de tenter sur lui-même la première expérience.

A l'époque de la fenaison, Priessnitz fut frappé à la tête d'un coup de pied de cheval qui le renversa, et le chariot qu'il conduisait, venant à lui passer sur le corps, lui brisa deux côtes. L'accident était très-grave ; les chirurgiens du pays pensèrent que le malade serait estropié pour toute la vie. Priessnitz voulut appeler de leur jugement, et il se décida à se traiter lui-même : il réussit parfaitement. Cette cure fit grand bruit, et la renommée, grandissant encore le mérite du succès, conduisit vers lui quelques malades souffrants depuis longues années : leur guérison fit de nouveaux prosélytes. La réputation de Priessnitz franchit bientôt les monts neigeux de la Silésie, et on vit, en 1829, quarante-cinq malades étrangers au pays, accourir pour demander les conseils et les soins de ce médecin improvisé : en 1832 il en vint 118 ; enfin les progrès ascensionnels furent si rapides, qu'en 1836 les malades étaient au nombre de 469, et en 1840 de 1576 : voici d'ailleurs les chiffres successifs depuis l'origine de l'établissement :

1829	45
1830	54
1831	62
1832	118
1833	206
1834	256
1835	342
1836	469
1837	570
1838	800
1839	1400
1840	1576
1841	1400
1842	1116

Total . . . 8414 malades.

Aujourd'hui Græfenberg est devenu l'hôpital des incurables du monde entier : j'y ai vu des malades venus de Saint-Pétersbourg et de Moscou, de Paris et de Londres, d'Astracan et de Constantinople ; Vienne, Berlin, Varsovie, toute l'Allemagne, la Hongrie, l'Italie, fournissent aussi leur contingent.

Il n'en est point de Græfenberg comme des eaux minérales en réputation de la France et de l'Allemagne, où on se rend très-souvent par ton, par entraînement, ou pour y chercher la distraction : à Græfenberg tout est sérieux ; la vie y est rude et les plaisirs très-rares. On ne se décide à ce voyage qu'après avoir épuisé toutes les ressources ordinaires de la médecine; car dans ce pays, étranger à la civilisation des villes, le confortable y est inconnu et le nécessaire difficile à se procurer. Malgré ces inconvénients, Græfenberg reçoit une foule de personnages de la plus haute distinction : j'y ai vu le prince de Nassau, le prince de Lichtenstein, la princesse Sapieha, la princesse Gortschakoff, le fils du duc de Sussex, des magnats de la Hongrie, des grands de la Valachie, enfin une foule de baronnes, de comtesses de tout âge et de tout pays.

C'est un spectacle curieux que de voir tous ces personnages, habitués au commandement, obéir avec un scrupule religieux aux moindres prescriptions d'un paysan illettré, car Priessnitz sait à peine lire et écrire. Mais si Priessnitz a été privé des avantages que donne une instruction distinguée, il a reçu du ciel une sagacité rare, une volonté ferme et un jugement qui se révèle dans toutes ses actions. Il faut ajouter que les succès éclatants obtenus depuis douze ans et les accidents survenus par suite d'infractions au traitement prescrit, donnent à la parole de cet homme une autorité que n'a jamais acquise le médecin le plus haut placé.

Priessnitz, malgré la fortune énorme qu'il a amassée en très-peu d'années, conserve ses habitudes de simplicité et de frugalité. Il a sept filles; il les élève

avec soin et les tient à quelques lieues de Græfenberg, sous la surveillance de maîtresses instruites,
dans une propriété considérable qu'il a récemment
achetée avec la jouissance des droits seigneuriaux qui
s'y trouvent attachés.

Priessnitz parle peu; il donne rarement les motifs
de ses prescriptions : près d'un malade il sait ce
qu'il faut faire, mais les raisons scientifiques lui
manquent pour justifier ses actes. Il ne prend aucune note des maladies qu'il observe, ni des moyens
qui lui ont particulièrement réussi; il se confie complétement à sa mémoire, qui est excellente, car on
assure que, quand cinq cents malades sont réunis
en même temps, il se rappelle exactement ce qu'il a
prescrit à chacun d'eux. Si Priessnitz venait à mourir,
il ne resterait de lui que son nom et le souvenir des
cures remarquables qu'il a opérées.

Ce n'est pas sans avoir éprouvé toutes les tracas-
series qui s'attachent constamment aux idées nouvelles ou aux hommes qui sortent des voies battues,
que Priessnitz est parvenu à faire taire l'envie et la
calomnie. Comme on ne pouvait croire à la guérison de maladies jugées incurables par les médecins les plus distingués, on a supposé que l'eau employée dans le traitement recélait des médicaments,
que les éponges, dont Priessnitz se servait au commencement de sa pratique, contenaient des agents
actifs qui expliqueraient un jour les faits et démon-

treraient la fourberie. L'eau a été analysée, les éponges ont été soumises aux mêmes épreuves, et après de longues recherches, il a fallu reconnaître que l'eau pure, administrée à des températures différentes et sous des formes très-variées, était bien le seul agent auquel Priessnitz avait recours.

Aujourd'hui le doute a fait place à la confiance, et le gouvernement a accordé à Priessnitz l'autorisation de traiter, sans contrôle, les malades qui se présentent ; il y a plus, et ceci est un hommage rendu à sa probité, il suffit, lorsqu'un officier autrichien doit prolonger son séjour à Græfenberg au delà de six mois, que Priessnitz en fasse la déclaration pour que le congé soit accordé immédiatement.

Les formes du traitement hydriatique varient beaucoup ; l'eau en fait constamment la base, mais les applications en sont nuancées de façons très-diverses. Les formes les plus ordinaires sont les demi-bains, les bains de siége, les bains de pieds, dont il y a trois espèces ; les bains de la partie postérieure ou latérale de la tête, les lavements, les douches, dont la force et les dispositions se modifient, selon les exigences, depuis la douche en poussière aqueuse jusqu'aux jets de la grosseur de dèux ou de trois doigts ; puis viennent la ceinture mouillée, nommée en allemand *Umschlag;* le drap mouillé, servant à envelopper le malade ; les frictions avec un autre drap mouillé, opération appelée *Abreibung;*

enfin, le grand bain dans l'eau froide et courante.[1]

La température de l'eau varie depuis cinq ou six degrés Réaumur, jusqu'à quinze et quelquefois vingt; ce dernier chiffre est très-rarement atteint; ce n'est que dans les cas exceptionnels et quand le malade se trouve très-impressionnable ou extrêmement faible.

L'eau est aussi administrée à l'intérieur; les malades en boivent de douze à trente verres par jour; Priessnitz s'élève contre les exagérations qui entraînent quelques personnes à en boire quarante et cinquante verres. A ces moyens il faut ajouter la privation des aliments excitants, l'exercice en plein air et la sueur dans un certain nombre de maladies.

Il n'est pas facile de donner une idée générale du traitement hydriatique, car tout varie selon la nature de la maladie, l'âge du sujet, sa constitution, son irritabilité et les maladies antérieures qu'il a éprouvées. Malgré son apparente simplicité, jamais moyen thérapeutique ne fut d'une application plus difficile pour être juste quand la maladie est grave, et n'a réclamé un tact médical plus exercé. Il ne faut donc pas s'étonner si des fautes ont été commises. Cependant, afin de présenter une description et de donner une idée de la vie de Græfenberg, je vais admettre qu'un malade, âgé de cinquante ans, est

---

[1] Voir le chapitre III, où se trouve la description complète de chacun de ces moyens.

atteint d'un rhumatisme chronique à l'épaule gauche.

A quatre heures du matin en été, à cinq heures en hiver, le malade est éveillé par le garçon de bain qui, après l'avoir fait sortir du lit, l'y replace pour l'envelopper, comme un enfant au maillot, dans deux ou trois couvertures de laine, sur lesquelles il jette souvent encore un plumon. Le malade, ainsi enveloppé, reste immobile sur son lit. Après un temps qui varie depuis une demi-heure jusqu'à une heure et plus, la sueur commence à paraître; elle se manifeste d'abord sur la poitrine et l'abdomen, puis elle s'empare successivement de tout le corps. Le domestique ouvre alors les fenêtres de la chambre, et il présente au malade, de quart d'heure en quart d'heure, un verre d'eau fraîche. La sueur devient de plus en plus abondante; elle est quelquefois si considérable, qu'elle pénètre les couvertures, les matelas et la paillasse. Le temps fixé pour la durée de la sueur étant écoulé, le domestique dégage les jambes enveloppées dans les couvertures; il met aux pieds des sandales en jonc et il aide le malade à descendre au bain. C'est une grande cuve d'un mètre trente centimètres de profondeur et de largeur, sur deux mètres de longueur; une eau de source y coule sans cesse. Le malade se dépouille tout à coup des couvertures qui l'enveloppent, il se mouille les mains et la poitrine avec l'eau froide et il se précipite immédiatement dans le bain, où il reste une

ou deux minutes en s'agitant et se donnant beaucoup de mouvement. Lorsqu'il en sort, sa peau devient rouge; l'eau qui se vaporise forme un nuage
qui environne le corps, et bientôt il éprouve un
bien-être inconnu jusqu'alors. Le malade s'essuie
fortement, s'habille aussitôt et va se promener à
grands pas sur la montagne.

Toutes ces opérations conduisent à sept heures
du matin; la promenade dure une heure ou une
heure et demie; pendant ce temps le malade doit
boire six ou huit verres d'une eau fraîche et pure
qui s'échappe des fontaines et des sources qu'il
rencontre presque à chaque pas. A huit heures le
déjeuner est servi; il est de la plus grande simplicité : c'est un verre de lait froid et un morceau de
pain bis; on peut recommencer si l'appétit le réclame, car il ne faut pas compter sur les accessoires.
Après le déjeuner, promenade nouvelle; elle dure
une heure. A onze heures le malade se déshabille
complétement et on lui jette sur le corps un drap
mouillé, mais bien tordu. Le domestique frictionne
avec force et rapidité la partie postérieure du corps
pendant que le malade se frotte la partie antérieure;
cette opération dure de cinq à dix minutes. Un drap
sec sert à essuyer le corps, qui devient tout rouge.
Le malade s'habille, puis il sort ou se donne du
mouvement dans sa chambre.

A une heure la cloche annonce le dîner : presque tous les malades qui habitent Græfenberg et quelques-uns venus de Freywaldau se rendent dans la vaste salle à manger de l'établissement.

Ce n'est pas sans étonnement qu'on voit tous ces malades venus des contrées les plus lointaines, parlant toutes les langues de l'Europe et, comme si c'était une convention, se servir du français pour se transmettre réciproquement leurs idées. La réunion est bruyante, car chacun s'exprime en toute liberté; la gaîté règne partout. Tous les malades, sans distinction de rang ni d'âge, s'asseient aux places qui leur sont assignées. Les tables, très-étroites, mais extrêmement longues, sont divisées, à l'aide d'un cordon placé sur la nappe, en sections de six couverts, et chaque section reçoit, en nombre égal, les mêmes mets que toutes les autres. Priessnitz assiste toujours au dîner; il est placé au haut bout de la première table.

Si un étranger était introduit tout à coup, sans être prévenu du spectacle qui l'attend, il croirait qu'on le trompe lorsqu'on viendrait à lui dire que ces femmes rieuses, que ces hommes jeunes et vieux sont atteints d'affections graves et rebelles; mais il sera bientôt désillusionné, s'il interroge les malades en particulier; chacun alors lui exposera la longue série de ses maux, et, s'il est docteur, et tant soit peu chatouilleux sur l'honneur de son corps, il aura à souffrir, car ce n'est pas à Græfenberg qu'on chante les louanges de la faculté. Avec un peu de raison on accepte en riant ce petit inconvénient; en effet, les malades qui ne guérissent pas entre les mains des médecins auxquels ils se confient, ne ressemblent-ils pas beaucoup aux hommes qui perdent un procès?

Le repas est très-frugal : un peu de soupe, un plat de viande, des légumes, des fruits selon la saison, de l'eau en abondance, voilà tout le dîner. On varie les mets, mais quant au nombre, il n'augmente que dans de rares occasions. Les aliments sont apprêtés avec une simplicité rustique qui serait intolérable dans les conditions ordinaires de la vie; mais à Græfenberg la vigueur de l'appétit ne connaît pas d'obstacle, et ce qu'on y mange est effrayant. Priessnitz croit qu'il faut laisser aux malades toute liberté sous ce rapport; je pense que c'est une erreur, et plusieurs faits, dont j'ai été témoin, me confirment dans cette opinion. Sans doute il ne faut pas imposer la diète à des hommes qui mènent une vie active, qui, chaque jour, éprouvent des pertes considérables par les sueurs et le bain froid; mais il faut éviter aussi que le foie, l'estomac et tous les organes de la digestion ne soient fatigués par le travail excessif qu'un appétit glouton leur impose.

Le dîner est servi avec une lenteur germanique désespérante; il ne dure pas moins d'une heure et demie. Lorsqu'il est terminé, le malade doit se promener de nouveau, sans être jamais arrêté par le mauvais temps. Entre trois et quatre heures il se rend à la douche. C'est ici qu'il faut reconnaître que Priessnitz n'a rien fait pour séduire l'imagination.

Les douches, au nombre de cinq, sont au milieu d'un bois de sapins planté sur la montagne au-dessus et à un quart de lieue de Græfenberg. Ce sont des baraques en planches, formant une espèce de chambre fermée, dans laquelle on se déshabille; dans une pièce attenante tombe un filet d'eau, du diamètre de deux ou trois doigts, amené par un conduit en bois qu'alimentent de petits ruisseaux qui rampent sur le flanc de la montagne. Depuis la fin de l'année 1842, l'une d'elles, élevée aux frais des malades, offre une construction plus satisfaisante; on y a même mis un poêle pour l'hiver.

L'une de ces baraques, celle qui est exclusivement destinée aux femmes, est ouverte par le haut; c'est là, quelque temps qu'il fasse, été comme hiver, que les dames les plus délicates s'exposent, le corps complétement nu, à l'action de la douche.

La première impression produite par la chute de l'eau est pénible, mais bientôt l'effet de la percussion et la réaction de l'organisme contre le froid rougissent la peau, rétablissent l'équilibre et font éprouver à beaucoup de personnes une sensation si agréable qu'on est obligé de prendre des précautions pour qu'elles ne dépassent pas le temps prescrit qui, ordinairement, est de quatre à cinq minutes. Après la

douche, le malade s'essuie, s'habille, remet la ceinture abdominale et retourne à grands pas dans son
appartement. Il jouira de sa liberté jusqu'à sept
heures et demie : à ce moment la cloche sonne pour
l'appeler au souper. Ce repas est la répétition exacte
du déjeuner; un ou deux verres de lait froid et un
morceau de pain bis en font tous les frais. Tel est
le régime auquel sont soumis les hommes habitués
au luxe de la civilisation. On rencontre bien, par
intervalle, des caractères difficiles qui prétendent
échapper à la règle commune, mais ils sont bientôt
dominés par l'exemple de ceux qui les entourent,
et ils reviennent d'eux-mêmes lorsqu'ils ont compris
que la plupart des maux qui affligent l'homme sont
la conséquence, et en quelque sorte la punition, de
l'abandon de la sobriété et du travail.

La journée du lendemain ramène les obligations
et les fatigues de la veille. On roule ainsi dans un
cercle d'occupations qui absorbent tous les instants, et
les malades, sans cesse préoccupés des soins à donner à leur personne, sont rarement atteints d'ennui.

Le traitement qui vient d'être rapidement décrit,
pour un cas supposé de rhumatisme chronique, ne
sera plus exactement le même si le malade souffre
du foie, des intestins, de la tête, ou si on doit
combattre une syphilide invétérée, les scrophules,
les dartres. Il peut varier à ce point qu'il ne soit pas
nécessaire d'employer les bains froids, les douches,

ou de recourir aux sueurs. Ce n'est pas ici le lieu de pénétrer dans tous ces détails, dont la connaissance est cependant indispensable pour la pratique, ils seront développés ultérieurement.

Les moyens hydrothérapiques ne sont pas seulement applicables aux maladies chroniques; ils triomphent aussi des maladies aiguës les plus graves, particulièrement de la fièvre typhoïde et des dysenteries rebelles; nous en rapporterons, plus loin, des exemples qui offrent beaucoup d'intérêt.

La durée de ce traitement varie nécessairement selon l'ancienneté et la gravité de la maladie, selon la force du sujet, sa docilité et peut-être aussi selon la saison. Priessnitz pense, d'après son expérience, que l'hiver est le moment où s'opèrent les cures les plus remarquables. Quelquefois il suffit d'un ou plusieurs mois pour se débarrasser d'une affection qui date de plusieurs années; mais, très-souvent, il faut un temps plus long. J'ai vu à Græfenberg des personnes qui s'y trouvaient depuis un an, depuis deux et même trois ans : le prince de Lichtenstein ne l'a pas quitté depuis quatre années; il est vrai que la reconnaissance l'y retient autant que la nécessité.

Il me serait difficile d'énumérer toutes les maladies contre lesquelles l'hydrothérapie peut être employée avantageusement, et celles qui ne doivent pas y être soumises; l'expérience ne s'est pas encore suffisamment prononcée sur ce traitement; cette question sera d'ailleurs examinée sérieusement dans une autre partie de cet ouvrage. Ce que je dois déclarer, c'est que, à côté de quelques insuccès, j'ai vu à Græfenberg des guérisons très-remarquables, et quelques-unes presque merveilleuses.

Toutefois, il est facile de prévoir que l'hydrothérapie n'est pas une panacée universelle, ainsi que l'ont prétendu quelques enthousiastes aveugles; ce n'est pas non plus un système médical nouveau, mais elle peut y conduire. Considérée dans son application, l'hydrothérapie n'est qu'un agent thérapeutique puissant qui, manié par des hommes habiles, est appelé à donner des résultats de la plus haute importance.

L'accueil bienveillant que j'ai reçu à Græfenberg m'a permis de recueillir un très-grand nombre de faits intéressants; je les réserve, avec les détails qui les concernent, pour le moment où il sera question du traitement propre à chaque maladie.

Les succès obtenus par Priessnitz devaient nécessairement exciter la reconnaissance de ses clients : ils n'ont pas été ingrats; car, outre les honoraires qui se sont élevés à des sommes considérables, il a reçu des cadeaux magnifiques qui ornent son salon. Plusieurs malades ne se sont pas bornés à ces formes ordinaires de remercîment; ils ont voulu que des témoignages publics fissent connaître à leurs successeurs les bienfaits qu'ils ont retirés de leur séjour à Græfenberg, et, dans ce but, ils ont élevé des monuments qui attestent leur satisfaction et leur générosité.

Ici, à mi-côte, sur la partie de la montagne qui fait face à Freywaldau, est un lion en fonte, de grandeur naturelle, supporté par un immense piédestal également en fer, et sur lequel sont gravées, en lettres d'or, des inscriptions en l'honneur de Priessnitz. Ce monument a été élevé par des Hongrois : les inscriptions, écrites en leur langue, paraissent avoir été traduites littéralement en anglais [1] : on lit sur le front :

As a punishment to man for is presumption in despising the beverage wich he had in common with wild animals, he became diseaded, infirm and debilitated.

Priessnitz causes the primitive virtues of water to be again known, and by it infuse fresh vigour into the human race.

Sur le côté :

Priessnitz, the benefactor of mankind, merits the grateful and honourable remembrance of the Hungarian nation; the erectors of this monument invite their countrymen

---

[1] *Hydropathy; or the cold water cure*, etc., by R. T. Claridge, esq. London, 1842 : in-8.°

of future ages to the vivifying springs at Græfenberg. [1]

Plus loin on trouve la route carrossable qui mène de Freywaldau à Græfenberg; elle a été faite aux frais du prince de Nassau, en reconnaissance de sa guérison inespérée.

Vers le milieu de cette route s'élève une fontaine monumentale, surmontée d'une pyramide en granit de vingt pieds de hauteur : on a placé à son sommet un vase de forme antique sur lequel sont inscrites deux lettres d'or, V. P., initiales du nom de Vincent Priessnitz; un peu au-dessous de ce vase on voit briller une étoile en or, qui semble être le symbole de l'avenir de l'hydrothérapie. Le socle, sur lequel repose la pyramide, est aussi en granit, mais avec des ornements en marbre; on y a gravé en lettres d'or ces mots écrits en français :

AU GÉNIE DE L'EAU FROIDE.

Au-dessous de cette inscription s'échappe, en

---

1 Comme punition infligée à l'homme pour avoir eu la présomption de mépriser le breuvage qu'il a en commun avec les animaux sauvages, il est devenu malade, infirme et débile.

Priessnitz fit connaître les vertus primitives de l'eau froide, et il rendit ainsi une nouvelle vigueur à la race humaine.

Priessnitz, comme bienfaiteur de l'humanité, mérite un honorable souvenir de reconnaissance de la nation hongroise; ceux qui ont élevé ce monument invitent leurs concitoyens des siècles futurs à se rendre aux sources vivifiantes de Græfenberg.

tournoyant, un filet d'eau parfaitement pure et brillante comme de l'argent. C'est M. de Blaremberg, personnage distingué de la Valachie, qui a voulu laisser ce témoignage de sa reconnaissance.

Plus haut, sur la montagne et dans le bois, les malades ont élevé, au mois de septembre 1842, une pyramide en pierres, surmontée d'un vase en airain entouré d'un serpent qui semble vouloir y puiser de l'eau pour se désaltérer : au-dessus de la fontaine, qui jaillit sans cesse, se trouve cette inscription :

Priessnitz's-Quelle (source de Priessnitz).

Ce monument fut inauguré par une fête dans laquelle toutes les nations eurent en quelque sorte leurs représentants ; la cérémonie se fit avec pompe, et les drapeaux de presque tous les peuples y flottaient déployés.

Il existe encore plusieurs autres monuments, de moindre importance, que je me borne à signaler ; ils ont tous été élevés par des malades heureux d'être débarrassés de leurs maux.

On a vu, sans doute, des médecins célèbres recevoir pendant leur vie des distinctions honorables, mais je n'en connais aucun, si ce n'est Musa, le médecin de l'empereur Auguste, à qui des malades aient élevé spontanément et à leurs frais des monuments coûteux. Certes celui-là n'est pas un homme vulgaire qui, n'ayant pour appui ni l'éclat d'une position sociale élevée, ni les séductions d'un savoir brillant, parvient à obtenir, sans sollicitations, les honneurs les plus recherchés.

A côté des succès éclatants que la vérité nous a imposé le devoir de proclamer, il faut aussi noter les insuccès et les revers ; il y aurait lacune si cette partie de la question était omise ou négligée.

Priessnitz, n'étant pas médecin, ne peut pas toujours discerner entre deux maladies qui ont de l'analogie entre elles, celle qui résistera ou qui peut-être sera aggravée par le traitement hydriatique. C'est ainsi qu'il confond les battements de cœur nerveux avec les mouvements d'un cœur anévrismatique ; les urétrites simples avec celles qui tiennent à un rétrécissement du canal de l'urètre : de là, traitement sans résultat et quelquefois inconvénients plus fâcheux. Mais l'expérience l'a rendu très-circonspect, et lorsqu'une personne se présente avec une maladie qui lui paraît en dehors des probabilités de guérison, il la repousse avec inflexibilité. Malgré cette prudence, Priessnitz a encore des insuccès ; ils tiennent, dans certains cas, à l'impatience des malades qui, fatigués des lenteurs du traitement, se retirent avant d'en avoir obtenu les bienfaits ; d'autres fois ils sont la conséquence d'une application inexacte ou de l'épuisement irréparable de l'organisme. Mais ce sont là des exceptions rares, qui n'ébranlent en rien la confiance générale raffermie chaque jour par des cures nouvelles.

Depuis 1829, jusqu'à ce moment, Priessnitz a perdu douze malades; toutes les circonstances de la mort de ces personnes ne me sont pas connues; mais ce qui me frappe, c'est que la mortalité soit si faible parmi une population composée d'individus atteints, presque tous, d'affections chroniques graves. Depuis l'origine de l'établissement, 8414 malades ont été traités à Græfenberg; en divisant ce nombre par 12, on trouve un mort sur 701 individus; on est loin d'être aussi heureux dans les conditions les plus favorables de la vie.

L'été et le commencement de l'automne sont les deux saisons où l'on trouve le plus de malades réunis à Græfenberg, mais aux approches de l'hiver beaucoup l'abandonnent pour y revenir, s'il est nécessaire, dans le courant de l'année suivante. Cependant quelques-uns, les plus souffrants ou les plus intrépides poursuivent leur traitement malgré l'âpreté du climat, et, au moment de mon départ, il restait encore dans l'établissement cent et quelques malades qui avaient pris cette résolution.

Après avoir rassemblé tous les documents qui pouvaient m'éclairer sur les formes variées du traitement hydriatique et sur les cas où elles conviennent; après avoir recueilli un grand nombre d'observations particulières et obtenu de Priessnitz tous les renseignements qu'il est en son pouvoir de donner, je quittai Græfenberg pour me rendre à Breslau.

§. 4. Silésie prussienne. — Royaume de Saxe. — Saxe-
Weimar. — Saxe-Gotha. — Bords du Rhin. — Belgique, etc.

La route de Græfenberg à Breslau n'est d'abord
qu'une vallée longue, étroite, peu intéressante,
mais garnie d'un grand nombre d'habitations. En
quelques heures de marche on arrive à Ziegenhals,
petite ville de la Silésie prussienne; c'est là que
commence cette plaine immense qui s'étend du pied
des montagnes de la Bohême jusqu'aux rives de la
Vistule. On franchit rapidement l'espace qui sépare
Ziegenhals de Neisse, car le pays est très-beau et la
route excellente. Neisse est la première place forte
de la Prusse près des frontières de la Pologne et des
États autrichiens; les rues y sont larges, bien per-
cées, et les maisons d'une propreté qui tient de la
coquetterie; mais, sous le rapport scientifique, cette
ville n'offre rien de remarquable au voyageur. Après
une course de six heures, la poste vous conduit à
Ohlau, où l'on trouve le débarcadère du grand
chemin de fer qui doit relier Breslau à Cracovie,
et qui plus tard mettra en communication Vienne
et Berlin, ces deux puissantes rivales, qui aspirent
au partage et à la domination des États de l'Allemagne.

Breslau est une ville de cent mille habitants ; son heureuse situation sur l'Oder en a fait le centre d'un commerce immense : elle possède une université célèbre, instituée par le roi de Prusse peu de temps après que le traité de Dresde eut fait passer sous son pouvoir la plus belle partie de la Silésie. Le premier doyen du collége de médecine fut le savant de Hahn, dont nous parlerons plus loin : le roi lui conféra à la fois des titres de noblesse et la dignité de conseiller aulique, afin d'honorer le corps auquel il appartenait.

Je fus parfaitement accueilli par les professeurs de cette faculté, qui compte des hommes très-distingués, parmi lesquels je dois citer MM. Remer, père et fils, le respectable professeur Benedict et le savant anatomiste Otto. Ils m'apprirent que la pratique d'une partie des médecins de la ville avait été modifiée par les succès de l'hydrothérapie, et qu'aujourd'hui on n'hésitait plus à administrer l'eau pure dans le traitement de plusieurs maladies. M. le professeur Remer, père, me fit connaître qu'il avait guéri, à l'aide de bains froids, une demoiselle de dix-huit ans, fille d'un général, atteinte de la danse de Saint-Guy, maladie qui, depuis trois ans, avait résisté à tous les remèdes ordinaires de la médecine. M. Remer, fils, ajouta qu'il avait fait disparaître, chez son fils, âgé de cinq ans, des accès de croup, fréquents et presque périodiques, en lui lavant tout le corps à l'eau froide, matin et soir. Cette disposition favorable à l'hydrothérapie n'est pas, cependant, partagée par tous les médecins ; il en est qui attaquent ce traitement et qui vont même jusqu'à prétendre qu'il occasionne des accidents graves. J'ai écouté leurs assertions avec beaucoup d'attention, mais je n'ai pu saisir aucun fait précis qui puisse justifier leur accusation.

La ville de Breslau, située dans un pays plat et sablonneux, n'est pas dans des conditions favorables à un établissement hydriatique ; aussi n'en existe-t-il qu'un petit et très-incomplet, dirigé par le docteur Bürkner. Il y en a un second, à une demi-lieue de la ville, également peu important et que dirige le docteur Wipprecht.

Les établissements scientifiques de la capitale de la Silésie sont en grand nombre : on y remarque particulièrement un cabinet d'histoire naturelle, un musée zoologique et des collections anatomiques d'une grande richesse. Ces dernières renferment une foule de pièces d'anatomie normale ou comparée et d'anatomie pathologique. Ces préparations, très-habilement exécutées par Otto père, et par son fils A. Guillaume, sont parfaitement disposées dans des salles immenses, où on les conserve avec le plus grand soin. Ce cabinet est si riche qu'on comprend à peine que la vie de deux hommes ait pu suffire à accomplir des travaux aussi considérables. Je ne

dois pas omettre de rapporter que c'est là qu'on
trouve cette étonnante collection de monstres qui
a fourni tous les matériaux du magnifique ouvrage
que le professeur Otto a publié il y a deux ans. [1]

Les hôpitaux n'ont rien de remarquable : celui
où le savant professeur Benedict fait ses leçons de
clinique, est un local étroit, mal situé, tout à fait
indigne du but auquel il est destiné.

Je quittai, plus vite que je ne l'aurais voulu, l'importante ville de Breslau pour me diriger vers Dresde :
soixante lieues séparent ces deux capitales. On admire, dans ce trajet, l'habileté qui préside à la con-
fection des routes de la Silésie ; les pierres sont
écrasées par un énorme rouleau, et tout est si bien
ordonné qu'il n'y a pas une seule ornière ; les allées
d'un parc ne sont pas mieux entretenues. Cette route
ne traverse aucune ville importante ; je ne dois men-
tionner qu'un établissement d'aliénés, situé à Leu-
bus, près Parchwitz ; il est habilement dirigé par
le docteur Martini. L'habitation est un ancien couvent, approprié depuis quelques années à sa nouvelle destination.

Après avoir dépassé la petite ville de Gœrlitz, on
arrive bientôt à Bautzen, que les Saxons ne nomment

---

1 *Monstrorum sexcentorum descriptio anatomica : auctore
Adolpho-Guillelmo Otto. Accedunt CL imagines XXX tabulis
inscriptæ. Vratislaviæ*, 1841 ; un volume in-fol.

plus que Budissin, comme s'ils voulaient faire oublier le nom du champ de bataille où les armées
françaises remportèrent l'une de leurs plus mémo-
rables victoires.

Quand on arrive à Dresde et qu'on traverse le
pont immense jeté sur l'Elbe, on est frappé par
le paysage imposant qui s'offre à la vue ; d'un côté
il a pour limite les montagnes pittoresques de la
Suisse saxonne, et de l'autre, un horizon immense
dans lequel disparaissent les replis tortueux du
fleuve.

Depuis plusieurs années la capitale du royaume
de Saxe a favorablement accueilli l'hydrothérapie ;
beaucoup de personnes y ont pris l'habitude de se
laver, chaque jour, le corps à l'eau froide. On voit
même, tous les matins, un assez grand nombre de
malades se rendre à une demi-lieue de la ville, au
grand jardin du roi, pour y boire plusieurs verres
de l'eau excellente qui jaillit d'une fontaine placée
au milieu de cette promenade. Il y a près de quatre
ans que cet usage s'est établi.

Depuis 1836 il s'est formé dans la capitale de la
Saxe une société d'hydrophiles, dont le but est de
propager l'emploi de l'eau comme moyen hygiénique et médical. Elle est principalement composée
de pasteurs, de négociants, de professeurs et de plusieurs autres personnes qui ont fait sur elles-mêmes
l'essai de l'eau froide et qui, charmées des bons ré-

sultats qu'elles ont obtenus, se réunissent pour concerter leurs efforts et propager l'emploi de ce liquide.
Cette société a publié ses statuts[1] : les réunions ont
lieu chaque semaine ; elles sont présidées par M. Krug,
directeur d'une école de jeunes garçons.

Déjà Berlin, Cassel, capitale de la Hesse électorale,
et Zittau, en Saxe, comptent des associations du
même genre ; elles correspondent entre elles pour se
communiquer leurs travaux et s'encourager réciproquement à la propagation de l'œuvre qu'elles ont
entreprise. Ces associations ont beaucoup d'analogie
avec les sociétés de tempérance de l'Angleterre et
de l'Amérique ; elles en diffèrent en ce qu'elles ne
se bornent pas à demander l'abandon des liqueurs
fortes ; elles veulent encore que l'eau soit acceptée
comme la seule boisson qui puisse conserver la
santé et la rétablir quand elle est dérangée.

Le royaume de Saxe possède deux établissements
hydriatiques : l'un, à Kreischa, à peu de·distance
de Dresde, est dirigé par le docteur Stecher ; il peut
contenir 70 malades. Le second est placé fort agréablement à Bielaergrund, dans la Suisse saxonne, à
six lieues de Dresde ; il est dirigé par le docteur
Ed. Herzog, qui vient de publier un ouvrage dans

---

1 *Statuten für den Verein der Wasserfreunde zu Dresden :*
in-8.° de 15 pages ; 1840.

lequel il décrit les maladies qu'il a traitées dans son établissement. [1]

Le docteur Herzog a souffert, pendant quatre ans, d'une hémicranie extrêmement douloureuse, contre laquelle tous les remèdes connus ont été employés sans succès : désespéré, il alla à Græfenberg en 1838 ; il en revint guéri et il fonda un établissement hydriatique en 1840.

Plusieurs médecins distingués de Dresde, notamment le célèbre docteur Carus et le savant professeur Choulant, regardent l'hydrothérapie comme étant appelée à rendre de grands services à la médecine, lorsque l'enthousiasme aura fait place à une pratique médicale éclairée par une longue expérience.

La ville de Dresde renferme plusieurs établissements scientifiques importants ; un riche cabinet d'histoire naturelle, un cabinet d'anatomie considérable, mais mal tenu, et l'académie médico-chirurgicale, à laquelle ont appartenu ou appartiennent encore des professeurs du plus grand mérite.

On trouve, aujourd'hui, un très-beau chemin de fer, qui relie Dresde à Leipzig, et permet de franchir en peu d'heures la distance qui sépare ces deux villes. Les conditions topographiques de cette dernière ville ne sont pas favorables à la création

---

1 *Kurze Andeutungen über die Kaltwassercur, etc., mit einer lithographirten Ansicht, von D.ʳ Eduard Herzog. Dresden,* 1842.

d'un établissement hydriatique, car le sol est très-plat et l'eau de médiocre qualité. Cependant il en existe un petit, à Thonberg, village situé à une demi-lieue de la ville. Cet établissement, qui ne date que de deux ans, est dirigé par le docteur Salomon.

L'université de Leipzig compte, dans les branches médicales, plusieurs hommes d'un incontestable talent et d'une vaste instruction. A leur tête se trouve l'illustre et infatigable savant C. G. Kuhn, qui a publié en latin la traduction des œuvres d'Hippocrate, de Galien, d'Arétée de Cappadoce, etc.; travaux immenses, qui paraissaient impossibles à la vie d'un seul homme. Puis viennent les professeurs Clarus, J. Radius, Walther et Günther : ce dernier a inventé un lit élastique, formé de plusieurs pièces mobiles, très-commode dans le traitement des fractures du col du fémur, et dans tous les cas où les malades sont dans l'impossibilité de se mouvoir.

Je ne voulus pas m'éloigner de Leipzig sans donner un souvenir au brave et malheureux Poniatowsky, auquel la piété de ses compatriotes a élevé plusieurs petits monuments, dans le jardin Gerhard, sur le bord de l'Elster, à peu de distance du lieu où il périt en défendant la France.

Quoique trente années se soient écoulées depuis les guerres de l'empire, le nom et les exploits des Français retentissent encore dans tout ce pays. Ici c'est le champ de bataille de Leipzig, plus loin la vaste plaine de Lutzen, où nos armées luttèrent avec un admirable courage contre les efforts réunis des puissances du nord; lieu déjà célèbre par la bataille dans laquelle Gustave-Adolphe, petit-fils de Gustave-Wasa, fut frappé mortellement par le fer autrichien, et vint tomber sur le bord de la route. Pendant long-temps une grosse pierre, non taillée, sur laquelle étaient tracés quelques mots, indiquait ce mémorable événement de la guerre de trente ans; je la vis en-core, en 1831, lorsque je courais à Berlin, avec la mission d'y étudier le choléra, qui alors menaçait d'envahir la France. Aujourd'hui cette pierre est entourée d'un monument en fer, formant un joli pavillon, sur la face duquel on lit: *Hier fiel Gustav-Adolph, am 6ten November* 1632.

En s'éloignant de la plaine de Lutzen on ne tarde pas à rencontrer la ville de Naumbourg, qui n'a rien de remarquable, et après une course de quel-ques heures on atteint Weimar, ville pleine d'in-térêt. Peu de jours avant mon arrivée, cette petite capitale avait revêtu ses habits de fête pour rece-voir la princesse Wilhelmine-Marie des Pays-Bas, qui venait d'épouser le prince héréditaire Charles-Alexandre de Saxe-Weimar. Ce n'était partout que guirlandes de fleurs, bannières, draperies et orne-ments de toute nature, recouvrant les monuments et les maisons de la cité.

Weimar est une ville qui se fait remarquer par

son bon goût et son urbanité; c'est là que les deux plus beaux génies de l'Allemagne, Schiller et Gœthe, ont vécu; c'est là aussi où reposent leurs cendres. Je ne voulus pas passer sans m'incliner devant leur tombe, et surtout devant celle de Gœthe qui, onze ans auparavant, m'avait accueilli avec la bienveillance la plus affectueuse.

Guidés par un noble sentiment, les princes de Saxe-Weimar ont fait déposer, dans le caveau de la famille régnante, les tombeaux de Schiller et de Gœthe; ils sont placés, l'un à côté de l'autre, à peu de distance de ceux du père et de la mère du prince qui gouverne actuellement.

L'honneur accordé à ces illustres morts par le souverain de l'un des petits États de l'Allemagne, est un exemple qui aurait dû être donné depuis longtemps par les gouvernements les plus éclairés de l'Europe. Est-il, en effet, une royauté plus légitime que celle du génie?

Le grand-duché de Saxe-Weimar ne possède aucun établissement hydriatique; mais, à une courte distance, il en existe plusieurs qui ont de l'importance. Dans tout ce pays l'hydrothérapie a été reçue avec empressement; les princes ont partagé l'entraînement du public, et plusieurs ont appuyé de leur pouvoir la propagation de ce moyen hygiénique et médical. Le prince de Saxe-Gotha a donné son château d'Elgersburg pour y fonder un établissement hydriatique qui, aujourd'hui, est sous la direction du docteur Piutti. A une lieue d'Elgersburg se trouve la petite ville d'Ilmenau qui, depuis 1838, possède aussi un établissement hydriatique, fondé par des actionnaires et que dirige le docteur Fitzler.

Le prince de Saxe-Meiningen a voulu dernièrement que son château de Liebenstein servît à un nouvel établissement hydriatique; il en a confié la direction à M. Martini, docteur en philosophie. Enfin, le prince souverain de Reuss vient d'élever, à Ébersdorf, un établissement du même genre; il en a confié l'arrangement et la direction au docteur Frænkel.

Quand on a parcouru ces diverses localités, placées sur la gauche de la principale route qui conduit à Francfort, on peut revenir à Gotha et de là à Eisenach. Cette petite ville est célèbre par le séjour et les écrits du réformateur du seizième siècle. Près de là s'élève le fameux château de Wartbourg, placé au sommet d'un roc immense et entouré de sombres forêts. C'est là que Luther vécut enfermé pendant plusieurs années, trouvant ainsi le moyen d'échapper à la persécution et de se préparer aux luttes nouvelles qu'il allait bientôt soutenir contre Rome et les défenseurs de la papauté.

En approchant de la ville de Francfort, on quitte les petits États de la Saxe pour entrer dans la Hesse électorale. Ce pays ne possède que deux établisse-

ments hydriatiques de peu d'importance; l'un est
à Cassel même, et le second à Wolfsanger : il a été
fondé, en 1841, par une société d'actionnaires qui
l'a placé sous la direction du docteur Schnackenberg. Ce médecin avait été envoyé à Græfenberg
pour y apprendre toutes les ressources du traitement hydriatique.

La ville de Cassel a aussi une société d'hydrophiles, dont j'ai déjà fait connaître plus haut l'organisation et le but.

Le royaume de Hanovre n'a qu'un établissement
hydriatique; il est situé à Minden; le docteur Rosen-
bach le dirige depuis 1840. Le duché de Nassau
n'en possède qu'un seul, et le duché de Brunswick
en a deux.

Le royaume de Prusse ne compte pas moins de
vingt-deux établissements hydriatiques, grands ou
petits, situés sur différents points de la monarchie.
J'ai déjà fait connaître ceux de la Silésie; les autres
sont dispersés dans plusieurs provinces, particulièrement sur les bords du Rhin, où il en existe trois
très-rapprochés les uns des autres. Entre tous, il
faut signaler celui de Marienberg, près Boppart, à
trois lieues de Coblence. Cet établissement considérable appartient au docteur Schmitz, qui le dirige
avec une rare intelligence. Il n'en est aucun qui
puisse lui être comparé sous le rapport des soins
que les malades y reçoivent, des agréments qu'ils y

trouvent et de l'élégante propreté qui règne partout. Presque toutes les baignoires sont en carreaux de porcelaine; il y a des bains de siége d'eau courante, les uns avec douche ascendante ou latérale, les autres avec jets multiples et concentriques. Tous les malades, bien enveloppés dans leurs couvertures, sont conduits au bain froid dans une petite voiture très-convenablement appropriée à cet usage.

La salle à manger, qui est très-belle, peut contenir 250 personnes; il y a des salles de conversation, de musique et de billard. Les promenades extérieures sont délicieuses : on s'occupe en ce moment de la construction de jardins d'hiver.

Cet établissement, comme celui de Græfenberg, reçoit des malades de toutes les parties du monde : il en est venu, en 1842, de Caracas, ville de l'Amérique du Sud. La plupart y ont été envoyés par des médecins distingués, parmi lesquels il faut citer le docteur Carus, premier médecin du roi de Saxe, et le docteur Schœnlein, médecin du roi de Prusse.

J'y ai trouvé le docteur Mayo, l'une des célébrités de l'Angleterre. M. Mayo est goutteux; ses articulations, successivement envahies par la maladie, étaient tout à fait immobiles depuis plusieurs années. Quand le malade arriva à Marienberg, il ne pouvait fléchir aucun des doigts de la main; les avant-bras étaient à demi contractés; les jambes présentaient la même roideur; enfin, les tissus fibreux des vertèbres du cou furent atteints à leur tour et les mouvements de la tête devinrent impossibles : le malade ressemblait alors à cette statue égyptienne représentant Isis assise. Tous les remèdes connus avaient été employés sans succès ; l'opium seul calmait un peu les douleurs : le malade prenait cent cinquante gouttes de laudanum par jour et il ne dormait pas, mais il en éprouvait une sorte d'engourdissement qui lui permettait de passer tranquillement la nuit. A mon arrivée à Marienberg le docteur Mayo s'y trouvait depuis quatre mois, et déjà un changement favorable s'était opéré dans sa situation : il ne prenait plus d'opium et il dormait ; sa tête commençait à se mouvoir à droite et à gauche ; il marchait, lentement il est vrai, mais sans appui ; enfin il avait retrouvé la faculté de manger seul, d'écrire, et, pour me le prouver, il a bien voulu me tracer, de sa main, la longue histoire de toutes ses douleurs.

Le docteur Schmitz, après avoir visité tous les établissements de l'Allemagne, a fondé celui de Marienberg en 1839. Ce médecin n'a pas hésité à abandonner la ville de Mayence, où quinze ans de pratique lui avaient donné une belle clientèle, pour se vouer tout entier à l'hydrothérapie. M. Schmitz a traité plus de 700 malades, sur ce nombre il en a perdu trois : le premier, âgé de soixante-deux ans, est mort d'une angine de poitrine ; le deuxième, d'un carcinome à l'anus, il avait cinquante-neuf ans ;

le troisième avait soixante-cinq ans, il était hypo-
chondriaque et asthmatique.

Sur la proposition du docteur Schmitz, un congrès formé de médecins qui s'occupent de l'hydrothérapie, a été ouvert, le 14 novembre 1842, à
Alexandersbad, près Wunsiedel, en Bavière. On y
a vu accourir des docteurs de la Saxe, de la Prusse,
de la Bohême, du Wurtemberg, etc. Trois séances
ont été consacrées à l'examen des questions les plus
importantes concernant l'emploi de l'eau froide, et
il a été décidé qu'au premier novembre de chaque
année semblable réunion aurait lieu dans un des établissements hydriatiques de l'Allemagne. Le compte-
rendu du congrès d'Alexandersbad a été publié par
les soins du docteur Schmitz, sous le titre de *Hy-
driatischer Verein*. Cette petite brochure est terminée
par les articles réglementaires de l'association.

L'hydrothérapie a franchi depuis longtemps les
frontières de l'Allemagne, et, à l'imitation de ce qui
s'y passe, on a créé des établissements hydriatiques
dans plusieurs pays étrangers.

L'empire de Russie, où les bains de vapeurs suivis
d'ablutions froides font partie, depuis des siècles,
de l'hygiène publique, a favorablement accueilli l'hydrothérapie. Le gouvernement a envoyé à Græfenberg, en 1839, le docteur Harder, fils, qui, à son
retour, a fondé un établissement hydriatique à Saint-
Pétersbourg. Le docteur Reimann en a créé un second

dans la même ville. Le gouvernement, informé des résultats heureux obtenus par le docteur Harder, s'est décidé à en établir un troisième, à 60 werstes de Pétersbourg, à Lapowkinka, dans un pays de montagnes : il est sous la direction du docteur Wagner.

Dans les deux premiers établissements les malades ne séjournent pas : on les fait suer dans les bains de vapeurs ordinaires; on les soumet ensuite à l'action de l'eau froide, selon les indications fournies par la maladie.

A peu de distance de Varsovie, le docteur Sauvan a organisé un établissement hydriatique sur une large échelle; il est situé à Wierzbno, dans une campagne d'un aspect agréable : il a été ouvert au public au milieu de l'été de 1841. Le docteur Sauvan est un homme fort instruit; il a prononcé à la séance publique de la société médicale de Varsovie un discours français qui renferme des vues physiologiques élevées et une appréciation assez juste, mais incomplète, de l'hydrothérapie comme moyen curatif. [1]

Le royaume de Belgique possède quatre établissements hydriatiques. L'un est à Varrem, à quatre lieues de Liége; il a peu d'importance et son orga-

---

[1] Exposé des principes scientifiques de l'hydrothérapie, autrement dite méthode de Græfenberg. Varsovie, 1840 ; in-8.°, 46 pag.

nisation est loin d'être complète. Il est dirigé par le docteur Henrard.

Le deuxième est à une lieue de Bruxelles, dans un village nommé Vecle, où le terrain est légèrement accidenté; l'eau y est bonne, mais peu abondante. Cet établissement est dirigé par le docteur Tielemans.

Le troisième est à Bergheim, près d'Anvers; il est dirigé par le docteur Van Honsebrouch, qui a visité Græfenberg. Cet établissement est peu considérable.

Le quatrième est situé à Grammont, à neuf lieues de Bruxelles et de Gand : c'est un ancien couvent transformé actuellement en établissement hydriatique. On peut y recevoir quarante malades; les jardins y sont grands et ils renferment plusieurs pièces d'eau. Cet établissement est dirigé par le docteur de Kock, qui, auparavant, était médecin à Gand.

Tous ces établissements ont été fondés en 1841.

Quoique *la Suisse* soit admirablement appropriée aux besoins des établissements hydriatiques, elle n'en possède que deux; l'un au Righi, sous la direction du docteur Kreiser, et l'autre à Hausen, sous la surveillance du docteur Brunner.

L'Angleterre a montré beaucoup d'empressement à accueillir l'hydrothérapie; une société de riches actionnaires s'est organisée à Londres en 1839; elle a immédiatement arrêté qu'un vaste bâtiment serait construit près de la capitale, et qu'on chercherait à décider, par des avantages pécuniaires considérables,

M. Weiss, fondateur d'un établissement à Freywaldau, à se charger de la direction de celui de Londres. Ces arrangements ont reçu leur exécution depuis 1840.

D'après une note qui m'a été donnée par M. le docteur Paterson, l'Angleterre posséderait actuellement deux autres établissements; l'un à Morven, près Chiltenham, sous la direction du docteur Wilson; l'autre à Harrow-Hill, à peu de distance de Londres, sous la direction de M. Benjamin Roach.

La France, jusqu'à ce moment, est restée presque étrangère au mouvement qui s'est manifesté en Allemagne; cependant le docteur Baldou, après avoir fait un voyage à Græfenberg, en 1840, a fondé, près de Paris, un établissement hydriatique qui, chaque année, voit augmenter le nombre de malades qui s'y rendent.

Depuis deux ans le docteur Wertheim, qui a étudié l'hydrothérapie à Græfenberg, a cherché à introduire ce mode de traitement dans l'un des hôpitaux de Paris. Il a rencontré des obstacles nombreux; enfin il a obtenu de MM. Gibert et Devergie, médecins de l'hôpital Saint-Louis, l'autorisation de faire dans leur service, et sous leurs yeux, des essais contre des maladies de la peau rebelles, et même jugées incurables. Quoique les conditions dans lesquelles M. Wertheim était placé fussent très-mauvaises, il a obtenu des résultats suffisants pour qu'on pût comprendre tout ce que cette médication pourrait donner si elle était appliquée sur des hommes dont la constitution ne serait pas trop profondément viciée. [1] Aussi le conseil général des hôpitaux a-t-il récemment autorisé la continuation du traitement hydriatique à l'hôpital Saint-Louis; il a décidé qu'on monterait tous les appareils nécessaires, et il a fait adresser à M. Wertheim, par l'intermédiaire des médecins de l'établissement, des remercîments très-flatteurs.

Avant cette époque, MM. Engel et Wertheim, médecins allemands, avaient sollicité du Gouvernement l'autorisation de fonder, à Paris, un établissement hydriatique. Leur demande, soumise, le 17 septembre 1839, à l'appréciation de l'Académie royale de médecine, fut repoussée, dans la séance du 18 août 1840, après la lecture du rapport de M. Roche [2], où l'hydrothérapie se trouve vivement attaquée.

Le traitement hydriatique a été introduit, depuis 1842, à Pont-à-Mousson, petite ville du département de la Meurthe. Il a été accueilli, avec un empressement incroyable, par une foule de malades de Nancy, de Metz, de Toul, de Thionville, et d'autres lieux plus éloignés. L'organisation de cet établissement est très-incomplète et sa situation dans la plaine et sur la grande route offre de grands inconvénients.

Après avoir indiqué les établissements hydriatiques,

1 Voy. les observations rapportées dans les Annuaires de thérapeutique du docteur A. Bouchardat; années 1842 et 1843.

2 Bulletin de l'Académie royale de médecine; tome V, p. 496.

il convient de dire quelques mots sur les ouvrages auxquels l'emploi de l'eau en médecine a donné naissance; ils sont en très-grand nombre, et doivent être divisés en deux catégories : l'une renfermant tous les écrits antérieurs à l'hydrothérapie moderne, l'autre contenant les travaux publiés depuis la création de l'établissement de Græfenberg, où Priessnitz a opéré les cures qui ont vivement excité l'attention publique.

On peut citer plus de six cents ouvrages dans lesquels on s'occupe plus ou moins de l'hydrothérapie ancienne [1], mais les indications qui s'y trouvent sont insuffisantes; on voit que ce n'était presque toujours, entre les mains des médecins qui l'employaient, qu'un moyen empirique associé à d'autres remèdes, dont l'action était souvent contraire à celle de l'eau.

Les publications faites depuis l'origine de l'hydrothérapie moderne ont un caractère particulier. Elles repoussent l'emploi des médicaments; elles veulent que l'eau soit le remède général et à peu près unique dans toutes les maladies. Cette exagération s'explique par la position des personnes qui ont traité ce sujet. Le plus grand nombre n'avait pas fait d'études médicales; la reconnaissance, l'enthousiasme, et quelquefois l'amour du merveilleux, ont été les motifs de leurs écrits.

---

[1] Voir la bibliographie.

Les médecins se sont peu occupés de cette question ; ils n'y ont vu, presque tous, qu'un moyen violent, qui n'est parvenu à exciter la curiosité publique que par la singularité des pratiques, et qui s'éloigne trop de leurs doctrines médicales pour mériter leur attention. Ceux qui font exception se sont bornés à enregistrer des faits ; à rapporter avec plus ou moins d'exactitude les observations qu'ils ont recueillies, et à présenter des théories qui ne sont pas suffisamment justifiées par les lois physiques et physiologiques.

Le temps est venu où cette situation doit changer ; les faits existent, ils sont nombreux, ils se reproduisent chaque jour ; il faut que la science s'en empare, les étudie avec soin, les analyse dans leurs moindres détails ; et si elle leur reconnaît une valeur réelle, elle doit les défendre contre les attaques ou le dédain des incrédules ou des opposants intéressés.

Pour apprécier avec justesse les différences qui séparent l'hydrothérapie moderne de l'ancienne, il faut nécessairement faire l'histoire de l'emploi de l'eau en médecine ; cette étude nous présentera une espèce d'inventaire, dans lequel nous trouverons des richesses oubliées, des faits perdus ou entièrement négligés, et cependant protégés par l'autorité des noms les plus recommandables et les plus honorés dans la science.

CHAPITRE II.

Partie historique.

Lorsqu'on est appelé à faire l'histoire de l'eau sous le rapport hygiénique et médical, il est plus difficile de renfermer son sujet dans de justes limites que de lui donner un vaste développement.

L'eau est en effet d'un emploi tellement universel qu'on pourrait aisément, à cette occasion, faire intervenir tous les peuples de la terre, parler de leurs usages, décrire leurs habitudes, raconter leurs superstitions ou leurs croyances religieuses. Je m'abstiendrai de tout détail inutile, et je passerai sous silence l'origine et l'efficacité des eaux lustrales, de l'eau de la robe de Mahomet, et des ablutions dans le Jourdain. Malgré ce soin, il me restera une foule de faits à produire, de citations à présenter, d'autorités à invoquer.

De même que tous les grands moyens médicaux, l'eau a eu ses moments de faveur et d'abandon : il ne sera pas sans intérêt d'indiquer les causes de ces oscillations et de rappeler, en traversant les siècles, l'influence des doctrines médicales sur ce puissant agent thérapeutique. Afin d'éviter la confusion, je suivrai l'ordre des temps et j'établirai des divisions qui répondront à des événements historiques ou scientifiques.

1.re Période, depuis Moïse jusqu'à Mahomet.

Les livres de Moïse [1] renferment les premières recommandations concernant l'emploi hygiénique de l'eau. Lorsque les Hébreux avaient la lèpre, ou certaines maladies impures, ils étaient obligés à de fréquentes ablutions. Les Juifs de nos jours, particulièrement les femmes, observent encore ponctuellement les prescriptions contenues dans le Pentateuque.

Quoique Moïse connût les dangers du vin sous le climat brûlant de l'Égypte, il ne le proscrivit pas complétement; il n'en défendit l'usage qu'aux prêtres : « Vous ne boirez point, dit-il, vous et vos enfants, de vin ni de tout ce qui peut enivrer. » (Lévit., chap. X, §. II.)

Parmi les autres peuples de l'antiquité, on voit les Scythes, les Mèdes, et surtout les Grecs de Lacédémone, faire un usage fréquent de l'eau froide pour fortifier le corps et prévenir les dérangements de la santé. Mais ce n'est que dans les œuvres d'Hippocrate [2] qu'on trouve des documents précieux touchant les bonnes et les mauvaises qualités de l'eau et l'utilité de ce liquide dans les maladies.

---

1 Moïse naquit en Égypte vers l'an 1571 avant Jésus-Christ.

2 Hippocrate vivait 460 ans avant Jésus-Christ.

Hippocrate, guidé par les principes philosophiques qui ont mérité à sa doctrine le nom de *dogmatique*, cherchait à découvrir, dans les causes générales et spéciales, l'origine des affections pathologiques. Il rangeait, dans le premier ordre, les influences des saisons, des températures, des eaux, des localités; et, dans le second, les effets produits par l'alimentation particulière à chaque homme ou par les exercices auxquels il se livre. C'est à la conception de cette idée juste et profonde que nous devons le *Traité des airs, des eaux et des lieux* (περὶ ἀέρων, ὑδάτων, τόπων), ouvrage d'une étonnante sagacité, qui nous révèle la science et le génie observateur du père de la médecine.

« Le premier soin du médecin, dit-il, lorsqu'il arrive dans une ville, doit être de bien connaître la nature particulière des eaux dont on fait usage; si elles sont marécageuses, molles ou dures, si elles viennent des lieux élevés et des rochers; si elles sont crues ou saumâtres. » (Livre I.er, β', γ'.)

Dans le livre second, Hippocrate examine successivement toutes les qualités des eaux; il signale le mauvais effet des eaux des marais et des étangs, des eaux de sources, de celles qui coulent sur des rochers ou qui avoisinent les mines de fer, de cuivre, d'argent, etc. Quand, au contraire, « les eaux viennent des lieux élevés et des collines couvertes de terre, elles sont excellentes, douces, légères et supportent très-bien la plus petite quantité de vin ; de plus elles sont chaudes en hiver et froides en été, parce qu'elles ont des sources très-profondes. Mais il faut recommander l'usage des eaux qui ont leur cours tourné à l'Orient, et particulièrement à celui d'été : elles doivent nécessairement y être plus limpides, plus légères et meilleures. » (Trad. de de Mercy, pag. 346, §. 36.)

Plus loin (§§. 39 et 40), Hippocrate ajoute « celui qui a quelque indisposition et qui veut y remédier par l'usage de l'eau la plus convenable à son état, en agissant comme je vais le dire, serait surtout assuré de recouvrer la santé. »

« Tous ceux qui ont le ventre dur et sujet à s'enflammer, doivent faire choix des eaux les plus douces, les plus légères et les plus limpides ; ceux, au contraire, dont le ventre est mou, très-humide et chargé de pituite, doivent préférer les eaux très-dures, très-crues et saumâtres, parce qu'elles dessèchent le ventre. »

Tel est le passage où l'eau se trouve signalée, pour la première fois, comme moyen thérapeutique. Suivant Hippocrate, la santé est due au mélange régulier des humeurs ; tout ce qui s'en écarte amène la maladie ; il faut aussi qu'il y ait partout équilibre constant. Y a-t-il trop de chaleur, il faut rafraîchir ; voyez ce qu'il dit dans le livre *De affectionibus*, et dans celui qui le suit, *De internis affectionibus*, où il recommande fréquemment l'emploi de l'eau froide dans la fièvre. D'après la même théorie, les parties internes, jouissant d'une chaleur constante, doivent être ennemies du froid, ce qui fait qu'Hippocrate déclare que «*Le froid est l'ennemi des os, des dents, des nerfs, du cerveau, de la moelle épinière.*» (Aph. 18, sect. V.) Hippocrate connaissait les effets de la réaction après l'emploi de l'eau froide, aussi, malgré les idées théoriques qu'il vient d'émettre, recommande-t-il ce moyen dans certains cas de tétanos. «Quand le tétanos survient sans plaie, au milieu de l'été, chez un jeune homme robuste, il arrive quelquefois que l'aspersion d'une grande quantité d'eau froide rappelle la chaleur qui, dans ce cas, est salutaire. (Aph. 21, sect. V.)[1]

Parmi les ouvrages qui font partie de la collection hippocratique, il en est un (περὶ ὑγρῶν χρήσιος) *de l'usage des liquides*, qui n'est qu'une compilation fort ancienne, antérieure à l'établissement des écoles Alexandrines et que pour ce motif le savant docteur Littré[2] a placé dans sa V.ᵉ classe, c'est-à-dire parmi les écrits qui ne sont qu'un recueil de notes, d'extraits faits après la mort d'Hippocrate.

---

1 Aphor. d'Hippocrate; trad. en français, texte en regard, par Lallemand et Pappas. 1839. Voyez encore les aphorismes 16, 17, 18, 19, 20, 21, 22, 23, 24, 25, de la 5.ᵉ section, et 42, 46 de la 7.ᵉ section.

2 OEuvres complètes d'Hippocrate : tom. 1.ᵉʳ Paris, 1839.

Ce livre traite de l'eau potable, de l'eau de mer, du vinaigre, du vin doux, etc. On y trouve cette remarque importante, que les affusions d'eau chaude peuvent faire tomber en gangrène les pieds congelés. On y proscrit l'usage abusif de l'eau chaude, comme produisant le relâchement des chairs et des ligaments, l'engourdissement de l'esprit, les syncopes et même la mort; on repousse le froid comme déterminant des convulsions, le tétanos, des ecchymoses et des frissons fébriles, ce qui se trouve déjà dit dans les aphorismes; mais, ajoute-t-on, l'usage modéré de l'une et de l'autre fait bien.

Un des disciples d'Hippocrate, Prodicus de Selymbrie, prétendit seconder l'action des bains par des frictions sur la peau avec des médicaments, et il trouva, dit Pline [1], dans l'invention de l'iatraleptique, un moyen de faire la fortune des baigneurs et des frotteurs employés par les médecins.

L'emploi de l'eau froide, pendant la fièvre, paraît avoir été d'un usage général trois siècles après Hippocrate. On trouve en effet dans Plutarque un trait qui mérite d'être cité et qui se rapporte à Philotas, d'Amphyse, médecin du jeune Antoine. Philotas, qui soupait habituellement avec Antoine, avait un soir pour convive un médecin présomptueux qui importunait tout le monde de son babil. Philotas

---

1 *C. Plinii hist. nat., lib. XXIX, §. II.*

lui ferma la bouche par le sophisme suivant : «Il faut, lui dit-il, donner de l'eau froide à un homme qui a la fièvre de quelque manière; or tout homme qui a la fièvre, l'a de quelque manière; il faut donc donner de l'eau froide à tout homme qui a la fièvre. [1] » Le médecin, frappé de ce sophisme, resta muet. Le jeune Antoine, charmé de son embarras et riant de tout son cœur : «Philotas, dit-il, je te donne tout ce qui est là, » en lui montrant un buffet couvert d'une superbe vaisselle d'argent.

L'emploi médical de l'eau ne tarda pas à pénétrer à Rome; il y obtint un éclatant succès entre les mains d'Antoine Musa [2], qui guérit Auguste d'une maladie grave; l'empereur reconnaissant fit élever une statue à son médecin [3]. Plus tard, sous le règne de Néron, pendant que Thessalus et Crinas tenaient la médecine sous leurs lois, on vit Charmis, de Marseille, accourir à Rome, et, faisant le procès aux anciens médecins, proscrire l'usage des bains chauds pour les remplacer par les bains froids. Il paraît qu'il fit des

---

1 Vie des hommes illustres; traduction de Ricard. Vie d'Antoine. Tom. 9, pag. 202, 203.

2 Les fragments qui nous restent de cet auteur ont été publiés par Floriano Caldani. Bassano, 1800; in-8.° — Voir sur Musa l'histoire de la médecine par Dan. Leclerc, et la dissertation du professeur J. C. G. Ackermann : *De Ant. Musa et libris qui illi adscribuntur.* Altdorf, 1786; in-4.°

3 *C. Suetonii Tranq. in vitá Oct. Cæs. Aug.,* cap. 59

prosélytes nombreux et enthousiastes, puisque Pline, dans sa diatribe contre les médecins, dit : « Il plongeait ses malades dans les lacs, et nous avons vu des vieillards consulaires montrant avec ostentation leurs membres roidis par le froid. » *Mersit ægros in lacus. Videbamus senes consulares usque in ostentationem rigentes.* [1]

C'est ainsi que, dans tous les temps, l'exagération a compromis les meilleures choses.

Pline a consacré presque en entier le livre XXXI à l'examen des eaux minérales et de l'eau commune ; mais ce traité renferme un très-grand nombre d'erreurs.

Un auteur qui vivait à une époque antérieure à Pline, Celse [2], nous a transmis un grand nombre de notions intéressantes sur l'emploi hygiénique et médical de l'eau ; il en parle dans une foule de passages de son admirable ouvrage. Il la recommande contre la diarrhée (*Lib.* 4, *sect.* 15) ; il ordonne l'application de fomentations froides et humides sur le ventre lorsqu'il y a douleur et tranchées produites par le choléra. (*Lib.* 4, *sect.* 11.)

Lorsque le malade est consumé par une fièvre ardente, il prescrit « de l'oindre sur tout le corps

---

1 *C. Plinii op. citat. lib. XXIX, §. V.*

2 Celse est, après Hippocrate, l'auteur le plus ancien dont les écrits soient parvenus jusqu'à nous ; il vivait sous Auguste, 60 ans avant Jésus-Christ.

pour le rafraîchir, dans le temps même des redoublements, avec de l'eau et de l'huile, qu'on agite ensemble avec la main, jusqu'à ce qu'elles blanchissent. Puis il veut qu'on lui applique sur la région de l'estomac des feuilles de vigne trempées dans l'eau froide.[1] » (*Lib.* 3, *sect.* 7.)

Ce fait, quelque curieux qu'il soit, n'était cependant pas nouveau pour la science, car on trouve dans Hippocrate (*de internis affectionibus*[2]), un passage où il est question de fomentations analogues, seulement elles étaient faites avec des feuilles de bette ou avec des linges trempés dans l'eau froide et convenablement exprimés. « *Betis aqua frigida imbutis et corpori adhibitis, corpus quidem refrigerato, recenti præcipuè dolore, aut lintea aqua frigida intincta et expressa admoveto.* » Celse connaissait aussi l'emploi des feuilles de bette et du linge mouillé, car il en parle lorsqu'il indique le traitement de l'érysipèle. (*Lib.* 5, *sect.* 26.)

Celse nous apprend encore que l'eau était employée bien avant l'époque où il vivait; ce qu'il dit à ce sujet doit être cité comme un exemple du mélange bizarre des méthodes les plus opposées, et des tentatives audacieuses de l'empirisme. «La mé-

---

1 *Possunt etiam super stomachum imponi folia vitis in aqua frigida tincta.* Pages 134 et 135, édit. Anton. Vander Linden. *Elzevir*, 1657.

2 *Fœsio interp.* p. 96, *edit. Francof.* 1595.

thode, dit-il, suivie aujourd'hui par certains praticiens, pour guérir, par des remèdes contraires, des
maladies qui, sous des médecins plus circonspects,
traînaient en longueur, n'est assurément pas nouvelle, puisque parmi les anciens, même avant Hérophile et Érasistrate, et après Hippocrate, il y a eu
un certain Pétron qui traitait la fièvre de la manière
suivante : il faisait couvrir beaucoup le malade, pour
exciter en même temps une violente chaleur et une
grande soif; lorsque la fièvre commençait à diminuer un peu, il lui faisait boire de l'eau froide; s'il
survenait une abondante sueur, il le regardait comme
guéri; s'il n'en survenait point, il lui faisait avaler
encore une plus grande quantité d'eau froide, et
après, il le faisait vomir. S'il avait réussi par l'une
ou l'autre de ces façons à chasser la fièvre, il faisait
manger aussitôt de la viande de porc rôtie à son
malade, et il lui donnait du vin. Si la fièvre n'avait
pas cédé à ce traitement, il faisait bouillir du sel dans
de l'eau, et donnait ensuite cette décoction à boire,
pour produire une purgation par la voie des intestins. Voilà en quoi consistait toute sa médecine; et
elle n'était pas moins avantageuse autrefois à ceux
que les disciples d'Hippocrate n'avaient pu guérir,
qu'elle ne l'est maintenant à ceux que les sectateurs
d'Hérophile et d'Érasistrate ont traités pendant longtemps sans succès. Ce n'est pas que cette méthode
curative ne soit véritablement téméraire, et qu'elle

ne fasse périr bien des malades, quand elle leur est appliquée dès le commencement; mais comme les mêmes remèdes ne peuvent pas convenir à tout le monde, il arrive quelquefois qu'une médication téméraire obtient un succès que le traitement le plus rationnel ne peut avoir. Aussi voit-on que ces médecins-là réussissent mieux sur les malades des autres, que sur ceux qui leur sont propres. [1] » (*Liv.* 3, *sect.* 9.)

Celse, dont les idées médicales se rattachent aux principes de la secte des empiriques, ne cherche point à expliquer l'action de l'eau, ni à indiquer l'opportunité de son emploi dans le traitement des maladies; il rapporte des faits, il les expose avec talent, mais il laisse le lecteur parfaitement libre dans son choix. C'est un répertoire curieux des méthodes les plus opposées, où l'historien trouve une foule de documents précieux, et le praticien des richesses qui l'embarrassent. Celse est de tous les auteurs de l'antiquité celui qui recommande le plus souvent l'emploi de l'eau dans les maladies. [2]

---

1 Traduction de Fouquier et Ratier, pag. 135.

2 Voici les principaux passages de Celse où il est question de l'emploi de l'eau. *Liv.* 1.er Celse cite Cassius qui guérit un malade atteint d'une fièvre avec soif ardente en lui faisant boire beaucoup d'eau froide. — *Liv.* 1.er, *sect.* 1.re Bains tièdes et froids. — *Liv.* 1.er, *sect.* 2. Boire plusieurs verres d'eau froide quand on est sujet à des rapports sans douleur à l'estomac. — *Idem*, pour

Les peuples de l'Orient paraissent avoir fait un fréquent usage de l'eau froide contre la fièvre. On trouve dans l'ouvrage de Prosper Alpin, sur la médecine des anciens Égyptiens, un passage fort curieux, où il est dit : « au temps de la plus forte chaleur de la fièvre, des médecins laissent boire froide de l'eau distillée de pastèques, de concombres et de melons, puis ils font mettre sur les malades un grand nombre de couvertures pour déterminer la sueur, et j'apprends que beaucoup ont été sauvés de cette manière. » *Alii aquam stillatitiam ex anguria, chateque cucumere, atque melone abdellavi, tempore vehementioris æstus largius,*

---

digérer facilement après un grand repas, boire un verre d'eau froide. — *Liv.* 1.er, *sect.* 3. Danger d'une boisson froide quand le corps est en sueur après avoir été fatigué. — *Idem.* Bain chaud et ablutions froides sur la tête. — Boire froid après avoir vomi. — *Liv.* 1.er, *sect.* 5. Avantages des ablutions froides sur la tête. — *Liv.* 1.er, *sect.* 8. Boire froid quand on a l'estomac faible. — *Liv.* 1.er, *sect.* 10. Inconvénients du froid. — *Liv.* 2, *sect.* 17. Des qualités de l'eau. — *Liv.* 3, *sect.* 3. Boire de l'eau quand on est menacé d'une maladie prochaine. — *Liv.* 3, *sect.* 18. Utilité des ablutions froides sur la tête dans la démence. — *Liv.* 3, *sect.* 20. Dans la léthargie. — *Liv.* 3, *sect.* 22. Nouvelle recommandation de boire de l'eau pendant la fièvre. — *Liv.* 4, *sect.* 2. Ne boire que de l'eau dans l'hydrocéphale aiguë. — Voir encore : *Liv.* 4, *sect.* 4. — *sect.* 7. — *sect.* 9. — *sect.* 12. — *sect.* 16. — *sect.* 24. — *Liv.* 5, *sect.* 3 et *sect.* 16. Dans ce dernier passage il est question de la cicatrisation des plaies par l'eau froide. — Enfin, *Liv.* 5, *sect.* 27. Des bains froids par surprise dans l'hydrophobie.

frigidam que potandam concedunt, qua epota
ægrotos multis pannis contegentes sudorem pro-
curant, quo non paucos audio ibi sanatos fuisse. [1]

Cette coutume semble s'être conservée jusqu'au
temps actuel ; car je vois dans l'ouvrage du docteur Pugnet [2], qui faisait partie de l'expédition d'É-
gypte, « que la pratique générale dans toute fièvre
continue ou rémittente est de se couvrir excessivement pour déterminer une sueur copieuse ; et pour
favoriser davantage cette évacuation, on fait boire au
malade une grande quantité d'eau froide ou de suc
de pastèques (page 78). »

Vers la fin du premier siècle Arétée [3] fit paraître
son ouvrage sur les maladies aiguës. Il ne renferme
qu'un petit nombre de passages où il soit question
de l'eau comme moyen thérapeutique ; cependant
cet auteur recommande, dans le traitement de la
phrénésie [4], d'arroser la tête avec de l'eau froide, et

1 *Prosperi Alpini Marosticensis philosophi et medici, etc. ;*
medicina Ægyptiorum. Lugduni Batavorum, 1719, *in-4.º Cap. XV,*
lib. IV, pag. 315.

2 Mémoires sur les fièvres de mauvais caractère du Levant
et des Antilles, etc.; par J. F. X. Pugnet ; in-8.º Paris, an XII (1804).

3 Arétée, de Cappadoce, paraît avoir vécu à la fin du premier
siècle et au commencement du second. Voir la Préface de Wiggan,
placée en tête de ses œuvres ; édit. de Haller, *Artis medicæ prin-*
cipes, tom. 5, et le Dictionnaire historique de la médecine ancienne et moderne par Dezeimeris.

4 *Lib.* 1, *Phrenit., pag.* 143.

si on est en hiver, de faire tiédir le liquide. Dans la syncope [1] il prescrit les irrigations froides sur la tête, mais avec modération. C'est dans le traitement du choléra rebelle qu'Arétée se montre partisan de l'eau froide; «si les matières contenues dans les intestins ont été vomies, dit-il, s'il y a dégoût, anxiété et abattement des forces, alors donnez deux ou trois verres d'eau fraîche, afin de produire l'astriction du ventre, d'empêcher le mouvement rétrograde des humeurs et de rafraîchir l'estomac qui est brûlant, *utque stomachus ardens refrigeretur.* [2] »

La réserve apportée par Arétée dans l'emploi de l'eau froide ne fut pas imitée par Galien [3]. Ce célèbre médecin, l'oracle de tout le moyen âge, prescrivait l'eau fraîche contre un grand nombre de maladies; il reproche à quelques médecins de son temps, hommes trop timides ou inexpérimentés, de craindre la saignée et l'eau froide; il appelle les uns *hæmophobes* et les autres *psychrophobes*, c'est-à-dire ceux qui craignent d'employer l'eau froide, *id est frigidæ exhibendæ formidantes.* [4]

---

1 *Lib.* 2, *pag.* 191.

2 *Lib.* 4, *pag.* 197.

3 Galien naquit à Pergame, ville de l'Asie mineure, l'an 128 de l'ère chrétienne.

4 *Galeni methodi medendi, lib. IX, tom. X, pag.* 627, *edit. Gottlob Kühn.*

Galien [1] connaissait bien l'effet physiologique du froid sur le corps et la réaction qui donne naissance à la chaleur. Dans son *traité de la nature et des propriétés des médicaments simples*, il examine l'action de la neige et de l'eau froide [2]. Plus loin il développe, dans ses commentaires sur les aphorismes d'Hippocrate, ses idées touchant les effets du froid et du chaud sur nos tissus [3]. Dans un autre passage Galien pense que le froid ne doit pas être employé au début des tumeurs phlegmoneuses, œdémateuses ou squirreuses; et, conduit par ses idées humorales, il croit qu'il est nuisible à ceux qui portent une obstruction ou qui sont tourmentés par une humeur putride non cuite. *Sed nec iis quibus obstructio putridusve humor non concoctus incommodat.* [4]

Le médecin de Pergame déclare que l'eau froide rend les plus grands services dans le *causus* [5], et il va jusqu'à dire que dans les fièvres continues, les deux plus grands remèdes sont la saignée et la boisson froide. *Maxima vera continentium febrium*

---

1 *De temperam.*, lib. 3, pag. 688 et 689, tom. *I.*

2 *Galeni de simplicium medicamentorum temperamentis ac facultatibus*, lib. 1, pag. 384 et 385, tom. *XVII, pars secunda.*

3 *Idem*, pag. 813.

4 *Methodi medendi*, lib. *IX*, pag. 622, tom. *X.*

5 *Hippocr. de acutor. morborum victu liber, et Galeni commentarius*, tom. *XV*, pag. 751 et 752.

remedia hæc duo sunt, venæsectio et potio frigida. [1]

Galien ne se borne pas à signaler les bons effets des boissons froides, il parle aussi des inconvénients qu'elles peuvent avoir lorsqu'elles sont prises intempestivement ou abusivement. Elles suppriment les hémorrhagies (tom. X, pag. 327); elles peuvent amener des fièvres colliquatives (tom. XV, pag. 802); elles engendrent quelquefois l'hydropisie (tom. VIII, pag. 354); enfin, elles resserrent l'inflammation (tom. XV, pag. 500), et rendent les humeurs crues (tom. XV, pag. 501). Mais les boissons froides conviennent parfaitement aux estomacs brûlants (tom. XI, pag. 54), et aux hommes qui ont un tempérament sec (tom. VI, pag. 398).

Il faut ajouter encore à toutes ces indications les recommandations concernant les bains chauds, froids ou tièdes, et les ablutions froides sur la tête pendant que le corps est plongé dans l'eau chaude.

Ces citations doivent suffire pour rappeler les idées fondamentales de la doctrine de Galien, dans laquelle les crises et les humeurs jouaient un si grand rôle. L'eau était généralement employée comme moyen dissolvant ou réfrigérant; Galien ne lui attribuait pas d'autre action; encore cette opinion ressort bien plus des faits qu'elle ne se trouve nettement formulée.

---

1 *Methodi medendi*, lib. IX, pag. 624, tom. X.

On ne trouve dans Cælius Aurelianus [1] qu'un petit nombre de passages où il soit question de l'emploi thérapeutique de l'eau : cet auteur recommande contre l'angine [2] la vapeur de l'eau chaude, dirigée vers la gorge, et dans le choléra l'application, sur l'estomac, d'éponges trempées dans l'eau froide. [3]

Alexandre de Tralles [4] fut un peu moins reservé ; il employait l'eau en boisson, en bain et en fomentation : il s'explique nettement sur cet agent thérapeutique en parlant des fièvres produites par un principe putride (*de febribus ex putredine creatis; cap. 2, pag.* 137, *edit. Halleri*). «Si on ne peut employer la saignée, dit-il, à cause de la faiblesse du malade, ou bien parce qu'il redoute ce moyen, il faut recourir à un régime humectant et réfrigérant. Après avoir fait cela, et lorsque la matière est beaucoup plus ténue, les signes de coction apparaissent, alors employez audacieusement l'eau froide (*tunc audacter aquam frigidam exhibeto*).»

Après les auteurs précédemment cités, il nous reste encore à parler d'Aétius et de Paul d'Égine.

---

1 Cælius Aurelianus est l'auteur d'un des traités de médecine les plus importants de l'antiquité. Il vivait, selon l'opinion la plus probable, au cinquième siècle de notre ère.

2 *Cælii Aureliani celerum vel acutarum passionum. Lib.* 3, *pag.* 212; *et cap.* 20, *pag.* 296, *edit. Halleri, tom. X.*

3 *Cap. XXI, pag.* 296.

4 Alexandre, né à Tralles, ville de Lydie, vivait au milieu du sixième siècle, sous l'empire de Justinien.

Le premier [1] traite de l'emploi de l'eau dans plusieurs passages de son ouvrage [2]; il emprunte à Rufus
ce qui concerne les différentes qualités de ce liquide
(*de aquis ex Rufo, cap.* 165, *pag.* 168). Plus loin
il parle des bains et de leurs effets selon qu'ils sont
chauds, tièdes ou froids (*cap.* 166, *pag.* 170); il
étudie l'action des lotions d'eau froide (*cap.* 168,
pag. 171); enfin, il s'occupe des aspersions (*cap.*
171) et il les conseille contre les fièvres ardentes,
mais pendant l'été seulement; il veut qu'elles soient
faites en hiver avec de l'eau chaude; puis il termine
en signalant les dangers que l'eau froide peut entraîner.

Paul d'Égine [3] ne parle que rarement de l'emploi
médical de l'eau; il dit quelques mots du bain froid,
qu'il approuve dans des conditions très-restreintes
(*De lavacris, cap.* 51, *pag.* 22 [4]). Il recommande
la boisson froide dans son chapitre XXIX, intitulé :
Ardentium curatio; mais il se borne à répéter,
d'une manière incomplète et moins satisfaisante, ce
qui avait été dit par ses prédécesseurs.

---

1 Aétius, l'un des médecins les plus célèbres des cinquième et
sixième siècles, naquit à Amide, sur le Tigre, en Mésopotamie.

2 *Aetii medici græci contractæ ex veteribus medicinæ tetra-
biblas. — Basileæ*, 1542; in-fol.

3 La naissance de Paul d'Égine est incertaine : quelques biographes la font remonter au cinquième ou sixième siècle; d'autres
la fixent au commencement du septième.

4 *Pauli Æginetæ opus de re medica, etc. Parisiis*, 1532 ; in-fol.

Avec Paul d'Égine s'arrête la série des auteurs grecs et latins qui nous ont transmis le riche dépôt des connaissances médicales de l'antiquité. De ce groupe d'illustrations se détachent trois grands types, Hippocrate, Celse et Galien, qui résument et dominent cette époque; aussi est-ce dans leurs ouvrages que nous avons trouvé les documents les plus complets sur l'emploi hygiénique et médical de l'eau. Quant aux formes sous lesquelles ce liquide était administré, nous avons vu qu'elles étaient restreintes à la boisson, aux lotions, aux aspersions, aux bains donnés à des températures différentes.

Un fait remarquable c'est que, dans toute l'antiquité, l'eau froide ou chaude, mais la première surtout, était abondamment administrée dans quelques maladies aiguës, particulièrement dans les fièvres ardentes, et qu'elle ne l'était pas, si ce n'est exceptionnellement, dans les affections chroniques.

Mais, en tout ce qui concerne l'emploi de l'eau, rien n'est moins satisfaisant que les indications thérapeutiques et le mode d'administration. Le vague qui règne, à ce sujet, dans tous les ouvrages des auteurs anciens, l'indécision dans laquelle devait se trouver le praticien, et sans doute aussi le dédain si naturel aux hommes pour les choses simples, ont dû contribuer puissamment à faire abandonner l'usage du liquide le plus utile et le plus bienfaisant.

2.ᵉ Période, du septième au dix-huitième siècle.

———

Vers la fin du sixième siècle un génie puissant et audacieux apparaissait en Orient; animé d'une foi vive, soutenu par une fermeté inébranlable, il osa entreprendre la réforme des croyances religieuses et des habitudes sociales de tout un peuple. Après vingt-trois ans de luttes, ce génie, Mahomet, parvint à faire adopter un culte nouveau, qui proscrit l'usage du vin et des liqueurs fortes. Il fallait, pour demander semblable sacrifice aux passions des hommes, avoir été souvent témoin des effets dangereux des boissons alcooliques, et avoir reconnu l'utilité de l'eau dans un pays sans cesse brûlé par les ardeurs du soleil. Le législateur des Arabes, comprenant sans doute la nécessité de maintenir la souplesse de la peau, de la fortifier contre les oscillations journalières de la température africaine, prescrivit des ablutions fréquentes d'eau froide[1]. « O croyants! s'écrie Mahomet, avant de commencer la prière, lavez-vous le visage et les mains jusqu'au coude. Essuyez-vous la tête et les pieds jusqu'aux

---

1 Les Mahométans font la prière cinq fois par jour, et chaque prière doit être précédée d'une ablution.

talons. Purifiez-vous après vous être approchés de vos épouses. Lorsque vous serez malades ou en voyage, et que vous aurez satisfait vos besoins naturels ou eu commerce avec des femmes, frottez-vous le visage et les mains avec de la poussière si vous manquez d'eau. [1] »

Les préceptes du Coran sont observés, généralement, avec fidélité : aussi peut-on dire que jamais expérience hygiénique n'a été faite avec plus de persévérance et d'étendue. Il ne serait pas sans intérêt de savoir quelle en a été l'influence sur la santé, la longévité et la nature des maladies des Musulmans. Je comprends que les éléments divers qui compliquent cette question, en rendront toujours la solution difficile ; toutefois on peut affirmer que l'usage habituel de l'eau ne porte point atteinte à la constitution, puisqu'on sait que la majorité des Arabes et des Turcs se fait remarquer par la force musculaire et la beauté des formes.

Les médecins arabes, peu frappés, à ce qu'il paraît, des résultats salutaires des institutions hygiéniques du Prophète, ou plutôt entraînés par cet amour du merveilleux qui séduit tous les hommes, surtout ceux de l'Orient, n'ont donné qu'une très-faible attention aux vertus curatives de l'eau. Mais on retrouve dans le peuple des usages fondés sur

---

1 Coran, chap. V, la Table. Trad. de Savary ; 2 vol. in-12. 1826.

d'anciennes croyances et entretenus par le charlatanisme et la superstition. Chardin raconte, d'une manière fort piquante, l'espèce de traitement hydriatique qu'on lui fit subir pour le débarrasser d'une fièvre maligne, qu'il contracta pendant son voyage de Bender-Abassi, ville célèbre du golfe Persique. [1] Moi-même, pendant mon séjour en Afrique, je fus témoin, plusieurs fois, des pratiques ridicules employées par un nègre de Tombouctou, qui, accompagné de deux femmes de sa race, se rendait, chaque vendredi, à une fontaine située sur le bord de la mer, non loin du jardin du Dey. Là accouraient des Arabes et des Maures d'Alger, apportant à cet homme, qui prenait le titre de prêtre, des offrandes de diverses espèces. Les poulets étaient égorgés par les femmes; elles plaçaient ensuite, autour de la fontaine, plusieurs petites bougies en cire, puis le nègre ajoutait des paroles mystérieuses et des parcelles, presque imperceptibles, d'une poudre blanche. La cérémonie accomplie, les malades buvaient de l'eau, frottaient leurs membres ou lavaient leurs plaies. Cette fontaine jouissait d'une grande réputation; elle rapportait à son habile exploiteur une abondante provision d'œufs et de poulets.

---

[1] Relation d'un voyage en Perse, etc.: tom. IX, pag. 300. Rouen, 1723.

Rhazès [1], le plus ancien des médecins arabes, parle rarement de l'utilité de l'eau ; il recommande cependant les bains froids comme moyen préservatif de la variole. [2]

Avicenne [3], pompeusement appelé le prince des médecins, traite dans plusieurs passages de sa volumineuse compilation des vertus curatives de l'eau : il s'occupe (chap. 16) du rôle que ce liquide joue dans le sang ; plus loin il signale les mauvais effets des eaux marécageuses qui, dit-il, engendrent le phlegme, les maladies de la rate, l'hydropisie (*De dispositionibus aquarum cap. 16, lib. 1, fenest. 2, doctrin. 2*). Dans le livre second, Avicenne indique les maladies dans lesquelles l'eau pure est utile ou nuisible ; il la conseille dans les fièvres ardentes, mais il la repousse quand le tempérament est froid et humide. (*Lib. 2, tract. secundus, cap. 59, de aqua.* [4])

Cet ouvrage d'Avicenne, autrefois si vanté, maintenant si peu connu, ne renferme aucune idée originale sur l'emploi hygiénique ou médical de l'eau :

---

1 Rhazès naquit en Perse, vers l'an 248 de l'hégire, c'est-à-dire l'an 860 de l'ere chrétienne.

2 *Liber de variolis et morbillis ; edit. Halleri. — Artis medic. princip.*, tom. 7, *pag.* 230.

3 Avicenne naquit à Bokhara, l'an 980 de Jésus-Christ et mourut l'an 1036.

4 *Avicennæ, Araborum medicorum principis, canon medicinæ Venetiis*, 1608 ; in-fol.

ce qui s'y trouve est emprunté aux auteurs grecs ses prédécesseurs, et surtout à Galien.

Durant tout le moyen âge, époque déplorable d'ignorance et de barbarie, on ne vit surgir aucun ouvrage remarquable. On peut à peine citer Pierre d'Abano, qui vivait au treizième siècle, dont le travail est mentionné dans un recueil curieux imprimé à Venise en 1553[1]; Pierre Tussignago[2], Jean de Dondis[3] et Gentile da Foligno, célèbre commentateur d'Avicenne et professeur à Padoue en 1337. Un siècle plus tard, Savonarola, qui professait la médecine à Ferrare en 1436, écrivit un ouvrage, remarquable pour l'époque, dans lequel il parle des bains d'eau simple, froide, tiède et chaude; des bains de lait, d'huile et des eaux thermales naturelles de l'Italie et de toute la terre.[4]

Il indique très-bien les effets de l'eau froide sur les hommes forts ou faibles et sur les enfants (*cap.* 1, *de balneo aquæ frigidæ, pag.* 809). Il signale les bons effets de l'eau froide chez les malades qui ont un flux cholérique hémorrhagique et chez les femmes qui ont une perte abondante. Dans le livre intitulé:

---

1 *De Balneis, omnia quæ exstant apud Græcos, Latinos et Arabes, etc. — Venetiis,* 1553; in-fol.

2 *De Balneis, pag.* 193.

3 *De Balneis, pag.* 108.

4 *Practica canonica Joannis Michaelis Savonarolæ. Lugduni,* 1560; in-8.º

De febribus, il recommande l'emploi de l'eau froide pour calmer les fièvres ardentes (*cap. XI, rubr.* 3, *pag.* 294).

Mengo Bianchelli (1441) conseille, mais avec une grande réserve, les bains froids pour les enfants, et, à l'imitation d'Hippocrate et d'Avicenne, il vante l'emploi de l'eau froide dans les douleurs articulaires. Barzizi [1] (1450) fait l'éloge des lotions froides immédiatement après les bains tièdes, comme étant très-fortifiantes, et il ordonne les douches ascendantes contre les maladies de la matrice.

Cardan (1501) prescrit des irrigations froides contre la goutte, tant qu'il n'existe pas d'enflure aux articulations.

Il est très-remarquable que le célèbre médecin Fernel (né en 1497, mort en 1558) ne fasse pas mention de l'eau dans le traitement des maladies; c'est à peine s'il en parle dans ses considérations sur les causes qui provoquent quelquefois la sueur après avoir bu beaucoup d'eau froide (*de febribus, lib.* 4, *cap.* 10, *pag.* 180) [2]; ce qu'il dit des bains ne mérite pas d'être cité.

Le fougueux Paracelse (1498), dont nous avons déjà précédemment parlé [3], aimait beaucoup trop le

---

1 *Introductor seu Janua ad omne opus practicum medicinæ. Aug. Vind.* 1518. — *Et de Balneis*, etc.; *pag.* 225.

2 *J. Fernelii Ambiani universa medicina*, etc. *Francofurti ad Mœnum.* 1578; in-fol.

3 Page 14.

vin pour avoir une grande considération pour l'eau
pure ; aussi ne semble-t-il en parler qu'avec mépris ;
cependant il conseille, comme Celse, d'en faire boire
de force aux hydrophobes, de les plonger dans un
bain d'eau froide et de les y maintenir longtemps.
Mais Paracelse fut un panégyriste zélé des bains
d'eaux minérales artificielles, dont la composition
répondait, en effet, aux théories chimiques qu'il
avait adoptées. A peu près à la même époque, mais
un peu plus tard, un célèbre aventurier, appelé
Thurneisser, Léonard, qui d'abord avait été orfévre
et graveur, puis élève de Paracelse, se mit à courir
le monde en pronant les effets merveilleux de quelques remèdes chimiques, et surtout des eaux minérales artificielles : il eut le talent de se faire donner
l'administration des mines du Tyrol, où il amassa de
grandes richesses. Il entreprit alors de nouveaux
voyages en Écosse, en Portugal, en Espagne, en
Arabie, puis en Italie et en Hongrie ; partout il van-
tait les prodiges des eaux minérales qu'il savait préparer. Cet homme audacieux publia de nombreux
ouvrages, dont on trouve la liste dans l'*Adumbratio
eruditorum Basileensium*, de Herzog.

Je ne ferai que citer Ryff, Gualther, compilateur
du seizième siècle, qui, dit-on, a parlé des usages de
l'eau dans un ouvrage que je n'ai pu me procurer [1] ;

---

1 *Spiegel und Regiment der Gesundheit*, etc.

mais cet auteur étant signalé par Haller et Gessner comme ne méritant pas la moindre confiance, cette omission, si elle existe, est tout à fait sans importance.

Parmi les rares auteurs qui, à cette époque, parlèrent des usages de l'eau, il convient de ne pas omettre les noms de Bartholomæo Viotti à Clivalo, qui loue beaucoup l'emploi de l'eau froide sous forme de douches; d'Ugulino di Monte Catino, qui recommande les affusions d'eau froide dans la débilité de la tête; d'Amatus Lusitanus, qui l'emploie dans les fièvres bilieuses, le choléra, les ulcères, les abcès et les maux de sein des nourrices [1]. C'est vers cette époque que fut publié le livre *de Balneis*, qui renferme des extraits de tout ce qui avait été écrit jusqu'alors sur les bains.

Gunther d'Andernach, dans son Commentaire sur les bains, recommande d'arroser la peau avec de l'eau fraîche dans le but de favoriser les sécrétions, de procurer le sommeil, et de combattre l'aridité du corps. Mais de tous les auteurs du seizième siècle, il n'en est aucun qui se soit montré plus partisan de l'eau froide que Mercuriali [2]. Il la présente comme le premier remède contre la fièvre ardente (*de febribus, lib. 5, pag. 524*). Plus

---

1 Voir pour les titres des ouvrages de ces auteurs la table bibliographique.

2 Il naquit à Forli le 30 septembre 1530 et mourut le 13 novembre 1606.

loin il ajoute qu'il y a encore, dans ce cas, deux remèdes proposés par les médecins, ce sont les bains d'eau tiède et d'eau froide, et enfin les épithèmes réfrigérants qu'on peut appliquer sur la poitrine, le dos et la tête (*lib.* 5, *pag.* 525)[1]. Cependant Mercuriali invoque sans cesse Galien, et il n'agit qu'en se couvrant en quelque sorte de son autorité.

Malgré l'exemple donné par Mercuriali, la plupart des médecins célèbres de l'époque ne firent point mention de l'utilité de l'eau dans les maladies. Quoique Henricus ab Heers eût annoncé, en 1606, la guérison d'un lépreux obtenue par des affusions d'eau froide, ce fait passa si bien inaperçu que, peu de temps après, le célèbre Baillou écrivait : *Miror cur in herpetibus, inflammationibus, in quibus humectandi et refrigerandi consilium est, non potius ad aquam et succum plantaginis accedamus*[2]. En 1638 on vit Louis Septala[3] recommander les douches froides contre les coups de soleil et la céphalalgie; il faisait boire de l'eau fraîche contre la diarrhée et les coliques; je citerai, parmi les faits curieux qu'il rapporte, l'observation d'un Espagnol qui éprouvait des coliques atroces depuis plusieurs jours, et que les médecins les plus expé-

---

1 *Hieron. Mercurialis medicina practica. Francofurti ad Mœnum*, 1602; in-fol.

2 *Epidemiorum lib.* 1, *pag.* 106.

3 *Ludov. Septali animadversiones*, lib. *VII*, *pag.* 248.

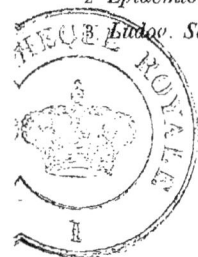

rimentés regardaient comme perdu : Septala lui fit boire, coup sur coup, une grande quantité d'eau refroidie dans la neige; bientôt les douleurs se calmèrent, le malade s'endormit pendant quatre heures; il rendit ensuite une quantité considérable de bile, et il fut rapidement guéri.

Vers cette époque il y avait en Belgique un apologiste exagéré de l'eau froide; c'est Hermann van der Heyden : il plaça ce liquide au-dessus de tous les médicaments, le regardant comme un don béni du ciel, à la portée du riche et du pauvre. Il s'en servait contre la congélation des membres, la migraine, la manie, la paralysie, les constipations et la dysenterie; il déclare que, dans une épidémie de cette dernière maladie, il a guéri 360 dysentériques avec de l'eau fraîche prise en boisson. [1]

Diemerbrœck rapporte aussi un exemple remarquable de dysenterie très-grave, qui fut également guérie par l'eau froide prise intérieurement (*observat. XXIX*).

En 1678, Robert Vittie, médecin anglais, signala, dans un petit ouvrage, les vertus curatives d'une source d'eau froide située dans le duché d'York,

---

[1] Discours et advis sur les flux de ventre douloureux, soit qu'il y ait du sang ou point; sur le trousse-galant, dit choléra-morbus, la peste, les effects signalez de l'eau; la vraye génération, cause, préservation et curation de la goutte, etc. — Gand, 1643; in-4.º

et très-vantée dans le cas de rachitisme, de goutte ou de spasmes nerveux[1]. Peu de temps auparavant, Thomas Bartholin avait fait paraître son *Traité sur l'emploi médical de la neige*[2]; il recommande de s'en servir en frictions contre la peste, la consomption, la gastralgie, les coliques, etc.; ouvrage dans lequel on trouve plus d'entraînement et d'empirisme que de raisonnements scientifiques.

D'après toutes les citations qui viennent d'être faites, on doit reconnaître que, si on excepte un petit nombre de médecins célèbres, on ne trouve plus que les noms d'auteurs peu connus, dont les ouvrages sont, et doivent être oubliés. A cette époque l'emploi médical de l'eau était presque totalement délaissé; l'ignorance et l'abandon de toutes les anciennes institutions hygiéniques avaient sans doute amené ce résultat. A ces causes il faut peut-être ajouter l'apparition brusque de la syphilis. On avait l'habitude, lorsque cette redoutable maladie éclata, de prendre des bains en commun, et on attribua à cet usage la propagation effrayante de cette affection contagieuse.

Mais à la fin du dix-septième siècle on vit paraître, en Angleterre, un médecin qui tenta de réhabiliter l'eau froide. Floyer, Jean[3], homme d'un véritable mérite,

---

1 *Fons Scarburgensis*; in-8.º, 1678.

2 *De nivis usu observationes variæ.* Copenhague, 1661; in-8.º

3 Naquit à Hintes, dans le comté de Strafford, l'an 1649.

publia, en 1697, un ouvrage sur *le bon emploi des bains chauds, froids et tempérés*[1]. Cet ouvrage eut un grand succès; il fut reproduit plus tard sous ce titre : *Ancient Psychrolusy revived* (1702). L'auteur se montre grand partisan de l'eau froide; il la recommande en boisson et particulièrement sous forme de bain. Il cherche à combattre la répulsion, presque générale, contre ce moyen; il invoque l'autorité des anciens et les résultats de sa pratique. Floyer propose l'eau froide comme remède d'une foule de maladies; il la vante contre l'odontalgie, l'angine, l'encéphalite, les maladies des voies urinaires, les hémorrhoïdes, etc.: sa confiance et son enthousiasme furent poussés si loin, que l'illustre Haller a cru devoir l'en blâmer; il lui reproche de ne plus vouloir qu'un seul remède contre toutes les maladies aiguës et chroniques, voire même la peste : *denique ipsam pestem balneo frigido expugnare vult.*

Quoi qu'il en soit, les écrits de Floyer et ses succès nombreux dans le rachitis attirèrent l'attention publique; bientôt on vit plusieurs médecins distingués adopter ses opinions et proclamer, à leur tour, les heureux résultats qu'ils avaient obtenus du bain froid. Parmi ceux-ci, il faut citer Ed. Baynard, Pitcairn et Blair.

---

1 *An inquiry into the right use of the hot, cold, and temperate baths in England. London*, 1697 ; in-8.°

L'eau froide trouva aussi des partisans dévoués parmi des personnes étrangères à la médecine. Jean Hancock, pasteur protestant, fut l'un des plus grands admirateurs des vertus de ce liquide; il en conseilla l'emploi dans toutes les fièvres[1]. Agissant en homme probe et convaincu, il commença par se traiter lui-même d'une fièvre violente, accompagnée de toux et de jaunisse très-prononcée. Plus tard il appliqua son traitement à sa fille aînée, atteinte d'une rougeole extrêmement grave; il guérit également tous ses autres enfants, qui furent successivement malades. Hancock n'employait que l'eau prise en boisson : son petit ouvrage ne donne aucune explication scientifique; un engouement aveugle était le seul guide de sa pratique.

Le même jugement est applicable à l'ouvrage d'un autre Anglais, nommé Smith. L'auteur, qui n'était pas médecin, cherche à prouver *l'excellence de l'eau pour la goutte et la maladie hypocondriaque, la gravelle, pour les femmes grosses, pour les maladies de l'estomac, etc.*[2] Cet écrit n'est qu'une nomenclature de presque toutes les affections contre lesquelles l'eau doit être employée; il suffit, au dire

---

[1] *Febrifugum magnum, or common water the best cure of fevers.* London, 1722.

[2] Traité des vertus médicinales de l'eau commune, par Smith; traduit de l'anglais , sans nom; in-12. Paris, 1725. — Une seconde édition de cet ouvrage, en 2 vol. in-12, parut en 1730. Elle fut

de l'auteur, d'en boire plusieurs verres par jour, pour conserver sa santé ou la rétablir quand elle est dérangée.

Si nous résumons les travaux des onze siècles que nous venons de parcourir, nous n'y trouvons aucune idée originale; les auteurs se copient: les Arabes invoquent l'autorité de Galien, et leurs successeurs le nom d'Avicenne. Il faut arriver à la dernière période de cette époque, pour trouver enfin une honorable exception. Floyer rompt avec le moyen âge; il l'abandonne pour retourner aux préceptes de la médecine ancienne, et il vient proposer avec hardiesse l'emploi des bains froids, négligés et presque complétement abandonnés de son temps. Floyer fit d'incroyables efforts pour populariser une pratique hygiénique utile; mais l'enthousiasme l'entraîna au delà du vrai, et nous verrons plus tard que ses compatriotes oublièrent promptement ses préceptes et ses succès.

Quant aux doctrines qui présidaient à l'emploi de l'eau, nous n'en trouvons aucune trace; on se bornait à constater des résultats, et chacun prescrivait en raison d'une expérience personnelle acquise par des essais, ou en se conformant aux recommanda-

publiée par Noguez : elle renferme la traduction du *febrifugum* de Hancock et plusieurs autres écrits relatifs à l'introduction de l'emploi médical de l'eau en Italie. — L'ouvrage de Smith fut aussi traduit en allemand; petit in-12. Leipzig, 1784.

tions des autorités médicales. Les uns préféraient la boisson aux bains; d'autres donnaient aux bains une incontestable supériorité. A l'exception de Bartholin, tous les auteurs prescrivent l'eau sous forme liquide. Nous ne devons pas laisser inaperçu ce fait remarquable que l'eau, qui avait été presque exclusivement réservée contre les maladies aiguës, se trouve recommandée par Floyer et ses disciples contre quelques maladies chroniques.

Mais une ère nouvelle se prépare: Fréd. Hoffmann, le médecin le plus illustre de l'Allemagne, au commencement du dix-huitième siècle, va dire les services que l'eau peut rendre, et bientôt, soit spontanément, soit sous l'influence de son nom, l'Europe retentira des cures merveilleuses produites par ce liquide. Ce succès de vogue donnera naissance à de déplorables abus; nous verrons l'ignorance et l'audace se jouer de la crédulité publique, et faire de nombreuses victimes.

3.ᵉ Période, de Fr. Hoffmann à Priessnitz. 1700 à 1829.

Au commencement du dix-huitième siècle Fréderic Hoffmann, célèbre professeur de l'université de Halle[1], se déclare le partisan de l'eau dans le traitement des maladies aiguës et chroniques; il la recommande dans presque toutes les affections, et il n'est pas éloigné d'admettre que ce liquide pourrait à peu près remplacer tous les remèdes; aussi n'hésite-t-il pas à publier, en 1712, sa curieuse dissertation : *De aqua medicina universali*[2]. Hoffmann débute en disant que le médecin qui aurait assez de bonheur ou de génie pour découvrir un remède à tous les maux, mériterait une hécatombe; mais comme cette admirable invention n'existe pas et n'existera probablement jamais, il croit que s'il est un moyen médical qui puisse être appelé *universel*, c'est à l'eau que ce titre doit être réservé : *Certe illud non aliud, nostro quidem judicio, est quam aqua communis.* (Pag. 201, §. 2.)

---

1 Fr. Hoffmann naquit à Halle le 19 février 1660 : il mourut le 12 novembre 1742.

2 *Frider. Hoffmanni Opera omnia physico-medica*, etc. *Genevæ*, 1761; in-fol., pag. 201, tom. 3.

L'auteur examine plus loin (§. 5) l'effet de l'eau dans l'économie; il croit qu'elle sert à entretenir la souplesse des fibres, sans quoi, par le fait des années, elles deviendraient, dit-il, trop dures et trop arides. Il compare notre corps aux machines qui s'useraient très-rapidement, si l'eau ne venait en adoucir les frottements. En étudiant les qualités de l'eau, Hoffmann se demande s'il vaut mieux se servir de l'eau d'un fleuve, d'une rivière ou d'un puits; il arrête son choix sur les eaux pluviales, comme étant, en quelque sorte, distillées par la nature (§. 12, pag. 203).

Fréd. Hoffmann employait l'eau en boisson ou sous forme de bain : il l'administrait dans les fièvres ardentes (§. 21), les obstructions chroniques des viscères et des glandes, dans la néphrite, la goutte, le scorbut, etc. (§. 22).

En 1729 Fr. Hoffmann publie un second écrit pour faire connaître les effets salutaires de l'eau froide : *De aquæ frigidæ potu salutari;* à cette occasion il rappelle les recommandations d'Hippocrate, de Celse, de Galien; il fait connaître les résultats heureux qu'il a obtenus dans les fièvres bilieuses ardentes, dans la synoque bilieuse ou catarrhale (§. 13, pag. 471, tom. 1); plus loin il cite des cas de guérison de choléra et d'inflammation des intestins; enfin, il termine en signalant l'abus pernicieux que plusieurs médecins anglais et français ont fait de ce moyen.

Fr. Hoffmann revient sans cesse sur l'utilité de l'eau; il l'ordonne, contre un grand nombre de maladies, sous forme de bains tièdes ou froids (*de balneorum ex aquâ dulci præstantissimo in affectibus internis usu*): il la vante comme étant la meilleure boisson; il la regarde comme infiniment préférable au vin, à l'eau-de-vie, à toutes les liqueurs fermentées et surtout à la bière: *experientia constat, aquæ potatores saniores, longæviores et edaciores esse iis, quibus cerevisia in usu est* (§. 9, pag. 112, tom. 1).[1]

Quoique Fr. Hoffmann doive être cité pour son talent d'observation, la sagesse de son jugement et son amour de la vérité; quoiqu'il tienne, avec justice, l'un des premiers rangs parmi les médecins dogmatistes, il faut cependant reconnaître qu'il se laissa souvent entraîner par des idées d'humorisme, et que les explications qu'il donne, touchant la nature des maladies, se ressentent souvent de l'inexactitude de cette doctrine. Quant à une théorie sur l'action de l'eau, Hoffmann n'en donne pas; il énonce des faits, il les renferme dans des phrases aphoristiques, et quand il va au delà, c'est pour revenir à la comparaison des rouages de notre corps à ceux d'une machine qui a besoin d'être sans cesse hu-

---

1 *De Potulentorum salubri ac insalubri natura*, cap. *VI*, pag. 3, *tom. I*; édition de Genève, 1761. — Voir la bibliographie pour l'indication des autres dissertations.

mectée afin de diminuer l'usure produite par les frottements.

Soit que les écrits de Floyer et de Fr. Hoffmann aient eu une influence véritable sur l'esprit des médecins du dix-huitième siècle, soit que le hasard y joue le principal rôle, toujours est-il, qu'à partir de cette époque, presque toute l'Europe retentit des guérisons étonnantes produites par l'eau froide. Les ouvrages publiés sur ce sujet sont si nombreux que, pour conserver un peu d'ordre dans notre narration, il devient nécessaire d'établir entre eux plusieurs divisions; nous commencerons par l'examen des travaux des auteurs allemands, afin de ne pas nous séparer de Fr. Hoffmann, qui se trouve à leur tête.

Un des contemporains du professeur de Halle fut Hahn, Jean-Sigismond, qui exerçait son art avec distinction à Schweidnitz, en Silésie. Il y acquit une réputation fort étendue; il en fut redevable, en grande partie, aux guérisons nombreuses qu'il opéra à l'aide de l'eau froide administrée intérieurement et extérieurement. Le livre[1] qu'il publia, à ce sujet, est l'un des plus complets de l'époque; aussi eut-il, en peu d'années, quatre éditions. Dans le chapitre pre-

---

1 *Unterricht von Krafft und Würkung des frischen Wassers in die Leiber der Menschen, von Johann-Siegmund Hahn.* Breslau et Leipzig, in-4.º; 1743. — La première édition est de 1738; mes citations se rapportent à l'édition de 1743.

mier il étudie la puissance de l'eau; il lui trouve
une force médiate ou immédiate; il la déclare préférable à la bière et au vin pour la conservation de
la santé. Il signale (chap. 5) l'utilité de la boisson
froide dans les maladies chroniques, voire même
dans l'hydropisie. Plus loin (sect. 2, pag. 56), il
explique comment l'eau entretient la propreté et la
souplesse de la peau; il recommande ce liquide
contre l'érysipèle, les ulcères carbonculeux, les
fièvres ardentes, la petite vérole et les pétéchies.

Hahn se servait de l'eau en ablutions, en boisson
et sous forme de bain; mais il administrait en même
temps des remèdes qui, presque tous, étaient des
stimulants toniques.

Les auteurs ne sont pas d'accord sur ce Jean-
Sigismond. Haller le confond avec Sigismond Hahn;
mais il est clairement expliqué (pag. 8 de la préface)
que ce dernier est le père de l'auteur de l'ouvrage
précédemment cité.

Sigismond Hahn eut un second fils, Jean-Gode-
froy, qui naquit à Schweidnitz, le 23 novembre 1664.
Il devint un médecin très-distingué, et nous avons
déjà dit (page 50) qu'il eut l'honneur d'être le
premier doyen du collége de médecine de Breslau.

J. G. de Hahn a publié un travail [1] dans lequel

---

1 *Epidemia verna, quæ Wratislaviam anno* 1737 *afflixit : in
acta Germanica, vol. X, appendix.*

on trouve des faits nombreux qui démontrent l'utilité
de l'eau dans les fièvres aiguës graves. En 1737,
Breslau était ravagé par une fièvre épidémique tellement redoutable, que presque tous ceux qui en
étaient atteints succombaient. Les précautions des
magistrats et les traitements recommandés par les médecins furent infructueux pour arrêter les progrès
de l'épidémie. Les symptômes de cette maladie étaient
ceux du typhus; on en jugera par la description
suivante :

« Prostration des forces, pouls petit et faible, chaleur brûlante, soif, douleur de tête atroce; yeux
fixes annonçant l'effroi, rougeâtres, tristes; bruis-
sement d'oreilles, délire, syncopes, soubresauts des
tendons, pétéchies, menstruation excessive, vomissement bilieux, déjections de même nature, crachats
visqueux, langue sèche, resserrée, sillonnée, aride;
aphonie, gosier douloureux sans tuméfaction; cha-
grin, inquiétude, décubitus sur le dos. Que l'on
tirât du sang ou non, les malades mouraient également. » Pendant le cours de cette funeste maladie,
le docteur Hahn, qui fit usage de l'eau froide à
l'extérieur, fut le seul médecin heureux. Il faisait
continuellement fomenter le corps du malade avec
des éponges : une douce transpiration survenait
ordinairement et la diminution rapide de la maladie conduisait à la convalescence. *Tunc ad exter-
nas illas humectationes confugiebamus, indefessa*

*opera spongiis omnem corporis ambitum demul-
centes.* [1]

L'histoire de cette épidémie présente un vif intérêt. Le docteur Hahn rapporte que les malades
qui se soumirent au traitement qu'il employait, guérirent en grande majorité; tandis que ceux qui, par
préjugé, par crainte, ou poussés par l'avis d'autres
médecins, refusèrent de faire usage de l'eau froide,
périrent presque tous.

La confiance du docteur Hahn en l'eau froide
ne faiblit point un seul instant durant toute cette
épidémie; on en trouve une preuve incontestable
dans la manière dont il se traita lorsqu'il fut atteint
de cette terrible maladie. Il raconte avec beaucoup de naïveté et d'exactitude ce qu'il ressentait,
le bien qu'il éprouvait des ablutions d'eau froide,
qu'il ne voulut jamais négliger, même le jour où
il crut qu'il allait mourir. *Jugiter ergo spongiis
abluebar; sancteque testor, numquam non refici
ad breve temporis momentum languentes marcidæ
cutis fibras me persensisse.... Juges illæ ablutiones,
quibus hucusque recreatus fueram, eâ ipsâ die,
quâ mori videbar, non negligebantur; frigidâ
abluebar, etc.*

De Hahn ne chercha pas, ainsi que l'avait fait
son frère J. Sigismond, à expliquer, par les théories

---

1 Ouvrage cité et Giannini, pag. 5, premier volume.

chimiques de l'époque, l'action de l'eau froide dans les maladies ; il se contenta de constater les faits et de multiplier ses succès en consultant les résultats de sa propre expérience.

A peu près dans le même temps parut l'ouvrage de Fr. Schwertner, qui n'est, véritablement, qu'une collection de tous les écrits allemands, anglais et français publiés depuis 1723 jusqu'à 1743, dans lesquels on s'occupe de l'eau dans le traitement des maladies. C'est là qu'on trouve réuni tout ce qui concerne l'eau froide, l'eau à la neige, la glace et les divers traitements employés par le capucin Fra Bernardo, Boerhaave, Carl, Hancocke, Hoffmann, Smith, etc.

En 1749, Sommer traduisit en allemand la *Psychrolusie* de Floyer : l'apparition de cet ouvrage contribua à donner de nouveaux partisans à l'eau froide ; cependant Van-Swieten ne parle que très-peu de l'action de ce liquide (tom. 4, pag. 191, 192, 193).

Beer et Kruger, à Halle, recommandent fortement l'eau froide ; ce dernier la regarde comme un remède universel (*Universalmittel*). Daniel prescrit les injections et les fomentations d'eau froide contre la metrorrhagie. Pietsch employa l'eau froide contre la goutte ; il y faisait plonger hardiment les pieds et les mains pendant les accès de cette maladie.

Au milieu de la foule d'auteurs qui s'occupèrent

à cette époque de l'eau froide, il faut signaler le docteur de Moneta, qui exerçait sa profession à Varsovie[1]. Ainsi que l'indique le titre de l'ouvrage, de Moneta employait le froid et l'eau froide pour combattre les inflammations commençantes de la poitrine.

Il n'admet pas, comme le veut l'opinion commune, que ce soit le passage du chaud au froid qui amène les maladies catarrhales; il pense, au contraire, que c'est la transition brusque du froid au chaud qui détermine toute la série de symptômes annonçant un rhume qui commence (pages 6 et 7); il établit à cette occasion une théorie qui n'est pas sans valeur : de Moneta en conclut, que les boissons chaudes, ainsi que les sudorifiques, sont nuisibles dans toutes les affections catarrhales, et il pense qu'elles doivent être remplacées par des moyens tout opposés.

Moneta commença ses tentatives sur lui-même. Il fut pris, par un temps très-froid, d'un rhume de cerveau et de poitrine, et au lieu de se tenir enfermé dans son appartement, ainsi qu'il le faisait ordinairement dans cette occurrence, il sortit comme à l'ordinaire. Il remarqua que le rhume de cerveau le gênait à peine, dès qu'il se trouvait à l'air libre, mais qu'aussitôt rentré dans des appartements bien

1 *De Moneta, Abhandlung dass die Kœlte und das kalte Wasser in Katarrkrankheiten wahre Heilmittel sind. Warschau,* 1776; in-12, 63 pages.

chauffés, le mal de tête et le coryza le reprenaient.
Cependant, ne pouvant pas rester toute la journée
dans la rue, il essaya d'appliquer le froid chez lui. « Je
commençai, dit-il, par prendre quelques cuillerées
d'eau fraîche, et ne m'en trouvant pas incommodé,
j'en bus davantage; je me mis à me laver la figure
avec de l'eau froide, à en aspirer dans le nez à plusieurs reprises, et à faire peu de feu dans mon
appartement. Ce traitement me rétablit entièrement
au bout de trois jours; tandis qu'avec les tisanes et
la décoction d'orge, une affection semblable me
tenait ordinairement, pendant plusieurs semaines,
enfermé chez moi. »

De Moneta rapporte ensuite l'histoire de son domestique, celle d'un gentilhomme polonais, atteint
d'une fièvre ardente avec délire continuel, et qui,
s'étant échappé de sa chambre pendant que son garde
dormait, passa tout une nuit d'hiver, n'ayant que sa
chemise sur le corps, dans une forêt voisine de
l'habitation. Cette promenade nocturne dans la neige
le guérit de sa fièvre.

Lorsque Moneta publia son livre, il y avait quatorze ans qu'il traitait ainsi toutes les affections catarrhales, et il n'avait pas, dit-il, manqué une seule fois
son but. Sa confiance était si profonde, qu'il prescrivait ce traitement aux vieillards aussi bien qu'aux
jeunes gens, et même aux nourrissons. Quand l'affection était grave, qu'il y avait fièvre et pneumonie

commençante, de Moneta faisait faire une saignée de plusieurs palettes; il donnait aussi une poudre dans laquelle entrait le nitre, la crème de tartre et le sel ammoniac; mais il recommandait surtout le bain de pieds froid, qu'il regardait comme un remède excellent dans les catarrhes sérieux.

Dans les angines, avec ou sans gonflement des amygdales, de Moneta ordonnait de marcher, pendant quelques minutes, pieds nus, dans la neige, et de les mettre immédiatement dans l'eau froide, après être rentré dans la chambre : il faisait encore appliquer des fomentations froides sur le cou; fomentations qu'on devait renouveler quand le linge était chaud.

Un médecin de Vienne, le docteur Ferro, publia, en 1790, un petit ouvrage sur l'emploi des bains froids [1] : ce livre exerça une influence marquée sur les habitudes de beaucoup de personnes de la capitale de l'Autriche; l'empereur seconda même ces dispositions, en faisant établir des bains publics, qui étaient fréquentés une grande partie de l'année. Voyons maintenant ce qui se passait chez les peuples voisins.

Italie. De toutes les contrées de l'Europe, l'Italie est celle où l'eau fut employée avec le plus d'audace

---

1 *D. Paskal Ferro, vom Gebrauche der kalten Bäder. Wien,* 1790; 2.ᵉ édit. in-8.º

et de charlatanisme. L'usage médical en fut introduit à Naples, vers 1700, par un certain Rovida, Arragonais, qui, dit-on, avait déjà fait de nombreuses cures dans son pays. On sait, en effet, que depuis longtemps l'eau froide avait été recommandée en Espagne par Monardès [1], Daza et Micon. [2]

Un capucin sicilien, nommé Fra Bernardo Maria di Castrogianna, qu'on désigne communément sous le nom de Père Bernard [3], devint l'élève de ce Rovida, et en 1724 il passa à l'île de Malte, où il ne tarda pas à opérer des cures extraordinaires, qui eurent un grand retentissement dans toute l'Europe. Le Père Bernard guérissait ou prétendait guérir les palpitations violentes du cœur, les tumeurs squirrheuses du foie, les coliques, les diarrhées, le flux de sang, les fièvres malignes, les hydropisies, les rhumatismes, les néphrites, la petite vérole, la syphilis, la sciatique, la goutte, etc.

Il faisait boire, par jour, à ses malades, de douze à seize litres d'eau très-froide : il l'ordonnait en

---

1 *Monardes, Nicol. libro que trata de la nieve y sus proprietades y del modo en beber enfriado con ella y otros modos de enfriar. Hispal.* 1571; in-8.⁰

2 Voy. la bibliographie.

3 Voy. Mercure historique de France, années 1724 et 1725. — Vertus médicinales de l'eau commune, etc., par Smith. Paris, 1730; 2 vol. in-12. — *Fr. Schwertner medicina vere universalis, etc.* Leipzig, 1733. — *Œrtel : Vater Bernard, ein Kapuziner, etc.* Leipzig, 1834.

lavements, il l'appliquait en fomentations, et il faisait quelquefois frotter le corps avec des morceaux de glace. Son traitement ne variait que sous le rapport de la quantité d'eau ingérée. Le Père Bernard cherchait à obtenir des crises par la peau, les urines et les selles : ses idées médicales n'étaient qu'un mélange d'humorisme et d'empirisme ridicule, son ignorance était grande et sa témérité l'était encore plus. Il rencontra des adversaires nombreux, qui lui reprochèrent énergiquement, et avec justice, le traitement audacieux qu'il employait contre presque toutes les maladies et surtout contre la variole.

Le Père Bernard trouva cependant un défenseur dans Crescenzo [1], médecin napolitain, qui publia un petit écrit sur les règles à suivre dans l'emploi de l'eau. Crescenzo conseillait presque constamment l'eau froide sous forme de boisson; il se servait rarement de bains, d'affusions et de fomentations. Dans cet ouvrage il s'élève avec force contre les médecins de son temps, et il leur reproche d'être même incapables de savoir manier convenablement l'eau froide.

A peu près à la même époque Jacob Todano [2]

---

1 *Nicolo Crescenzo : Ragionamenti intorno alla nuova medicina dell' acqua et come la prima volta introdotta ella fosse, difesa et sostenuta in Napoli. 1727.*

2 *Jacob Todano : aquæ frigidæ vindicatio, seu aquæ frigidæ vires ad omnes morbos recta lance relibratæ. Panormi, 1722; in-8.º*

et Sangez[1] employèrent l'eau et la glace avec une hardiesse coupable. Le premier est connu sous le nom de *medicus per aquam*, et le second de *medicus per glaciem*. Todano était un esprit bizarre et entêté; il prétendait guérir toutes les maladies avec l'eau froide, et souvent il y ajoutait de la neige et de la glace. Les malades devaient avaler, toutes les trois heures, jusqu'à cinq livres d'eau; ils ne devaient pas se couvrir quand ils avaient froid, car le froid, ainsi que la diète, faisaient partie du traitement : il ne leur permettait, par jour, que deux ou quatre jaunes d'œuf. Quand les malades se plaignaient trop vivement du froid, on leur mettait, sur la région du foie et sur les reins, des linges trempés dans l'eau froide. Les syncopes, l'assoupissement et autres symptômes alarmants ne suffisaient point pour l'arrêter. Seulement alors il suspendait la boisson froide; il jetait de l'eau fraîche à la figure; il faisait mettre de la neige dans les mains du malade et de la glace sur les pieds; on appliquait des fomentations froides sur la tête et sur toutes les parties douloureuses. Ce traitement était employé chez les femmes en couche et chez les enfants. Pour faciliter l'accouchement, on plaçait de la neige ou de la glace sur les reins; pour évacuer le méconium, on donnait aux enfants nouveau-nés quatre onces d'eau fraîche dans les vingt-quatre heures.

---

1 Voy. *Commerc. litterar. lib. C. hebdomad. XX, pag.* 153.

Sangez, de Reffina, fut un fidèle imitateur de ces extravagances dangereuses : il voulut traiter tous les maux avec la neige et la glace. Dans les fièvres ardentes, et dans la période la plus critique, il faisait coucher le malade, complétement nu, dans un drap double, suspendu par les quatre coins; il l'entourait de neige jusqu'à la bouche; il lui donnait fréquemment à boire de l'eau à la glace, outre cela il le faisait balancer jusqu'à ce que la neige fut fondue.

En lisant la description d'un semblable traitement, on conçoit à peine le courage et la confiance des malades qui s'y soumettaient. Mais pendant que l'exagération et le charlatanisme exploitaient audacieusement les succès obtenus par l'eau, des médecins sages et instruits cherchaient à reconnaître les cas dans lesquels ce remède est réellement utile, et ils l'adoptaient dans leur pratique particulière. Parmi ces médecins, il faut citer Nicolas Cyrillo, célèbre professeur à Naples. Il publia à cette occasion un mémoire, inséré dans les Transactions philosophiques [1], dans lequel on trouve un grand

---

1 *De frigidæ in febribus usu. auct. Cl. Nicolao Cyrillo Prim. med. Profess. Neapol., etc. Philosophical transactions, vol.* 36, *for the years* 1729-1730. *Pag.* 142. — Il y a un extrait de ce mémoire dans l'abrégé des transactions de 1791, 2.ᵉ vol., matière médicale et pharmacie; enfin il a été traduit et reproduit presque en entier par Pinel dans ce même abrégé; vol. de médecine et chirurgie, pag. 150.

nombre d'indications intéressantes qu'il convient de rapporter.

« L'usage de l'eau froide et de tout ce qui est froid, dans le cas de fièvre, n'est pas récent ; car on en trouve souvent des exemples parmi les anciens médecins.... Mais guérir les fièvres avec la seule eau de neige donnée pendant plusieurs jours, sans l'emploi d'aucun autre médicament, ou même sans user d'aliments, c'est je crois une pratique nouvelle, et à dire le vrai, un peu hardie, tentée à Naples d'après une méthode venue d'Espagne et communiquée par un petit écrit mal rédigé. C'est par cette méthode que nous avons vu des malades arrachés à la mort contre toute attente. Les médecins prudents restèrent d'abord en suspens et furent effrayés de voir les malades ainsi inondés ; mais enfin, encouragés par des événements heureux et fréquents, ils tâchèrent de rendre sûre et mieux entendue une pratique qu'on employait d'abord aveuglément sans aucune distinction de la maladie et des circonstances où se trouvait le malade : il n'y a plus de médecin qui balance maintenant à l'égard de cette méthode de traitement. Il me reste à en expliquer les préceptes en détail. *Le régime aqueux*, car c'est là le nom que je vais lui donner, demande des précautions comme tous les grands remèdes, afin que ce moyen de guérison ne devienne point une cause destructive.

« La première règle est, qu'après quelques heures

d'une abstinence de tout aliment, et lorsque l'estomac est entièrement vide, on commence à boire
l'eau refroidie par la neige à la dose d'une ou deux
livres, suivant l'état, les forces et la soif du malade.
La même dose doit être répétée à toutes les heures,
ou du moins de deux en deux heures, jour et nuit,
sans aucun relâche, à moins que le sommeil ne
survienne et ne l'empêche. Les malades doivent
s'abstenir de tout aliment ; car il conste par l'expérience que les aliments mêlés avec une quantité d'eau
se corrompaient dans l'estomac, et que le fluide
lui-même en était altéré et devenait moins propre à
pénétrer les plus petits vaisseaux ; que par conséquent il ne pouvait point parvenir dans toutes les
parties du corps, soit externes, soit internes, pour
en précipiter et expulser les humeurs nuisibles. Cette
diète rigoureuse doit être continuée pendant plusieurs jours, jusqu'à ce que la fièvre éprouve une
intermission ou même cesse entièrement, et que le
malade lui-même se plaigne de temps en temps de
la faim ; car si on donne trop tôt des aliments, la
fièvre se renouvellera avec ses symptômes ordinaires.
C'est pourquoi nous interdisons tout aliment aux
malades jusqu'au septième et même jusqu'au dixième
jour et au delà, en continuant toujours le régime
aqueux, et on n'a rien à craindre d'une pareille
abstinence, soit que par la froideur de l'eau les pores
de la peau deviennent plus étroits, que la transpi-

ration diminue, ainsi que la nécessité de réparer les
forces, soit que l'eau elle-même tienne lieu d'aliment par son cours continuel, en entraînant les particules alimentaires répandues dans toutes les parties
du corps, et les fasse servir à leur destination. Quoi
qu'il en soit, la pratique de chaque jour apprend
que les aliments pris avec une boisson abondante
d'eau, s'y mêlent et produisent de grands dangers,
en sorte qu'aussitôt qu'on permet au malade de
manger, il faut qu'il s'abstienne de l'eau ou qu'il en
boive très-peu, et même il faut laisser un intervalle
de quelques heures après la boisson de l'eau froide,
afin que les aliments puissent se digérer commodé-
ment dans l'estomac. »

« Il faut donc choisir des substances nourrissantes
et d'une digestion facile, comme le pain cuit dans
l'eau pure, des pastilles faites avec la miette de pain,
un œuf frais, et à peine se permettre un mets suc-
culent. C'est là ce qu'il faut donner d'abord en petite
quantité deux fois le jour, et passer ainsi par degrés
à un dîner plus propre à réparer les forces, en sou-
pant toujours légèrement. Mais il faut s'abstenir de
viande pendant un mois et au delà. Lorsque les malades ont repris ce genre d'aliment, il ne faut point
abandonner entièrement l'eau; mais après la digestion des substances solides qu'on aura prises, il
faudra encore en prendre deux ou trois doses, jusqu'à ce que la maladie ait entièrement cédé, que

les forces soient revenues et que le malade soit en pleine convalescence. »

Après avoir décrit sa méthode, Cyrillo fait connaître dans quelles fièvres et à quelle période de ces fièvres il recourait au traitement aqueux ; et comme il était humoriste, il repoussait l'emploi de l'eau au début ; *car*, dit-il, *à cette époque toutes les humeurs sont à l'état de crudité.* Ce n'était donc que dans la seconde période qu'il faisait abondamment usage de l'eau ; il s'en servait dans les *fièvres aiguës, malignes et mortelles de tout genre.*

Quelquefois Cyrillo prescrivait l'eau chaude au lieu d'eau froide ; c'était lorsque la fièvre était jointe à une inflammation du poumon. L'eau froide était encore employée contre les diarrhées, les dysenteries, la colique, la lienterie, l'ischurie et la dysurie, le choléra-morbus, l'affection hypocondriaque et hystérique : il y a même des exemples (qui le croirait, s'écrie-t-il) d'hydropisie guérie par une boisson abondante d'eau.

Cyrillo termine en disant : « Il faut remarquer, par rapport au régime aqueux, qu'on peut plutôt pécher par défaut que par excès à l'égard des fébricitants, et qu'il faut d'autant plus y insister, qu'il paraît prendre la voie des selles ou des urines. Que le médecin tente donc ce moyen dans ces cas désespérés, car nous avons été témoin quelquefois de guérisons les plus inattendues. Telle est la méthode

qui est accompagnée d'un si grand succès dans nos
·climats, qu'il n'y a point maintenant de remède plus
communément employé. »

Aucun médecin, avant Cyrillo, n'avait systéma-
tisé, aussi bien que lui, l'emploi de l'eau dans les
affections aiguës. Sans doute ses opinions sur la
cause des maladies étaient erronées, mais ce point
de la question avait peu d'importance dans la pratique, puisque les malades étaient soumis au régime
antiphlogistique le plus complet.

Les succès du professeur napolitain et les efforts
qu'il fit pour propager l'usage médical de l'eau,
n'eurent qu'une très-faible influence sur les médecins étrangers à son pays. Les exagérations ridicules
et dangereuses auxquelles quelques esprits aveugles
s'étaient laissé entraîner, firent naître, au contraire,
des doutes et des résistances, et Vallisneri, homme
d'un grand mérite, publia une critique très-juste et
très-savante sur les abus auxquels le nouveau traitement avait donné lieu. [1]

Vallisneri fait l'histoire médicale de l'eau ; il rappelle ce qu'en ont dit les médecins de l'antiquité ;
il déclare qu'il professe une haute estime pour la

---

[1] *Dell' uso e dell' abuso delle bevande, e bagnature calde,
o fredde.* — Cet écrit a été publié séparément, mais il se trouve
à la fin du second volume de l'ouvrage intitulé : *Opere fisico-
mediche, stampate e manoscritte, del Kavalier Antonio Vallisneri,
raccolte da Antonio, suo figliuolo. Venezia*, 1733 ; 3 vol. in-fol.

doctrine de Monardès, mais il s'élève contre les imprudents qui compromettent un si puissant remède (*un si valente rimedio*).

Vallisneri n'était pas un adversaire de l'eau, ainsi qu'on l'a plusieurs fois écrit; il n'entendait en repousser que les abus : *Io mi dichiario finalmente, dit-il, che parlando contro l'acqua fredda, o freddissima, non parlo di quella, data in tempo proprio, in mali che la richerchino, in opportune occasioni, in giorni, o in ore determinate, da un prudentissimo ed esperto medico; ma di quella data sensa le dovute riflessioni, et cautele da mano imperita, etc.*[1]

L'ouvrage de Vallisneri fut parfaitement accueilli, probablement il dépassa le but que l'auteur voulait atteindre; bientôt en effet l'indifférence fit place à l'enthousiasme du public; et au lieu de maintenir l'emploi de l'eau dans de justes limites, on l'abandonna complétement.

Après soixante ans d'oubli, l'attention des médecins fut rappelée de nouveau vers l'eau fraîche par Giannini, qui avait puisé l'idée de ce traitement dans l'ouvrage de Currie, dont nous parlerons bientôt.

Giannini[2] fit paraître son ouvrage en 1805[3]; il

1 Ouvrage cité, pag. 468.

2 Giannini, Joseph, naquit près de Milan en 1773.

3 *Della natura delle febri et del miglior methodo di curarle.* *Milano*, 1805; 2 vol. in-8.° Cet ouvrage fut traduit en français par N. Heurteloup, 2 vol. in-8.°; Paris, 1808.

est plus complet et plus satisfaisant que tous ceux qui l'avaient devancé. Giannini, dont les écrits ont été assez froidement accueillis par la France, fut en Italie l'un des premiers adversaires de Brown ; il chercha à expliquer les phénomènes des maladies aiguës, et surtout de la fièvre, par un système qui s'écartait sensiblement de celui du réformateur écossais. Pour Giannini les maladies ne sont pas des êtres spéciaux, bien nettement individualisés; il les trouve formées de complications diverses, dont il cherche à donner l'explication en analysant les phénomènes qu'elles présentent. Pour lui cette complication n'est pas celle des auteurs qui l'ont précédé, ce n'est ni un état putride, nerveux, bilieux, rhumatismal, et encore moins une complication nerveuse avec état inflammatoire. La complication dont il parle reconnaît pour base, selon sa théorie, une affection nerveuse asthénique, combinée avec un état d'excitation qui n'est cependant pas inflammatoire. Pour se faire mieux comprendre, il donne pour exemple un accès de fièvre intermittente à la période de chaleur. Il montre qu'il y a un état d'excitement passager et en même temps un état de faiblesse générale permanent; en sorte que la période d'excitation étant passée, on retrouve après elle la faiblesse originaire, qui, selon lui, fait le fond de la maladie. Cet état simultané d'excitement excessif et de faiblesse, *cette complication morbeuse étant un fait* [1], il croit devoir lui donner un nom, et il adopte celui de *névrosthénie;* il conserve celui de sthénie pour continuer à désigner un état inflammatoire véritable.

Giannini conclut en disant : « J'entends donc par névrosthénie cet excitement extrême et morbeux, qui a lieu conjointement avec un état de faiblesse; d'où les symptômes de cet état et les maladies qui en dépendent seront névrosthéniques. » (Pag. 284.)

Après avoir imaginé la théorie, Giannini s'est demandé quel doit être le traitement qui diminuera l'excitement extraordinaire propre à la névrosthénie, sans en accroître la faiblesse radicale? (Pag. 309.) C'est alors qu'il examine la série des remèdes proposés contre les fièvres; il leur trouve des inconvénients; il termine en déclarant que le moyen le plus convenable est l'*immersion froide.*

Entraîné ainsi par ses raisonnements, Giannini arrive à se poser la question suivante : « Les immersions froides peuvent-elles convenir dans les maladies inflammatoires? il semble que non. Je n'ai point fait d'expériences à cet égard, comme il m'arrive dans tous les cas où je n'ai point l'espérance fondée d'un heureux succès. Mais si l'expérience n'a point décidé la question, les principes, dit-il, que nous avons déjà établis, suffisent peut-être pour la juger. » (Pag. 311, 1.er vol.)

---

1 Page 282, premier volume de la traduction

Nous ne nous arrêterons pas à réfuter les erreurs singulières enfantées par ce système; elles sont à peu près oubliées, et nous n'aurons pas la maladresse de les faire revivre pour nous donner le facile plaisir de les combattre. Si nous avons rappelé les idées théoriques de Giannini, c'est que cela est indispensable pour faire bien comprendre les motifs qui ont mis l'eau en faveur, et les causes qui en ont amené l'éloignement et l'oubli : auxiliaire d'un système, elle devait nécessairement le suivre dans sa chute.

Quant au mode d'administration de l'eau, Giannini repousse les affusions employées par Wright et Currie, les frictions recommandées par de Hahn, Brandreth et Gregory, la méthode de Cyrillo et les frictions glaciales de Samoïlowitz; il se décide pour les *immersions froides*. A cet effet il se servait des baignoires ordinaires; il les faisait remplir journellement d'eau froide, au degré où elle se trouvait naturellement en sortant du puits, en hiver comme en été. Deux infirmiers adroits et intelligents transportaient le malade qui, entièrement nu, était plongé dans l'eau froide, où il restait assis un temps qui variait de cinq à quinze minutes, selon la force et les phénomènes qu'il présentait. Lorsqu'il en sortait, on le remettait dans son lit après l'avoir négligemment essuyé, car on tenait pour utile de conserver un reste d'humidité.

Giannini employait ce traitement contre les fièvres

intermittentes, dans la période de chaleur; et dans la période apyrétique il administrait le quinquina. Il s'en servait aussi contre les fièvres continues (page 404, 1.er vol.). Il conseille les immersions froides contre la peste (pag. 266, 2.e vol.), contre la fièvre jaune (p. 269), contre la variole (p. 284), la rougeole et la scarlatine (p. 288 et 289, 2.e vol.).

Depuis la mort de Giannini l'usage médical de l'eau n'a pas été rétabli en Italie.

Angleterre. Les travaux de Floyer, de Baynard et des autres écrivains de la fin du dix-septième siècle étaient presque oubliés et leurs préceptes totalement délaissés dans la pratique, lorsqu'un fait, en apparence de peu d'importance, vint rappeler l'attention publique sur l'utilité de l'eau froide dans le traitement de plusieurs maladies graves. Voici les circonstances qui amenèrent ce résultat. Je laisse parler le docteur Wright, qui raconte ses observations personnelles et l'histoire de sa maladie.

«Le premier août 1777, dit-il, je partis d'Amérique sur un vaisseau qui leva l'ancre le soir, dans la baie de Montego. Le capitaine du vaisseau me dit que le même jour il avait pris à bord plusieurs matelots, dont un avait été dans le quartier des malades, établi sur la plage, mais qu'il était en état de convalescence. Le 23 du même mois, nous étions à la hauteur des Bermudes, après avoir éprouvé, pendant trois jours, un vent froid et rigoureux, lorsque ce matelot retomba malade et eut une fièvre avec des symptômes de la plus grande malignité. Je visitai souvent ce malade; mais n'ayant pu le déterminer à quitter son réduit obscur et éloigné, pour passer dans un autre endroit du vaisseau, plus aéré et plus convenable, ayant en outre refusé de prendre des remèdes et des aliments, il mourut le huitième jour.

« En donnant mes soins à ce malade, je fus pris de la contagion, et je commençai à me sentir indisposé le 5 septembre. Voici l'histoire de ma maladie, extraite de mon registre-journal.

« 5, 6 et 7 septembre. De temps en temps des frissons; chaleur surnaturelle à la peau; douleur sourde au front; pouls petit et fréquent; perte d'appétit, mais aucune sensation désagréable à l'estomac; langue blanchâtre, pâteuse; peu ou point de soif; selles régulières; urines pâles, et plutôt rares; inquiétude pendant la nuit, soubresauts et délire.

« 8. Augmentation de tous les symptômes, avec douleurs aux lombes et aux extrémités inférieures; roideur des cuisses et des jambes.

« Je pris un léger vomitif le second jour de la maladie, et, le jour suivant, une décoction de tamarin, un peu d'opium le soir avec du vin antimonié; mais je n'en éprouvai ni sommeil ni transpiration. N'ayant aucun symptôme inflammatoire, je pris, en six heures, six gros de quinquina, et de

9

temps en temps un verre de vin de Porto, mais sans aucun avantage apparent. Quand j'étais sur le tillac, mes douleurs se calmaient sensiblement, et l'air le plus frais était pour moi le meilleur. Cette circonstance et l'inefficacité de tout autre moyen mis en œuvre, m'encouragèrent à pratiquer sur moi-même ce que j'avais souvent désiré d'essayer sur les autres, dans les cas de fièvres de même nature que la mienne.

« 9. Ayant fait les dispositions nécessaires, je me déshabillai entièrement, vers les trois heures après midi, et je me plaçai sur le pont du vaisseau. Trois seaux d'eau salée me furent jetés sur le corps en une seule fois. La secousse fut grande, mais je fus immédiatement soulagé. Toutes les douleurs disparurent sur-le-champ, et il s'établit une douce transpiration. Cependant, vers le soir, les symptômes fébriles menaçaient de reparaître; j'eus recours au même moyen, qui fut encore suivi d'un bon effet. Je pris un peu de nourriture avec appétit, et pour la première fois j'eus une nuit entière de repos.

« 10. Point de fièvre, mais sensation d'abattement aux cuisses et aux jambes; je pris deux fois le bain froid.

« 11. Disposition à tous les symptômes de la maladie; mais, pour prévenir une récidive, je fis usage deux fois de l'affusion froide. »

A partir de ce moment, le docteur Wright fut

complétement rétabli ; il traita de la même manière
un jeune passager tombé malade de la fièvre, le 9
septembre, et il le guérit aussi, en très-peu de jours,
par les ablutions froides.

Wright ne fit pas connaître ces faits immédiatement ; il ne les publia qu'en 1786 [1]. Lorsqu'ils pa-
rurent, on leur trouva un caractère si singulier, si
nouveau, qu'ils attirèrent l'attention publique.

Quelques années plus tard, en 1797, Wright fit
paraître ses *Observations pratiques sur le traitement
des maladies aiguës* [2]. Dans cet écrit l'auteur cite
des faits qui lui sont personnels et il rappelle la pratique du professeur Gregory d'Édimbourg, qui consistait à faire des affusions froides dans le typhus.

En 1791, Robert Jackson [3] publia un ouvrage
dans lequel il fit connaître le traitement employé
à la Jamaïque pour combattre la fièvre jaune : il se
composait d'affusions froides répétées plusieurs fois

1 *London medical Journal, for the year* 1786. — L'ouvrage de
Giannini, ainsi que l'ouvrage de Currie, en donnent un extrait
presque complet.

2 *Wright (William). Practical observations on the treatment
of acute diseases, particularly those of the West-Indies.* Inséré
dans le recueil : *Medical facts and observations, tom.* 17. *London,*
1797 ; in-8.⁰

3 *A treatise on the fevers of Jamaïca, with some observations
on the intermittent fever of America ; and an Appendix containing
some hints on the means of preserving the healt of soldiers in hot
climates. By Robert Jackson. London,* 1791.

par jour, combinées avec plusieurs autres moyens, notamment la saignée copieuse, l'opium administré à haute dose, et quelquefois les purgatifs quand l'inflammation ne prédominait pas.

Jackson n'émet aucune idée théorique sur l'action de l'eau; il s'en servait tout à fait empiriquement.

Les observations publiées par Wright donnèrent au docteur Currie de Liverpool, l'idée de mettre en application le traitement par les affusions froides. Il fut devancé dans ce dessein par ses collègues, les docteurs Brandreth et Gérard, dont les guérisons, opérées par ce moyen, contribuèrent encore à l'affermir dans sa détermination.

Le docteur Brandreth publia bientôt une lettre, dans laquelle il exposait les résultats de sa pratique.[1]

«Les avantages, dit-il, que les malades retirent, à toutes les périodes du typhus, des lotions faites avec l'eau et le vinaigre, ont été vraiment remarquables dans beaucoup de cas, que ma pratique m'a mis à portée d'observer depuis plusieurs années; je n'ai point remarqué que ce genre de traitement eût produit aucun mauvais effet. Je prescris généralement, matin et soir, ce lavage froid, et l'on y procède avec une grosse éponge. Les malades sont ensuite bien

---

1 *Letter from D. Brandreth of Liverpool, giving an account of the benefit of washing with cold water and vinegar in typhus fever. In Medical commentaries for the year* 1791. *By Duncan.*

essuyés, et mis au lit. Ils éprouvent ordinairement un grand plaisir par l'effet de ce remède, et un sentiment de fraîcheur. Non-seulement il diminue constamment la chaleur, mais encore d'une manière spéciale la tension et la dureté de la peau. La fréquence du pouls s'en trouve pareillement ralentie; et quant au délire, quelquefois il n'est que diminué, d'autres fois il disparaît entièrement. »

Les résultats de la pratique du professeur Gregory, d'Édimbourg, furent publiés en 1797 [1]. Il ordonnait dans les cas de typhus contagieux, de laver le corps de ses malades avec une éponge imbibée d'eau froide et de vinaigre, au moins deux fois le jour; le reste du traitement était à peu près semblable à celui du docteur Brandreth.

Le professeur Gregory fut l'un des premiers à faire usage, en Écosse, des affusions froides dans le typhus; ses expériences et ses vues théoriques sont exposées dans plusieurs thèses soutenues à l'université d'Édimbourg; on en trouve l'indication à la fin de la table des vingt premiers volumes du Journal de médecine d'Édimbourg.

Dans cette même année 1797, le docteur Mac-Lean publia un ouvrage remarquable par l'érudition, dans lequel il signale l'introduction des ablutions froides dans la pratique médicale de l'île de Santo-

1 *Medical facts and observations*, vol. 7, pag. 2, 1797.

Domingo[1]. Il rapporte des exemples de succès
obtenus par ce moyen dans le *typhus icterodes*.
Mais le traitement ne se bornait pas aux affusions
seules; on pratiquait la saignée, on donnait quelquefois le quinquina, et on faisait un fréquent usage
des sinapismes et des vésicatoires.

Pendant la publication de ces différents travaux,
Currie continuait ses recherches; il en fit connaître
quelques-unes en 1792[2], mais son ouvrage le plus
important ne vit le jour qu'en 1798[3]. Voici comment il débuta dans la pratique des ablutions froides.
Au mois de décembre 1787, une fièvre maligne et
contagieuse s'étant développée dans une des ailes de
l'hôpital de Liverpool, destinée aux femmes atteintes
de maladies vénériennes, et seize de ces malheureuses
ayant été successivement frappées avant qu'on pût
arrêter le progrès du mal, le docteur Currie en prit
huit sous sa direction. Il essaya immédiatement les
aspersions d'eau froide et salée sur deux d'entre elles;
l'une au deuxième jour de sa maladie et l'autre au

---

1 *An inquiry in to the nature and causes of the great mortality
among the troops in S. Domingo. London*, 1797.

2 *Currie* (*James*), *account of the remarkables effects of a
Shipwreck on the mariners with experiments on the influence of
immersion, etc., in Philosophical transact.* 1792. Vol. 82, pag. 199.

3 *Currie* (*J.*), *Medical reports on the effects of water, cold
and warm, as a remedy in fever and other diseases, whether
applied to the surface of the body, or used internally. Liverpool*,
1798; in-8.°, 2.ᵉ édit. en 2 vol. 1804.

quatrième. Elles en éprouvèrent des résultats heureux
et semblables en tous points à ceux que le docteur
Wright avait obtenus sur lui-même. Currie se décida alors à en soumettre cinq autres à ce traitement,
en répétant les aspersions tous les jours. Ces cinq
malades furent toutes très-promptement guéries. On
n'osa pas traiter de la même manière la huitième,
parce qu'elle était très-affaiblie par une salivation
abondante produite par le mercure. On lui administra les remèdes ordinaires, le quinquina, le vin,
l'opium, etc. Elle mourut le seizième jour de sa
maladie.

Depuis ce temps, Currie a constamment insisté
sur les affusions d'eau froide et salée dans tous les
cas de fièvre maligne et contagieuse, quand la prostration des forces n'était pas extrême. Il a conservé
l'histoire détaillée de cent cinquante-trois malades
qu'il a traités de cette manière, et pour lesquels
il n'a presque pas employé de remèdes pharmaceutiques. De ces cent cinquante-trois malades, quatre-
vingt-quatorze ont été traités à l'hôpital, depuis 1787
jusqu'à la fin de 1791 : il en a vu vingt-sept dans
sa pratique particulière; les trente-deux autres ap-
partenaient au 30.ᵉ régiment d'infanterie, en garnison
à Liverpool, en 1792.[1]

---

1 Extrait du 2.ᵉ chapitre, page 5, de l'édition allemande : je
me suis servi de cette dernière n'ayant pas à ma disposition
l'édition anglaise.

L'histoire de l'épidémie de ce régiment mérite d'être rapportée; car la conduite de Currie pourrait, le cas échéant, servir d'exemple aux médecins militaires.

«Le 30.ᵉ régiment d'infanterie était cantonné dans la ville, mais il faisait la parade et montait la garde dans le fort. Avant son arrivée, le corps de garde avait servi de prison pour les déserteurs. C'était une petite chambre, sale et infectée d'exhalaisons qui s'élevaient d'une cave, au-dessus de laquelle elle était située, et qui était pleine d'eau pendant l'hiver. A quelque distance du corps de garde était une espèce de cellule sombre, étroite et mal aérée, dans laquelle on renfermait ceux qui avaient manqué à la discipline. Au commencement de juin 1792, quelques soldats ivres y ayant été détenus pendant vingt-quatre heures, deux d'entre eux prirent la fièvre des prisons, et cette fièvre se répandit dans le régiment avec une grande rapidité. Dix des soldats qui en furent atteints, entrèrent à l'hôpital de Liverpool; mais la contagion faisant des progrès, et l'hôpital ne pouvant admettre un plus grand nombre de malades de cette espèce, on construisit un hôpital temporaire dans le fort même, et je fus prié, dit Currie, d'aider de mes conseils le chirurgien du régiment, pour le traitement des malades.

«Il s'en trouva d'abord quatorze dont la maladie datait de quatre à quatorze jours. Tous avaient plus ou moins de toux avec une expectoration muqueuse. Ceux qui avaient passé le huitième jour, avaient tous des pétéchies; plusieurs des saignements de nez, et quelques-uns des crachats pleins de sang. Tous étaient d'une grande faiblesse, particulièrement ceux qui, avant que la nature de la fièvre fût bien connue, avaient été saignés. Le pouls battait de 100 à 130 pulsations par minute. La chaleur, mesurée exactement au thermomètre de Fahrenheit, allait de 101 à 103 degrés (30 à 31 Réaumur); chez un malade elle s'élevait jusqu'à 105. Quant à ceux dont la maladie était plus avancée, la chaleur était presque naturelle, ou plutôt un peu au-dessous.

« Notre premier soin fut de bien aérer et nettoyer les chambres, qui étaient très-sales et avaient beaucoup d'odeur. Ensuite nous fîmes arroser, avec de l'eau froide et salée, tous les malades dont les forces n'étaient pas encore extrêmement abattues, et dont la chaleur se soutenait au-dessus du degré naturel. On n'osa pas hasarder ce traitement sur ceux qui étaient déjà extrêmement affaiblis; on se contenta de leur laver fréquemment tout le corps au moyen d'une éponge avec du vinaigre tiède; pratique qui, dans toutes les périodes de la maladie, est salutaire et agréable aux malades.

« Nous cherchâmes ensuite à arrêter la contagion en purifiant bien le corps de garde par des lavages réitérés, en y établissant des courants d'air, en brûlant ou en jetant dans la mer tous les meubles qu'on pouvait soupçonner être infectés. Tous ces moyens n'eurent aucun succès. La contagion fit de nouveaux progrès. Alors on ferma le corps de garde, et on le remplaça par un hangar temporaire. Mais comme, malgré cette précaution, nous avions encore tous les jours de nouveaux malades, je priai le colonel du régiment de le faire mettre en entier sous les armes, afin qu'on pût examiner tous les soldats, de rang en rang, homme par homme. On y procéda dans la matinée du 13 juin : il s'en trouva dix-sept qui étaient déjà atteints des premiers symptômes de la fièvre. Il ne fut pas difficile de les distinguer ; leur physionomie pâle, leur contenance abattue, la couleur rouge et terne de leurs yeux, annonçaient clairement les préludes de la maladie. Ces dix-sept hommes furent soigneusement séparés de ceux qui se portaient bien, et soumis sur-le-champ aux aspersions d'eau froide, qu'on répéta tous les jours une ou deux fois. Elles réussirent à prévenir la maladie sur quinze d'entre eux, qui, à un peu de faiblesse près, recouvrèrent toute leur santé le jour même. La fièvre suivit régulièrement son cours sur les deux autres. Le reste du régiment fut, à ma réquisition, rassemblé militairement tous les jours, et conduit sur les bords de la mer pour y prendre un bain. Dès ce moment, nous n'eûmes plus de nouveaux malades ; la contagion fut complétement arrêtée.

« Elle avait atteint cinquante-huit soldats en tout ; les aspersions d'eau froide en guérirent immédiatement vingt-six. Les trente-deux autres eurent la fièvre complète. Il en mourut deux, qui se trouvèrent trop affaiblis pour qu'on osât les soumettre au même traitement. Ces deux hommes venaient des Indes occidentales, où leur constitution avait beaucoup souffert de la chaleur du climat. Ils étaient, l'un au douzième et l'autre au quatorzième jour de la maladie, quand je les vis pour la première fois, et, pour comble de malheur, ils avaient été saignés au commencement de la fièvre. Les trente autres guérirent très-bien et très-promptement par les aspersions. L'eau dont on se servit pour les faire, était de l'eau de mer, prise près du fort, à la température de 11 à 12 degrés Réaumur ; elle contenait en solution environ une partie de sel marin sur 32 ou 33.[1] »

Chez presque tous les malades la méthode obtint des succès si positifs et si extraordinaires, qu'elle fut bientôt adoptée par les médecins de Liverpool et par ceux du comté de Lancastre ; enfin, elle finit par devenir d'un emploi banal dans tout le pays.

Currie ne se borne pas à parler de l'utilité de l'eau dans les fièvres : il examine aussi l'action de

---

1 Currie, ouvrage cité ; passage traduit par Odier dans le livre intitulé : Observations sur la fièvre des prisons. Genève, 1801 ; in-8.°

ce liquide dans d'autres maladies, notamment dans les convulsions, la scarlatine, la rougeole, la petite vérole, etc.[1] Dans ces différentes affections il employait l'eau froide ou l'eau chaude, selon l'occurrence, et il l'administrait extérieurement ou intérieurement.

Dans les fièvres continues, Currie attendait le moment du redoublement, ce qui a presque toujours lieu dans l'après-midi ou vers le soir, pour administrer les affusions froides. Afin de donner une idée de sa méthode, voici une des observations qu'il nous a transmises:

«Une garde-malade, étant de service à l'hôpital dans une salle de fiévreux, fut atteinte par la contagion le 1.er janvier 1790. Sa maladie commença par de violents frissons, accompagnés de douleurs errantes, de tremblements suivis d'une grande chaleur, de soif, de douleur de tête. Seize heures après l'invasion de la maladie, un thermomètre placé sous l'aisselle, monta à 103 degrés Fahrenheit (31 degrés Réaumur); son pouls était fort et battait 112 pulsations par minute, sa langue était chargée, la soif très-ardente, la peau sèche. On la dépouilla alors de tous ses vêtements, et on lui jeta sur le corps, à cinq heures du soir, cinq galons d'eau salée (environ vingt litres), dont la température était de 5

---

1 Chapitres 7 et 9 de l'édition allemande.

degrés Réaumur. On l'essuya rapidement avec du
linge, et on la remit au lit. Dès que l'agitation produite par le bain fut passée, on lui tâta le pouls; il
n'était plus qu'à 96, et une demi-heure après à 80.
La chaleur avait été ramenée à 29 degrés et demi
Réaumur, immédiatement après le bain, et elle ne
s'était pas relevée. La malade n'avait plus mal à la
tête, et presque plus de soif. Six heures après, elle
était absolument sans fièvre, mais encore très-faible.
On lui donna de petites prises de racine de colombo;
elle prit quelque nourriture légère, mais fortifiante.
On répéta le bain tous les jours à la même heure
et de la même manière, pendant plusieurs jours de
suite. La fièvre ne revint plus, et la malade fut guérie sans aucun autre remède. »

Cette observation fait connaître la manière d'opérer de Currie; elle était constamment la même; il
ne la variait que sous le rapport des heures, qui
répondaient nécessairement aux exacerbations. L'auteur ajoute :

« Lorsqu'on a recours aux aspersions d'eau froide
dès le premier ou le second jour de la maladie, il
est très-ordinaire de voir cesser la fièvre subitement
par ce remède, dont les effets sont alors exactement
les mêmes que ceux que je viens de décrire. » Et
un peu plus loin : « On ne saurait avoir trop promptement recours au bain froid, dès que les frissons,
qui annoncent l'invasion de la maladie, sont bien

passés. Je l'ai presque constamment vu réussir instantanément le premier jour de la maladie, souvent
le second jour, quelquefois le troisième, rarement
le quatrième. Cependant il ne laisse pas que d'être
à cette époque, et même plus tard, d'une grande
utilité pour abréger le cours de la maladie, et en
diminuer l'intensité. »

Currie recommande de se servir, dans certains
cas, de frictions avec une éponge trempée dans
l'eau tiède. A l'imitation d'Hippocrate, de Celse, de
Galien, qu'il cite, il approuve et conseille l'eau
froide, en boisson, dans la période de chaleur;
mais il la défend pendant le frisson, et quand le
corps est en sueur : à ce traitement il ajoutait fréquemment le laudanum et le vin de Porto.

Il paraît que la pratique de Currie fut très-heu-
reuse; l'expérience, et sans doute aussi sa sagacité
naturelle, l'avaient rendu très-habile dans l'emploi
de l'eau. Mais quels étaient ses principes théoriques?
Quels préceptes a-t-il transmis pour obtenir des
succès semblables à ceux qui l'ont rendu célèbre?

Il est difficile de répondre nettement à cette question : Currie n'a pas laissé de système; il rapporte
des faits, et il les donne en exemples; admirateur
de Wright, il s'en fait l'imitateur. Ce médecin s'était
servi d'eau salée, Currie fait de même, et lorsqu'il
n'a que de l'eau douce à sa disposition, il y fait jeter
du sel. Quelle action attribuait-il à ce corps? Currie

ne s'explique pas d'une manière bien complète à ce sujet; il semble cependant indiquer que le sel pourrait contribuer à la cure par la stimulation qu'il produit à la peau.

Currie portait une attention particulière à la chaleur extérieure. Afin d'en constater le degré, il se servait constamment du thermomètre de Fahrenheit: il appliquait cet instrument sur différentes parties du corps, particulièrement sous l'aisselle et dans la bouche; il notait, avec soin, dans chacune de ses observations, le degré de chaleur des parties externes avant l'affusion, et la diminution de température après cette opération : il recommandait expressément (chapitre 6) de ne jamais omettre de se servir du thermomètre. On doit conclure de tous ces faits, que Currie admettait que la principale action des affusions d'eau froide consistait dans la soustraction du calorique et dans une certaine stimulation de la peau, produite par le sel contenu dans le liquide.

L'ouvrage de Currie fit sensation dans le monde médical; il devait en être ainsi, car il est plus complet et plus scientifique, que tous ceux qui avaient paru avant lui. Mais l'influence qu'il avait exercée, s'affaiblit peu à peu, et l'usage de l'eau finit par être abandonné de nouveau, en Angleterre et en Écosse.

Russie. Depuis un nombre inconnu de siècles il s'est établi dans ce pays un usage hygiénique, qui a demontré l'innocuité des bains froids et glacés, quand le corps est en sueur par l'effet de la température élevée qui l'environne. On a cru, pendant longtemps, que ce résultat ne pouvait s'expliquer que par la vigueur de la constitution des Russes, et par l'habitude qu'ils ont de supporter un froid rigoureux : on disait que, semblables à l'acier, qui se durcit quand il est plongé tout incandescent dans l'eau froide, ils parvenaient à tremper leur organisation en passant avec rapidité d'une chaleur brûlante a un froid excessif.

Cette comparaison, plus brillante qu'exacte, laisse supposer que les hommes des climats chauds ou tempérés, ne pourraient pas être soumis impunément aux mêmes épreuves que les Russes. C'est une erreur, et nous expliquerons plus tard, à l'aide des données scientifiques actuelles, la cause d'un fait qui, jusqu'à présent, a surpris et souvent effrayé les médecins. C'est qu'en effet ils étaient sans cesse dominés par les exemples funestes de quelques personnes qui ont succombé à des maladies graves pour s'être exposées au froid, le corps étant en sueur; et comme ils ne pouvaient pas découvrir l'origine de ces résultats opposés, ils aimaient mieux, malgré l'expérience séculaire des peuples du nord, prendre l'exception pour base de leurs croyances, et la crainte pour règle de leur conduite. C'était de la prudence, sans doute, mais c'était aussi un aveu

tacite d'ignorance. A part l'usage des bains froids,
en sortant des étuves, les médecins russes se sont
montrés très-peu partisans de l'emploi de l'eau
commune dans les maladies. On n'en trouve qu'un
seul qui ait acquis une réputation pour s'être servi
de la glace contre la peste.

Cette terrible maladie avait envahi Moscou en
1771; elle y faisait des ravages effrayants, quand
Samoïlowitz se décida à recourir aux frictions
glaciales. Il obtint quelques succès qui eurent un
grand retentissement, et qui lui méritèrent l'appro-
bation de presque tous les médecins de l'époque.
Cependant, en bonne justice, ces éloges auraient dû
être partagés, car Samoïlowitz déclare que c'est à
Catherine II qu'appartient l'idée d'employer les frictions à la glace contre la peste; aussi, en courtisan
habile, propose-t-il, d'appeler ce remède : *Anti-
pestilentiale Catharinæ II* [1]. Nous pourrions ajouter que cette flatterie maladroite était une preuve de
peu de savoir, car nous avons vu que, depuis longtemps, les médecins italiens avaient fait la même
recommandation.

Je vais rapporter une seule observation de peste,
afin de faire connaître les idées et le traitement du
médecin de Moscou.

---

1 Lettres sur les expériences des frictions glaciales pour la
guérison de la peste et autres maladies putrides, par M. D. Samoïlowitz. Paris, 1781 ; in-8.º

« Le 12 juillet 1771, une fille âgée de 16 ans, d'une stature assez bien proportionnée, d'une constitution délicate et d'une complexion sanguine, tomba malade de la peste; dès le matin même du jour qu'elle tomba malade, elle avait déjà des symptômes très-graves, c'est-à-dire, une grande fièvre, une grande sécheresse par tout le corps, des vertiges, des douleurs et une grande pesanteur de tête, avec nausée ou vomissement de matière verdâtre ou jaunâtre; le pouls plein, dur, et très-fréquent; de plus, elle sentait une douleur piquante dans l'aine droite, un peu au-dessous des glandes, où se manifestent toujours les bubons pestilentiels immédiatement après les symptômes internes. »

Après avoir décrit ces symptômes, l'auteur dit qu'il fit prendre l'émétique à la malade, qu'il ordonna l'application, sur le front, de linges trempés dans du vinaigre, de cataplasmes excitants aux pieds, qu'il lui fit boire de l'eau pure, fraîche et acidulée avec le citron. Il prescrivit une seconde fois l'émétique, mais les accidents continuèrent à s'aggraver d'une manière effrayante.

« Dans cette extrémité, dit-il, je la fis frotter, pour la première fois, avec de la glace, à 10 heures du matin, en réglant les frictions de manière qu'elles fussent plus considérables depuis les épaules jusqu'à la paume des mains, et depuis le haut des cuisses jusqu'à la plante des pieds, moindres sur les hypo-

condres, très-légères sur la poitrine et le ventre;
enfin, je lui fis frotter le visage et la gorge simplement avec un linge trempé dans de l'eau froide.

«Cette première friction, qui dura environ une
heure, n'eût pas plus tôt été faite, que son visage et
toutes les parties de son corps devinrent très-rouges,
et il s'éleva de tout son corps des vapeurs, comme
quand on sort du bain; alors elle commença à être
saisie du froid et à trembler.

«Voyant l'effet de cette friction glaciale, je la fis
essuyer avec un linge. Je fis mettre autour d'elle
des linges secs, et la fis bien couvrir dans son lit.
Puis je lui fis prendre très-fréquemment une infusion sudorifique, composée de sauge, de chardon
bénit et de scordium, y ajoutant chaque fois quelques gouttes d'esprit de nitre dulcifié; et je la laissai
dans cet état jusqu'à deux heures après midi, en
recommandant de renouveler le cataplasme sur le
bubon, dès qu'il serait refroidi.[1]»

Samoïlowitz fit répéter ces frictions trois fois dans
la même journée; le lendemain il les renouvela quatre fois; mais toujours en les accompagnant de médicaments nombreux.

Au quatrième jour de ce traitement on remarqua
une amélioration, le neuvième la malade était en
convalescence.

---

[1] Pages 19, 22, 23, 24.

Samoïlowitz rapporte encore deux autres observations, à peu près semblables en tous points à la
première; dans le second cas la guérison eut lieu
en huit jours, et dans le troisième en sept jours.

Quelles étaient les idées théoriques qui avaient
conduit Samoïlowitz à adopter ce traitement? On ne
les voit nulle part. Quelques mots, jetés çà et là dans
cet opuscule, disposent à croire qu'il regardait le
froid comme antiputride; on retrouve surtout cette
pensée dans la lettre qu'il a écrite *aux médecins
célèbres de l'Europe:* c'est la seule doctrine qu'on
puisse lui supposer.

France. Les recommandations adressées par Ron-
delet [1], en faveur de l'eau froide dans le traitement
des fièvres, n'eurent pas d'influence sur les médecins français de la fin du seizième siècle. Ce ne fut
que quarante ans plus tard qu'on vit Hecquet,
médecin renommé de son temps pour sa science
et l'ardeur qu'il apporta dans la défense de la doctrine des iatro-mathématiciens, proposer l'emploi
de l'eau dans un grand nombre de maladies; il
la jugeait très-utile pour favoriser le jeu mécanique
des solides, entretenir la souplesse, et rétablir la
liberté des ressorts dans l'économie. Entraîné par
ses doctrines erronées, ce médecin voyait, chez pres-

---

1 *Methodus curandorum omnium morborum corporis humani,*
etc. Lugd., 1583; in-8.°

que tous ses malades, la double indication de les
débarrasser de leur sang et de les gorger d'eau. Il
poussa si loin cette manie, qu'il tomba dans le ridicule, et il paraît que c'est lui que Lesage fait figurer
si plaisamment dans son Gil-Blas, sous le nom du
docteur Sangrado.

Hecquet émet complétement ses idées dans un
petit écrit intitulé : *Thèse sur la boisson;* ouvrage
reproduit à la fin du traité de Smith [1] sous ce titre:
Si l'on doit défendre la boisson aux malades ? On
trouve encore des recommandations nombreuses
sur l'emploi de l'eau dans l'ouvrage posthume publié
par M. de Saint-Marc; *la médecine, la chirurgie et
la pharmacie des pauvres,* par feu M. Hecquet
(1740).

Lorsqu'en 1721 les esprits étaient profondément
agités par la crainte de la peste qui, alors, faisait
de cruels ravages à Marseille, Geoffroy, Étienne-
François, publia une dissertation dans laquelle il
se demandait « si l'eau est un excellent préservatif
en temps de peste? (*an aqua sæviente peste eximium
prophylacticum ?*)» Geoffroy partageait les doctrines
de Hecquet, aussi prescrit-t-il la saignée, quelquefois l'émétique et l'emploi de l'eau. «Si l'eau,
dit-il, n'enlève pas entièrement la pourriture qui se

---

1 Traité des vertus médicinales de l'eau commune ; à la fin du
volume, page 276, édition de 1725.

manifeste dans les fièvres putrides pestilentielles, et
dans la peste même par des bubons, des charbons,
des exanthèmes ou différentes taches, elle en rend
au moins les accidents moins cruels et moins dangereux. Car l'eau, en rendant de la souplesse aux
fibres, en délayant les sucs qui se grumellent et se
disposent à la corruption, aide la nature à faire la
séparation de ces sucs et à les charrier vers les
émonctoires qui leur conviennent. De là vient que
l'éruption des exanthèmes est beaucoup plus facile
et les symptômes de la peste plus doux. »

Geoffroy et son prédécesseur Hecquet préféraient
l'eau tiède ou chaude à l'eau froide. « Souvenez-vous
de préférer l'eau à toute autre boisson, dit-il à ceux
qui craignent la peste. Buvez-en quelques verres le
matin toute chaude ou tiède, comme vous voudrez.[1] »

Vers le milieu du dix-huitième siècle la France
possédait un médecin, partisan enthousiaste de
l'eau; il l'employait tiède ou froide avec une audace
incroyable. Le docteur Pomme avait été poussé à
cette médication par les idées théoriques les plus
bizarres. Il ne voyait, dans presque toutes les maladies que des *affections vaporeuses*, qui tenaient
*au spasme, à l'éréthisme et au racornissement des
nerfs*[2]. Selon lui, les maladies commençaient par

---

1 Smith, ouvrage cité, page 269.
2 Traité des maladies vaporeuses des deux sexes, par Pierre
Pomme, 6.ᵉ édit., 2 vol. in-8.° Paris, an VII.

les nerfs ; elles étaient dues à l'ébranlement ou à l'influence d'un principe nerveux dégénéré [1]. « Toutes les parties enfin qui seront soumises à la puissance des nerfs, seront par conséquent soumises au même ébranlement ; partout on trouvera le spasme, l'éréthisme, le racornissement, et partout on verra les esprits effarouchés, leur mouvement désordonné, parce que les nerfs, qui en sont les conduits, se trouveront éréthisés. [2] »

Pour combattre ces affections, Pomme rejette tous les excitants ; il les remplace par des lavements froids avec de l'eau commune et souvent à la glace. « Ce remède, dit-il, ne manque jamais de réussir ; le feu excessif des entrailles, suite ordinaire de l'engorgement et de l'irritation, s'apaise et s'éteint, la roideur diminue et le spasme cesse. » Il ajoutait une boisson copieuse d'eau d'orge, de poulet ou de veau, et quelques soupes au lait pour tout aliment ; il avait rarement recours à la saignée. « Je tiens mes malades à ce régime, dit-il, je les laisse dans l'eau plusieurs heures de suite ; l'orage une fois calmé, je les fais sortir du bain pour les y faire rentrer le lendemain, en les y assujettissant pendant tout l'intervalle du période, trois ou quatre heures par jour, quelquefois six et même plus, suivant le degré de

---

1 Tome Ier, pages 10 et 13.

2 *Idem*, page 10.

la cause que j'ai à combattre, et c'est ici où il sera permis de dire qu'aux maux violents, il faut de violents remèdes. [1] »

Pomme employait les bains froids avec une hardiesse effrayante; parmi les observations qu'il cite, il en est une qui mérite d'être rapportée.

« Étant à Lyon en 1763, dit-il, pour madame de Cligny, je fus prié de me rendre chez mademoiselle Roux, fille cadette d'un négociant de cette ville, chez laquelle je trouvai deux médecins assemblés (Pestalochy et Rame) et un chirurgien d'une réputation bien méritée (M. Pouteau); ces trois consultants étaient à délibérer sur l'opération de la néphrotomie, et mademoiselle Roux était le sujet sur lequel on allait opérer. Cette demoiselle, âgée de dix-huit ans, était hystérique, sans qu'aucun de ces trois messieurs s'en fût jamais douté. Parmi le nombre des symptômes de sa maladie, un seul les avait déconcertés; c'était une douleur fixe et continuelle dans le rein droit, pour laquelle on employa d'abord plusieurs topiques adoucissants qui n'eurent aucun succès : on saigna ensuite et on resaigna jusqu'à ce que l'on eût amené les mouvements convulsifs; la douleur se soutint néanmoins avec la même force; on soupçonna pour lors un embarras dans le rein, et on se décida en faveur du vésicatoire; le mal augmenta

_____

1 Tome I.er, page 21.

considérablement après cette application; on en fit une seconde : celle-ci n'ayant rien opéré, on fit faire un séton sur l'endroit douloureux; et dès ce moment la jeune fille fut livrée aux convulsions les plus terribles : on suspendit alors toute autre tentative chirurgicale, pour se livrer aux antispasmodiques; la dose de ceux-ci ne fut pas ménagée, mais les convulsions redoublèrent, et le danger commençait à devenir très-pressant. »

Pomme raconte alors les motifs qui déterminèrent les consultants à se prononcer pour l'opération de la néphrotomie. Dès qu'il connut les symptômes présentés par la malade et la cause qui les avait fait naître, il rejeta, de la manière la plus absolue, toute idée d'opération sanglante, et il déclara qu'il se chargeait de la guérison de cette longue et douloureuse maladie. Voici le traitement qu'il employa.

« Mademoiselle Roux fut plongée le même jour dans un bain froid, malgré les convulsions (nous étions au mois d'août); elle y fut attachée, l'eau du bain s'échauffa en peu de temps; il fallut la renouveler plusieurs fois dans l'espace de douze heures qu'elle resta dans sa baignoire, ce qui m'assura que la raréfaction dominait chez elle sur la tension de la fibre. Cette première épreuve ne fut pas sans succès; les douleurs diminuèrent et les convulsions cessèrent : on y revint le lendemain; l'eau du bain s'échauffa encore par la seule chaleur du corps; les douleurs furent moins vives que la veille, et la malade dormit; le troisième jour, même remède et même succès; au huitième, enfin, les douleurs disparurent entièrement, et la guérison fut assurée. La boisson fut abondante, les lavements d'eau froide ne furent pas épargnés, et au bout de trois semaines, mademoiselle Roux fut si radicalement guérie qu'elle fit avec moi le voyage de Lyon en Languedoc, où elle fut trouver sa famille.[1] »

L'ouvrage de Pomme renferme encore plusieurs observations intéressantes; il s'y trouve un fait rapporté par Planchon, médecin de Tournay, qui l'avait fait insérer dans le Journal de médecine du mois de février 1769. C'était un homme qui, dans son délire, se mit à poursuivre son maître avec un couteau; celui-ci, pour échapper au danger, se jeta dans une rivière; le malade l'y suivit; mais l'effet de l'eau lui ayant fait retrouver la raison, il comprit la portée de l'acte qu'il voulait commettre, il s'arrêta; son maître, voyant son indécision, revient sur lui : le malade, effrayé à son tour, court se jeter dans un puits; on s'empressa de l'en retirer : peu de temps après il eut une sueur salutaire et il fut bientôt complétement guéri.[2] »

Malgré les idées bizarres qui dirigeaient la pra-

---

1 Ouvrage cité, pages 323 et suivantes.
2 Ouvrage cité, pages 410 et suivantes du tome 1.er

tique de Pomme, ce médecin obtint des succès nombreux; il acquit une grande réputation et son livre devint presque populaire. Mais sa théorie médicale ayant été, avec raison, vivement attaquée; le traitement ne tarda pas à suivre la déconsidération et l'abandon du système.

Les médecins français du dix-huitième siècle qui s'occupèrent des effets de l'eau, sous le rapport hygiénique et médical, sont en très-petit nombre. On peut citer cependant les noms de Portal, de Tissot et de Grimaud.

Portal prescrit les ablutions d'eau froide dans les asphyxies par le charbon[1]. Il veut que les malades soient complétement nus et qu'on jette sur leur corps plusieurs seaux d'eau froide; il rapporte un grand nombre d'exemples qui prouvent l'efficacité de ce moyen. Cet ouvrage parut en 1772; il reçut un bon accueil, puisque la sixième édition fut publiée en 1787.

Tissot[1] était grand partisan de l'eau froide; il la recommande dans son *Traité des nerfs et de leurs maladies*, dans sa *Dissertation sur les fièvres bilieuses* et dans son *Avis au peuple sur sa santé*. Dans ce dernier ouvrage il loue beaucoup les bains froids et blâme l'usage des bains chauds.

---

1 Observations sur les effets des vapeurs méphitiques dans l'homme, etc. Paris, 1787, in-8.°; 6.° édition.

2 Tissot était de Lausanne, dans la Suisse française.

« Les enfants élevés au chaud, dit-il, sont souvent enrhumés, faibles, pâles, languissants, bouffis, tristes, tombent dans la noueure, la consomption, toutes sortes de langueurs, et meurent dans l'enfance, ou vivent misérables, etc. Ceux qu'on lave à l'eau froide, et qu'on élève au grand air, sont l'opposé.

« Je crois devoir ajouter que l'enfance n'est pas la seule période de la vie dans laquelle les bains froids soient utiles. Je les ai employés avec un succès marqué pour les personnes de tout âge, même pour des septuagénaires; et il y a deux espèces de maladies, plus fréquentes, il est vrai, à la ville qu'à la campagne, dans lesquelles ils réussissent très-bien; c'est dans la faiblesse des nerfs, et quand la transpiration se fait mal, qu'on craint l'air, qu'on est fluxionnaire, faible, languissant. Le bain froid rétablit la transpiration, redonne de la force aux nerfs, et dissipe par là tous les dérangements que ces deux causes occasionnaient dans l'économie animale. On doit les prendre avant dîner. Mais autant les bains froids sont utiles, autant l'usage habituel des bains chauds est pernicieux : ils disposent à l'apoplexie, à l'hydropisie, aux vapeurs, à l'hypocondriacie; et l'on voit les villes où l'usage en est fréquent, désolées par toutes ces maladies. [1] »

Parmi les auteurs de pathologie du dix-huitième

---

1 Tissot, Avis au peuple sur sa santé. 2 vol.; 1780. Nancy. Tom. 2, pag. 64 et 65.

siècle, il n'y a guère que Grimaud qui ait donné
une attention sérieuse aux effets de l'eau dans les
maladies. Il considère l'eau froide, prise intérieurement ou appliquée extérieurement, comme l'un des
plus puissants remèdes qu'on puisse employer contre les affections bilieuses.[1]

Il appuie son sentiment sur l'autorité d'Hippocrate,
de Galien et de plusieurs auteurs d'un grand mérite. Grimaud regardait l'eau froide comme excellente
pour calmer l'irritabilité des nerfs. « Il n'est pas douteux, dit-il, que l'eau froide ne soit un moyen puissamment antispasmodique, et c'est un fait même
qu'il est facile de démontrer; car, si on applique de
l'eau très-froide sur un muscle battu de convulsion,
l'impression de l'eau froide arrête soudainement les
mouvements excessifs qui l'agitent : sous ce point
de vue, il n'est pas douteux que l'eau froide ne puisse
être employée avec avantage, lorsque les spasmes
dominent d'une manière pernicieuse. Voilà pourquoi
l'usage de l'eau froide est si avantageux dans les hémorrhagies actives, purement nerveuses, et qui ne
sont entretenues par aucune cause matérielle, qui
supposent toujours un appareil de fluxion, ou un
ensemble de mouvements tendus sur l'organe par
lequel se fait le flux de sang.[2] »

1 Cours complet des fièvres, par feu M. de Grimaud. Montpellier, 1791; 4 vol. in-8.°; tom. 2, pag. 405.

2 Ouvrage cité, tom. 2, pag. 407.

Un des passages les plus intéressants, concernant l'emploi de l'eau, se trouve au chapitre 7, où l'auteur parle du traitement des fièvres gastriques bilieuses. Après avoir indiqué différents remèdes, il dit : « Il y a même des circonstances dans lesquelles il convient d'appliquer de l'eau froide sur le ventre ; c'est non-seulement lorsque les viscères du bas-ventre sont pris ou sont près de se prendre d'une inflammation bilieuse ou érysipélateuse, mais encore lorsque le bas-ventre est météorisé par l'extinction complète des forces toniques des intestins et la distension de l'air qu'ils contiennent toujours : M. Tissot rendit ainsi à la santé un jeune homme qui était dans un état désespéré, en appliquant sur le bas-ventre un linge trempé dans de l'eau très-froide, en renouvelant cette application de quart d'heure en quart d'heure. [1] »

On peut reconnaître par ces passages quelle était la pensée de Grimaud touchant l'action de l'eau froide ; il la regardait comme un antispasmodique et, dans quelques occasions, comme un tonique capable de relever la force des parties souffrantes. Nous ne nous arrêterons pas à faire ressortir l'inexactitude et l'insuffisance des idées du pathologiste de Montpellier ; nous nous bornerons à enregistrer un suffrage de plus en faveur de l'utilité de l'eau dans les fièvres aiguës.

---

1 Ouvrage cité, tom. 2, pag. 169.

Aux écrits de Grimaud succédèrent bientôt les travaux de Pinel : cet illustre professeur fit paraître, en 1798, la première édition de sa Nosographie philosophique. Dans cet ouvrage, digne à tant d'égards de notre respect, il n'est plus question de l'utilité de l'eau ; c'est à peine si on trouve indiqué, çà et là, le nom de ce liquide. Pinel en parle un peu plus dans la seconde édition (Paris, 1802), mais il ne dit rien de l'action physiologique de cet agent.

A quoi faut-il attribuer le discrédit dans lequel l'emploi médical de l'eau est tombé, vers la fin du dix-huitième siècle ?

Ce résultat est dû à plusieurs circonstances : en premier lieu il faut noter l'influence du système de Brown, qui, pendant de longues années, éloigna les esprits de la connaissance des causes véritables des maladies. Puis viennent les théories bizarres, incomplètes ou fausses, sur lesquelles les médecins s'appuyaient pour recommander *l'eau froide* ou *chaude*. Les formes variées sous lesquelles on avait fait usage de l'eau, jetaient aussi les médecins dans une grande incertitude ; car ils ignoraient si les succès ou les résultats malheureux devaient être attribués à l'action du liquide ou au mode d'administration auquel on avait eu recours.

Peut-être faut-il ajouter, que le besoin incessant de nouveautés n'est pas étranger à la faveur ou à l'abandon dont l'eau a été successivement l'objet. Tous les agents thérapeutiques puissants ont éprouvé des oscillations semblables; accueillis à une époque, par l'enthousiasme le plus chaleureux, ils sont rejetés, quelque temps après, dans l'oubli le plus absolu. Qui ne connaît les proscriptions lancées contre la saignée, le mercure, le quinquina, et le fameux arrêt du parlement de Paris, rendu, en 1666, contre l'émétique?

Mais *le dix-neuvième siècle* va produire de nouveaux partisans de l'emploi hygiénique et médical de l'eau. Ils sont en petit nombre, il est vrai, et dispersés dans des pays divers; mais leurs écrits ont, en général, plus de mérite que ceux de leurs prédécesseurs. A leur tête il faut placer Hufeland, célèbre professeur de Berlin, qui regardait l'eau comme un agent hygiénique très-utile, et comme un remède des plus efficaces.

C'est surtout dans son ouvrage sur *l'art de prolonger la vie* [1], qu'il donne de nombreux préceptes touchant l'emploi de ce liquide. Il veut que l'enfant soit lavé, tous les matins, avec de l'eau froide, depuis la tête jusqu'aux pieds (page 445). Il recommande de ne jamais passer un seul jour sans employer les ablutions froides, afin que la peau n'en

---

[1] La macrobiotique, ou l'art de prolonger la vie de l'homme, par C. F. Hufeland; trad. par Jourdan. Paris, 1838; 1 vol. in-8.°

perde pas l'habitude. «Des incommodités légères, dit-il, ne sont même pas un motif suffisant de s'en abstenir. C'est seulement dans les cas de catarrhes intenses, d'éruptions à la peau, de diarrhée et de fièvre, qu'il est prudent de substituer l'eau chaude à l'eau froide, ou de suspendre les lotions pendant quelques jours (page 447). »

Hufeland recommande l'eau dans un grand nombre de ses écrits; il la préconise contre les fièvres, les contusions et les blessures. Profondément convaincu de l'utilité de ce liquide, et des services qu'il peut rendre, quand il est employé habilement, Hufeland n'hésita pas à appeler sérieusement l'attention des médecins sur ce sujet, en proposant, en 1821, un prix de cinquante ducats. Il demandait qu'on s'occupât principalement de l'emploi externe de l'eau froide dans les fièvres aiguës. Trois mémoires furent envoyés en réponse à cette question : les auteurs étaient Frœlich, Reuss et Pitschaft. Le travail de Frœlich obtint le prix. Hufeland publia ces trois mémoires en 1823, dans un supplément de son journal.[1]

Frœlich s'était déjà fait connaître par un ouvrage fort intéressant sur les avantages des bains froids et

---

1 *Frœlich, Reuss und Pitschaft : Ueber die äusserliche Anwendung des kalten Wassers in hitzigen Fiebern.* Supplém. au Journ. de Hufeland, 22.ᵉ année. Berlin, 1823

tièdes dans la fièvre nerveuse, la scarlatine, et plusieurs autres maladies aiguës et chroniques. [1]

Ce médecin veut que la durée du bain ne soit que de quelques minutes, jusqu'à ce que le malade éprouve des frissons. Il prétend que la scarlatine, traitée dans la première période par des ablutions froides, est rarement suivie d'anasarque; accident fréquent à l'époque de la desquamation (page 285 et suiv.).

Lorsque, dans la fièvre, l'eau froide a ramené la chaleur de la peau à peu près à l'état normal, et qu'il reste cependant de la sécheresse, de la soif et de l'inquiétude, il faut, dit Frœlich, remplacer les bains froids par les bains tièdes : il pense que ces moyens n'empêchent pas l'usage des remèdes internes, selon les indications.

Parmi les hommes qui se firent remarquer, au commencement de ce siècle, par leur amour, je devrais dire, leur enthousiasme pour l'eau froide, il faut nommer, en première ligne, OErtel, professeur de langues, à Anspach. Déjà nous avons cité cet auteur [2], dont le zèle mérite plus d'éloges que le contenu de ses nombreux ouvrages.

---

1 *Abhandlung über die kräftige, sichere und schnelle Wirkung der Uebergieszungen, oder der Bäder von kaltem oder lauwarmen Wasser, in Faul-, Nerven-, Gall-, Brenn- und Scharlachfiebern, etc., von Anton Frœlich. Wien*, 1820; in-8.

2 Voy. page 7

La Russie ne vit paraître qu'une œuvre intéressante sur l'emploi de l'eau; elle fut publiée par le docteur Milius [1]. Ce médecin se servait de ce liquide en immersion; il faisait mettre le malade, quand il était très-faible, dans un drap, dont les coins étaient tenus par des hommes vigoureux; on le plongeait ainsi dans une baignoire, et on l'en retirait aussitôt pour l'y replonger de nouveau. Après deux ou trois immersions, il était essuyé et replacé dans son lit.

En Angleterre le docteur Armstrong publia, en 1818, ses recherches pratiques sur la fièvre scarlatine [2]; traité dans lequel il se loue beaucoup des résultats qu'il a obtenus par les ablutions froides. Un peu plus tard il fit paraître ses *Explications pratiques sur le typhus, les fièvres continues ordinaires et sur les maladies inflammatoires.* Cet ouvrage arriva promptement à sa troisième édition; il fut traduit en allemand par le savant docteur Kühn, de Leipzig. [3]

La France compte aussi plusieurs travaux dignes

---

1 *Erfahrungen über die heilsamen Wirkungen der Uebergieszungen mit kaltem Wasser, etc. Petersburg,* 1821.

2 *Armstrong, Practical illustrations of the scarlet-fever.* — *London,* 1818.

3 La traduction allemande a pour titre : *Praktische Erläuterung über das Typhus-Fieber, das gewöhnliche anhaltende Fieber und über Entzündungskrankheiten. Leipzig,* 1821 ; in-8.º

d'intérêt. Desgenettes rapporte dans l'*Histoire médicale de l'armée d'Orient*, l'observation d'un artilleur qui, poussé par le délire, s'échappa du lazareth de Boulack, et alla se précipiter dans le Nil, ayant deux bubons et un charbon pestilentiels : il en fut retiré au bout d'une demi-heure, et sa guérison succéda presque immédiatement à cet événement. [1]

En 1803 Laudin soutint, devant la faculté de Paris, une thèse sur *l'application de la méthode analytique à la recherche des effets du froid sur l'homme en santé et en maladie.* Elle fut bientôt suivie de celles de Lagorce, de Minot, de Bécourt.[2] On trouve encore des considérations utiles sur l'emploi de l'eau contre la fièvre jaune dans les ouvrages de Pugnet[3], de Valentin[4], de Cailliot[5]. Il ne faut pas omettre de rappeler le traitement de Cadet de Vaux contre la goutte; il consistait à boire, de quart d'heure en quart d'heure, quarante-huit verres d'eau, de sept onces chaque, et à la température de 40 degrés. Ce remède a joui d'une certaine vogue pendant quelques années, mais des insuccès nombreux et des accidents graves le firent abandonner. Chez un des

1 Histoire médicale, 1.re partie, pag. 249. Paris, 1802.
2 Voir la bibliographie.
3 Ouvrage cité.
4 Traité de la fièvre jaune d'Amérique. Paris, 1803; in-8.°
5 Traité de la fièvre jaune; 1 vol. in-8.° Paris, 1815; pag. 305 et suiv. §. 129.

malades, qui avait pris les quarante-huit verres d'eau,
tout le corps gonfla comme celui d'un noyé; il y eut
congestion à la tête, délire, des sueurs et des urines
tellement abondantes, qu'une faiblesse extrême s'ensuivit, et que la vie parut menacée; les fonctions
digestives s'altérèrent, et les douleurs arthritiques ne
cédèrent pas. [1]

Beaucoup de médecins croient encore aujourd'hui
que l'emploi de l'eau fraîche est nuisible dans la
fièvre miliaire; cette opinion se trouve combattue
par les faits rapportés dans le mémoire des docteurs
Schaal et Hessert. [2]

Une épidémie de miliaire envahit, en 1812, un
grand nombre de communes du département du
Bas-Rhin; 634 personnes furent attaquées, et 153
moururent. Les médecins que nous venons de citer,
firent usage de l'eau froide chez les sujets pléthoriques,
mais ils recommandaient de s'en abstenir, « lorsque
l'éruption paraît, ou lorsque la transpiration s'établit, ou même lorsqu'un commencement de moiteur
succède à l'aridité de la peau. [3] » Ils se servaient de
l'eau en lotions et en ablutions, très-rarement sous

---

1 Voy. *Archiv für medizinische, etc.*; avril 1826; le Journal
général de médecine, tom. XCVIII, pag. 215; et Bull. des sciences
médicales de Férussac.

2 Précis historique et pratique sur la fièvre miliaire qui a
régné épidémiquement dans plusieurs communes du département
du Bas-Rhin pendant l'année 1812. Strasbourg, 1813; in-4.°

3 Ouvrage cité, page 21.

forme de bain. Malgré la timidité avec laquelle ce moyen fut mis en usage, on en obtint de bons résultats, et Hessert fait connaître (page 55) que, depuis dix-sept ans, il employait cette méthode.

Le seul ouvrage didactique qui parut à cette époque, est celui de Moricheau-Beaupré. Ce médecin, après avoir échappé à la désastreuse campagne de Russie, où il avait vu et éprouvé les effets redoutables d'un froid excessif, étudia avec soin les propriétés de ce modificateur puissant; il publia, en 1817, le travail dû à ses recherches et à son expérience. [1]

Ainsi que l'indique le titre de l'ouvrage, on y traite spécialement de l'action du froid sur l'économie animale; cependant, dans les chapitres 8 et 9, il examine la nature des réfrigérants et *l'application du froid aux maladies*. Il suffira d'une seule citation pour faire comprendre combien il restait encore à faire après les recommandations, d'ailleurs fort sages, de l'auteur dont nous parlons :

«Le froid, dit-il, est un moyen plus actif sur l'homme malade que sur l'homme sain. Cette seule raison suffit pour rendre indispensables, dans son emploi, toutes sortes de considérations, de sagacité et de prudence. L'eau froide, qui est, en apparence,

---

1 Des effets et des propriétés du froid, avec un aperçu historique et médical sur la campagne de Russie. 1817; in-8.°

un remède simple et innocent, peut faire, comme tant d'autres, beaucoup de bien et beaucoup de mal. Il importe de peser les motifs de l'indication; d'explorer les contre-indications, de mettre l'action du froid en balance avec l'état des forces, de la comparer avec la cause, le caractère et les symptômes de la maladie; enfin, de bien observer les effets consécutifs de son application. On s'assurera, dans les principaux cas, de la température du liquide, en la mesurant au thermomètre. On aura égard à la saison, au climat, à l'âge, au sexe, au tempérament, aux symptômes et aux périodes de la maladie, ainsi qu'à la susceptibilité nerveuse des malades. Il est préférable, dans certains cas, d'augmenter graduellement le froid, et d'en varier le degré pour chaque application faite en même temps, suivant les symptômes de l'affection, la nature et la sensibilité des parties. Il ne faut pas perdre de vue, que le froid agit plus vivement sur les enfants et les jeunes gens, que sur les adultes et les vieillards; sur les personnes qui ont la fibre délicate et souple, que sur celles qui l'ont dure, sèche et tendue. Nous nous réservons de faire mention, en parlant des maladies, des contre-indications particulières à quelques cas, et nous nous contentons de poser ici, en thèse générale, que l'application du froid sur toute la surface du corps ne convient pas : 1.° lorsqu'il y a sueur; 2.° quand les malades sont pâles et très-faibles, que leur sang est

appauvri, et leur constitution cachectique; 3.° s'il y
a menace de fluxion ou de congestion vers les cavités; 4.° dans le cas d'engorgement aigu ou chronique des viscères, et même de simple disposition
inflammatoire. [1] »

Les moyens conseillés par Moricheau-Beaupré
sont : les boissons froides, la glace, le bain froid,
l'immersion, la douche, l'affusion, l'aspersion, la
fomentation, la lotion ou le lavage, le gargarisme
et les diverses espèces d'injection.

On doit voir, par ce qui précède, combien l'auteur était loin de connaître les ressources de l'hydrothérapie, et les véritables indications qui en réclament l'emploi.

En 1821, le docteur Guersent publia, dans le
Dictionnaire de médecine, en 21 volumes, un article
fort bien fait, sur les affusions; ce travail a été reproduit en entier dans la seconde édition de cet
ouvrage [2]. Nous allons citer textuellement un des
principaux passages, pour qu'on puisse bien apprécier
l'état de la science, en France, il y a peu d'années.

« Avant de procéder à une affusion générale ou
partielle, il est nécessaire de s'assurer d'abord d'une
manière exacte de la température du corps. Il ne

---

1 Ouvrage cité, pag. 236 et 237.

2 Dictionnaire de médecine ou Répertoire général des sciences
médicales, considérées sous le rapport théorique et pratique. 2.°
édit., 1.er vol., 1832. Art. *Affusion.*

suffit pas toujours, pour l'apprécier, de palper la surface de la peau; il vaut encore mieux, pour plus de précision, déterminer le degré de chaleur à l'aide d'un thermomètre placé sous l'aisselle ou dans un pli des parois abdominales. Cette précaution est d'autant plus essentielle, que la température de l'eau avec laquelle on fait l'affusion, et la durée de l'affusion doivent être graduées d'après la différence de la chaleur du corps. Plus la température du corps est élevée, plus l'eau de l'affusion doit être froide, et plus la durée de l'opération doit être longue. Lorsque la chaleur du corps est seulement à 28 degrés de Réaumur, Frœlich conseille de se servir d'eau à 25 ou 26 degrés; si le thermomètre marque 30 degrés, il emploie de l'eau à 24 degrés pour l'affusion; la température de la peau est-elle de 31 degrés, il se sert de l'eau à 15 degrés seulement. La durée de l'affusion varie aussi de deux minutes jusqu'à douze ou quinze, suivant l'intensité de la chaleur de la peau, la force du pouls et le degré de réaction que présente le malade après les premières affusions. On doit se garder surtout de prolonger les affusions, lorsque la réaction n'est pas prompte; car alors ce moyen thérapeutique pourrait devenir très-dangereux. Le nombre des affusions par jour doit être déterminé par les mêmes lois. Il n'est quelquefois possible de donner qu'une seule affusion par jour, d'autres fois il faut recourir à trois ou quatre.

« La température du corps ayant été déterminée, on prépare dans de grands vases la quantité d'eau convenable, élevée au degré auquel doit être donnée l'affusion, et dans des proportions plus ou moins considérables, suivant qu'on croit devoir la prolonger plus ou moins. On place ensuite le malade nu dans une grande baignoire vide, si on a l'intention de donner l'affusion sur tout le corps ; on peut la remplir à moitié d'eau tiède, si on se propose d'affuser seulement les parties supérieures. Lorsque des raisons particulières engagent à provoquer une dérivation vers les extrémités inférieures, ou à s'opposer aux inconvénients d'une trop forte répulsion du sang vers les organes contenus dans les cavités, on peut, comme le pratique avec succès M. Récamier, faire placer le malade sur un siége dans la baignoire, les jambes étant plongées dans un vase plein d'eau chaude. Dans le cas où le malade est trop faible pour se tenir assis, on le couche sur un drap qu'on fait tenir par des aides au-dessus de la baignoire. Le malade doit être également placé sur un drap, lorsqu'on se propose de diriger l'affusion sur le ventre ou sur les parties génitales. Si on a seulement l'intention d'infuser la tête, et de n'agir que sur cette partie, on se sert d'une grande pélerine de toile cirée, qui s'applique immédiatement autour du cou et qui descend sur tout le corps ; on garnit le cou d'un linge roulé en cravate, et placé au-dessus de la pélerine, afin de garantir la poitrine de l'impression de l'eau froide. Ces précautions sont surtout indispensables toutes les fois qu'il y a affection catarrhale pulmonaire ou pneumonie, et que cependant la gravité des symptômes cérébraux engage à ne pas reculer devant cette contre-indication.

« Les choses étant ainsi disposées convenablement, et le malade n'étant pas en sueur, condition essentielle de laquelle il ne faut jamais se départir, on procède à l'affusion. On asperge d'abord la face du malade avec quelques gouttes d'eau froide, puis on la verse doucement à l'aide d'un vase à large ouverture, comme un petit seau ou une casserole, de manière à ce qu'elle tombe en nappe dans une assez grande étendue, et à quelques pouces seulement de la surface du corps, pour ne pas causer de percussion douloureuse. Si l'affusion doit être générale, on commence d'abord par verser l'eau sur les parties postérieures du tronc, qui sont moins sensibles à l'impression du froid, puis ensuite sur les parties supérieures de la tête, et enfin sur les parties antérieures du corps, qui sont beaucoup plus impressionnables. On met ordinairement un intervalle de quelques secondes entre chaque affusion : en les faisant de suite et sans interruption, on fatiguerait trop le malade. Cette précaution est même absolument indispensable quand on administre les affusions sur la tête, afin de laisser le temps de respirer à celui

qu'on affuse; mais il faut aussi éviter de mettre trop
de distance entre chaque affusion, parce qu'on prolonge les angoisses et les fatigues sans aucun avantage. Après l'affusion faite, on essuie la surface du
corps avec des serviettes chaudes; on enveloppe le
malade avec un drap chaud, et on le reporte dans
son lit; on lui sèche la tête avec des linges froids,
pour ne pas rappeler trop promptement la chaleur
vers les parties supérieures. Si le refroidissement du
corps se prolonge au delà de quelques minutes, et
que la réaction tarde à se manifester, on applique
des corps très-chauds sur les extrémités inférieures,
et même au besoin des sinapismes très-actifs. »

Quand on aura lu le développement des principes qui doivent présider aujourd'hui à l'emploi
de l'hydrothérapie, on verra combien les préceptes,
donnés plus haut, pouvaient avoir d'inconvénients.
On ne comprend pas, en effet, le but qu'on se
proposait d'atteindre en agissant comme on le faisait.
Voulait-on imprimer une secousse au système nerveux, ou refroidir la température extérieure du
corps? Dans la première supposition, on doit
reconnaître qu'on prenait trop de précaution, et
qu'on procédait avec trop de lenteur pour qu'il
pût encore y avoir surprise; dans la seconde, le
degré de chaleur de l'eau et le soin d'entourer le
malade d'un drap chaud, devaient lui rendre autant
de calorique qu'on lui en enlevait.

Malgré l'application vicieuse d'un moyen excellent, M. Guersent déclare, qu'il s'en est trouvé parfaitement bien. « J'ai vu, dit-il, des malades presque délirants, tellement frappés eux-mêmes du soulagement qu'ils éprouvaient des affusions froides, qu'ils les demandaient chaque jour avec instance. Je suis loin de regarder ce moyen comme infaillible dans ces maladies, ainsi que le prétendent quelques-uns des partisans exagérés de l'emploi de l'eau froide; mais c'est à mon avis l'agent thérapeutique le plus puissant que nous ayons à leur opposer. »

Le docteur Tanchou fit paraître, en 1824, une brochure [1], qui renferme des vues très-sages et très-utiles sur l'administration du froid dans le traitement des maladies. Il admet que le premier effet du froid est débilitant, et que le second est tonique. L'eau est presque toujours l'intermédiaire auquel M. Tanchou a recours pour appliquer le froid. Il se sert de ce liquide contre les maladies externes et internes; il l'emploie contre les contusions et les plaies contuses, l'érysipèle, le phlegmon, la brûlure; il recommande la glace sur l'abdomen dans les péritonites (page 72): il assure que ce moyen lui a toujours réussi, et qu'il n'a jamais perdu de malades atteints de cette phlegmasie; enfin, il n'hésite pas

---

1 Du froid et de son application dans les maladies, par S. Tanchou. Paris, 1824; in-8.°, de 134 pages.

à affirmer, «que le froid est l'antidote naturel de l'inflammation.[1]»

Le 11 novembre 1828, M. Barbier, d'Amiens, médecin fort distingué, écrivit à l'académie royale de médecine de Paris, pour lui faire connaître les bons effets qu'il avait obtenus de l'application de l'eau froide sur la colonne vertébrale, dans les fièvres ataxiques et typhoïdes.

Un jeune homme de 23 ans, au quatrième jour d'une fièvre ataxique, présentait les symptômes nerveux de cette maladie au plus haut degré : perte de connaissance, aphonie, difficulté de respirer, trismus des mâchoires, soubresauts des tendons, etc. Des serviettes, trempées dans de l'eau très-froide, furent placées le long de la colonne vertébrale, depuis la nuque jusqu'au sacrum, et aussitôt le malade éprouva un mieux extraordinaire; il reprit connaissance, put avaler, parler, etc. Les serviettes s'échauffant avec une notable promptitude en peu de minutes, il fallut les renouveler plusieurs fois. Bien que ce malade soit mort, M. Barbier demande si, de ce fait, on ne pourrait pas conclure que l'application du froid à la moelle épinière conviendrait dans les fièvres ataxiques et typhoïdes.[2]

Cette citation doit faire comprendre l'état d'oubli

1 Ouvrage cité, pag. 128, coroll. VIII.
2 Archives générales de médecine. Paris. 1828 ; tom. 18. p. 581.

et d'abandon dans lequel l'usage de l'eau était tombé, puisqu'on voit un des médecins les plus instruits de l'époque croire qu'il fait une découverte, en administrant l'eau froide à un malade atteint d'une fièvre ataxique.

Dupuytren se servait des bains et des affusions froides dans le traitement de la chorée, moyen déjà conseillé par M. Lisfranc dans sa dissertation inaugurale : Dupuytren louait beaucoup cette méthode, qui lui donnait des succès presque constants. Voici comment il la mettait à exécution : le malade était saisi par deux hommes, qui lui tenaient, l'un les bras, l'autre les jambes, et qui faisaient passer rapidement tout son corps entre deux lames d'eau froide contenue dans une baignoire. Ce passage, qui ne durait qu'un instant, était répété cinq ou six fois dans l'espace d'un quart d'heure ou de vingt minutes. Cette immersion dans l'eau froide produit un spasme violent des muscles, et particulièrement de ceux de la poitrine. L'impression que le malade éprouve est désagréable ; il croit à chaque instant qu'il va suffoquer ; mais l'habitude diminue un peu cette sensation pénible. Après cette immersion, les malades sont essuyés avec soin, on les fait promener et prendre un exercice assez actif pendant une demi-heure ou une heure. Au bout de quelques jours, une amélioration notable se fait presque constamment remar-

quer, et après un temps quelquefois très-court,
quinze jours, un mois, par exemple, une chorée
qui dure depuis quelques années, est tout à fait
dissipée. [1]

Malgré l'autorité de Dupuytren et les observations
de guérison mises à l'appui de sa pratique, le traitement qu'il avait adopté n'eut pas d'imitateur.

Quoique cela sorte des limites précédemment
fixées (1700 à 1829), nous citerons encore comme
se rattachant à l'hydrothérapie ancienne, un mémoire
du docteur Leuret sur *l'emploi des douches et des
affusions froides dans le traitement de l'aliénation
mentale*[2], et le volumineux ouvrage du docteur La
Corbière, sur le froid. [3]

M. Leuret examine les effets de la douche et des
affusions sur les aliénés; il les considère comme
des moyens de répression et d'intimidation, qu'on
peut utilement employer dans le traitement de ces
malades.

M. La Corbière ne s'occupe qu'accidentellement
de l'eau; ce liquide n'est, à ses yeux, qu'un agent
de soustraction du calorique. La principale étude

---

1 Journal hebdom., tom. VII, pag. 421; et Archives générales
de médecine, tom. 24, pag. 130 à 133.

2 Archives générales de médecine; mars 1839, pag. 273.

3 Traité du froid, de son action et de son emploi *intùs et
extrà*, en hygiène, en médecine et en chirurgie. Paris, 1839,
1 vol. in-8.º

de cet auteur porte sur le froid, dont il examine les effets physiologiques et pathologiques sur le corps de l'homme. M. La Corbière recommande surtout l'emploi de la glace; il fait des vœux pour qu'on établisse des glacières dans un grand nombre de localités. Cet écrit renferme beaucoup de faits, trop peut-être, car il en résulte une confusion qui rend la lecture difficile.

Il ne reste maintenant, pour compléter notre travail, qu'à donner un aperçu de l'*histoire de l'eau sous le rapport chirurgical.*

DE L'EMPLOI DE L'EAU EN CHIRURGIE.

Les médecins de l'antiquité n'ont pas été moins empressés à faire usage de l'eau dans les maladies chirurgicales que dans les affections internes; aussi retrouvons-nous encore Hippocrate, Celse, Galien et leurs successeurs à la tête des partisans de ce moyen thérapeutique. Lorsque les oreilles deviennent douloureuses, dit Hippocrate, il faut les laver et les fomenter abondamment avec de l'eau chaude : *Si dolor ad aures contingat, multa calida lavare et aures fovere confert, etc. (De affectionib., pag.* 76[1]).

---

[1] *Foesio interprete, edit. Francof.* 1595.

Hippocrate regarde l'eau froide comme un excellent sédatif, aussi l'ordonne-t-il contre les inflammations articulaires et les douleurs de la goutte, quand les parties ne sont pas ulcérées. *Articulorum tumores et dolores absque ulcere, et podagricas affectiones, et convulsa, hæc magna ex parte frigida large effusa levat et minuit, doloremque solvit. Moderatus namque torpor dolorem solvendi facultatem habet.* (Aphor. 25, sect. 5.) Il serait facile de multiplier les citations, car les livres d'Hippocrate contiennent une foule de passages où l'eau chaude ou froide est recommandée; le plus curieux est celui où l'on trouve l'idée d'un bain permanent autour de la partie malade, en attachant au poignet une vessie remplie d'eau tiède, quand les articulations de la main sont indurées ou lorsque l'inflammation s'y est développée. *At articulis induratis aut ob inflammationem quandoque abortam, aut ob contractionem, ante omnia mederi convenit, calida in utriculum infusa et manu ad alligatum immissa (De liquidorum usu* [1]). Tant il est vrai que les inventions modernes sont souvent renouvelées des Grecs, car il est probable que M. Mayor, de Lausanne, en proposant ses appareils pour les bains locaux permanents, n'avait pas songé à Hippocrate.

---

1 *Foes., pag.* 99.

L'eau était appliquée, extérieurement, de plusieurs manières : il employait fréquemment les bains (*vid. de affectionibus*), les aspersions, les fomentations avec une éponge (*si potabili modica cum spongia utaris, ad oculos est optima. De liquid. usu, p.* 96) et quelquefois avec du linge (*De internis affectionibus, pag.* 96). L'autorité d'Hippocrate a longtemps empêché les chirurgiens de se servir de l'eau froide dans les plaies de tête, en disant dans ses ouvrages qu'elle est l'ennemie des nerfs, des os, des dents, etc. L'eau chaude, au contraire, avait été recommandée comme pouvant enlever la douleur et la roideur, calmer les convulsions et les autres accidents nerveux (*De liquid. usu; ad finem*). On a compris, mais un peu tard, qu'il ne faut pas accepter aveuglément toutes les prescriptions du médecin de Cos ; car, malgré le génie et la science profonde de cet homme étonnant, il avait recueilli une foule de notions empiriques, quelquefois contradictoires, transmises par les Asclépiades ses prédécesseurs.

Ce que nous disons d'Hippocrate, est applicable à Celse et à Galien ; l'eau n'est aussi, très-souvent, entre leurs mains, qu'un moyen dont ils connaissaient les bons effets, mais ils ne pouvaient en expliquer avec exactitude le mode d'action.

Celse est le premier auteur de l'antiquité qui parle de plumasseaux trempés dans l'eau pour obtenir la cicatrisation des plaies : ce qu'il en dit, semble indiquer qu'il considérait ce moyen comme astringent et propre à resserrer les tissus. « Lorsqu'une plaie est suffisamment détergée, dit-il, et que les chairs sont régénérées, il est nécessaire de la cicatriser. Pour y réussir, il faut, dans le temps de la régénération des chairs, commencer par appliquer sur la plaie de la charpie trempée dans de l'eau froide (*primum ex aqua frigida linamentum*, pag. 306[1]).

Mais quand l'inflammation s'empare d'une plaie et qu'il n'y a pas d'apparence de réunion des bords, il conseille de se servir d'eau chaude pour résoudre l'engorgement, amollir les duretés, et accélérer la formation du pus. *Si gravis inflammatio est, neque glutinandi spes est, neque movetur, aquæ quoque calidæ necessarius usus est, ut materiam digerat, et duritiem emolliat, et pus citet.*[2]

Celse veut que dans toute blessure on emploie d'abord du vinaigre exprimé d'une éponge : si on ne peut soutenir la force du vinaigre, il faut recourir au vin; mais si la plaie est légère, on peut se servir d'eau froide. *Levis plaga juvatur etiam, si ex aqua frigida expressa spongia imponitur.*[5]

---

1 *Lib. V, sect.* 16, §. 36, de l'édit. de Ratier; *et lib. V, cap.* 26, §. 36, de l'édit. Vander Linden.

2 *Pag.* 297, *lib. V, edit. Vander Linden, et lib.* 5, *sect.* 26, édit. de Ratier.

3 *Pag.* 293, *op. cital.*

Quoiqu'on puisse invoquer l'autorité de Celse
pour défendre les plus sages prescriptions, il faut
cependant reconnaître que cet auteur, toujours conduit par son scepticisme empirique, vous laisse parfaitement libre d'employer toute espèce de médicament. Aussi le voit-on, immédiatement après qu'il
a conseillé l'usage de l'eau, déclarer qu'on peut se
servir d'autres remèdes, si l'on n'a pas confiance
en ceux qu'il a proposés. La blessure est-elle dans
les chairs, prenez l'emplâtre *barbare;* a-t-elle atteint
les oreilles, les lèvres, ou blessé les nerfs, alors
appliquez le sphragis de Polybe (*Polybi sphragidem*)
ou le baume vert Alexandrin (*Alexandrinum quoque
viride nervis idoneum est* [1]).

Abandonnons Celse et bornons-nous à citer Galien, qui, sous le rapport chirurgical, n'a fait que
répéter, moins complétement que ses prédécesseurs,
ce qu'ils avaient dit [2]. Aetius, copiste de Galien,
vante les bons effets de l'eau dans les maladies
externes; *optimum*, dit-il, *est autem hoc præsidium
contra læsionem ab externis.* [3]

Nous savons déjà que, pendant toute la durée du
moyen âge, l'usage de l'eau tomba dans le discrédit
le plus complet. Les médecins arabes, et plus tard
les Arabistes, grands partisans de la polypharmacie,

1 *Pag. 293, lib. 5, cap. 26, edit. Vander Linden.*
2 *Vid. Galeni de simplicium medicam. facultat. Edit. Kuhn.*
3 *Actii medici, etc., tretrabiblos, cap. 168, pag. 171.*

ne donnèrent qu'une attention très-faible aux qualités curatives de ce liquide. Enfin, par un de ces retours si fréquents en médecine, l'eau reparaît, au quinzième siècle, sur la scène chirurgicale ; mais, en ce temps d'ignorance et d'erreurs, on ne pouvait pas admettre que l'eau simple pût suffire à la guérison des blessures ; aussi les charlatans et les ignorants audacieux comprirent-ils la nécessité de parler à l'imagination, en ajoutant, pour seconder l'efficacité de l'eau, les conjurations et les charmes. On comprend que, si cela n'ajoutait rien à l'action de ce liquide, cela n'en diminuait pas non plus les bons effets, aussi obtenait-on souvent des résultats heureux, qui soutenaient la réputation de l'*eau charmée* ou *conjurée*. Ce n'était pas seulement pour l'eau qu'on recourait aux paroles magiques ; la superstition les avait introduites lors du pansement de toute espèce de blessures. A cette époque il y avait des hommes qui *pansaient du secret* et qui souvent étaient appelés au moment d'un combat ou d'un duel. Cet usage s'est continué pendant des siècles, et il était loin d'être oublié lorsque Mauquest de la Motte écrivait son *Traité complet de chirurgie* (1722) : il nous apprend (tom. 2, pag. 301) en quoi consistait cette pratique, qu'il ne désapprouve pas complétement ; car on opérait la succion des plaies, ce qui répondait aux idées de ce praticien sur le traitement des blessures de la poitrine.

Les idées de fascination, de charme, de paroles sympathiques, avaient trouvé un défenseur dans Rodolphe Goclenius, professeur en médecine, et dans le père Jean Robert, docteur en théologie de la société de Jésus. J. B. Van-Helmont [1] crut nécessaire de combattre les sottises de ces esprits exaltés, et il publia son traité *De magnetica vulnerum curatione*, où il se montre lui-même d'une crédulité surprenante. Puisque ces fausses idées régnaient avec tant de puissance au commencement du dix-septième siècle, combien ne devaient-elles point avoir de force vers le milieu du seizième? Aussi devons-nous voir sans surprise la répulsion qu'éprouvait Ambroise Paré, cet homme d'un esprit si droit et si élevé, pour toutes les jongleries pratiquées lorsqu'on se servait de l'eau dans le traitement des blessures. *Je ne veux laisser à dire, qu'aucuns guarissent les playes auec eau pure, apres auoir dit dessus certaines paroles, puis trempent en l'eau des linges en croix et les renouuellent souuent. Je dy que ce ne sont les paroles ny les croix, mais c'est l'eau qui nettoye la playe, et par sa froideur garde l'inflammation et la fluxion qui pourroit venir à la partie offensée, à cause de la douleur. Cette guarison se peut faire lors que la playe est en vne partie charneuse, et*

---

1 *Ortus medicinæ, etc., auct. Joan. Baptist. Van-Helmont.* Lyon, 1655; édit. in-fol.

en vn corps ieune et de bonne habitude, et aux plaýes simples. (Introduct. à la chirurgie, tom. 1, pag. 97. [1])

Ambroise Paré n'était pas seul à condamner ces charlatans éhontés qui prétendaient donner des vertus surnaturelles à l'eau en *la charmant.* François de Guise, dit le Balafré, partageait ce sentiment, et il le manifesta avec énergie quand, blessé à mort en 1563 par Poltrot de Méré, il refusa de recevoir, au grand regret de Brantome, un sien ami, M. de Saint-Just Allègre, *fort expert en telles cures de playes, par des linges et des eaux avec des paroles prononcées et méditées.* Saint-Just *fut présenté à ce brave seigneur, pour le panser et guérir; car il en avait fait l'expérience grande à d'autres. Mais il ne le voulut recevoir ny admettre; et d'autant, dit-il, que c'estaient tous enchantemens défendus de Dieu, qu'il ne vouloit autre cure n'y remède, sinon celui qui provenoit de sa divine bonté, et de ceux des chirurgiens et médecins esleus et ordonnés d'elle, et que c'en seroit ce qu'à elle lui plairoit, aymant mieux mourir, que de s'adonner à tels enchantemens prohibés de Dieu.* [2]

---

1 OEuvres complètes d'Ambroise Paré; revues et collationnées par Malgaigne. 3 vol. in-8.⁰

2 Brantome, Discours 78, tome 8, page 125; édition de 1740.

Pendant qu'on commençait à reconnaître, en France, les vertus curatives de l'eau, un médecin italien, contemporain d'Ambroise Paré, Biondo, qu'on désigne souvent à tort sous le nom de Blondus ou de Blondi, ainsi que l'appelle Percy, se montra grand partisan de l'eau dans le traitement des plaies. [1] Il crut aussi que c'était un remède nouveau, mais il ne s'en dit pas cependant l'inventeur. Il recommande ce liquide froid comme le meilleur moyen contre les plaies de toute espèce, à l'exception de celles des nerfs et des plaies contuses. Il attribue à ce topique des effets remarquables, mais bientôt il semble oublier les éloges qu'il vient de lui donner en n'accordant pas moins d'efficacité à l'*oleum abietinum*.

Peu d'années après, c'est-à-dire en 1563, on vit paraître un petit ouvrage de Fallopio, disciple du grand Vésale, dans lequel l'eau froide ou tiède est proposée comme excellent remède contre les ulcères. [2] A Fallopio succéda Felice Palazzo, qui traduisit lui-même son nom en celui de Palatius, lorsqu'il publia son ouvrage : *De verâ methodo quibuscumque*

---

1 *De partibus ictu sectis citissime sanandis, et medicamento aquæ nuper invento.* Venise, 1542, in-8.⁰ ; inséré dans le Recueil de Conrad Gessner, intitulé : *De chirurgiâ scriptores optimi.* Zurich, 1555 ; in-fol.

2 *Libelli duo, alter de ulceribus, alter de tumoribus præter naturam.* Venise, 1563 ; in-4.⁰

vulneribus medendi cum aquâ simplici, *etc.* *Pe-
rusæ*, 1570.

Palazzo eut le bon sens et le courage de s'élever
contre les pratiques absurdes et superstitieuses en
usage de son temps; il déclara que l'eau simple est
un excellent topique pour les plaies; il apprécia très-
bien l'influence des différentes températures, et il
prescrivit l'eau tiède toutes les fois qu'il y a sécheresse, tension, dureté et douleur; c'était, comme on
voit, un retour heureux vers les préceptes de Celse;
mais l'autorité de Palazzo ne fut pas assez puissante
pour faire abandonner les *conjurations* et les paroles
magiques.

La France vit paraître, en 1601, un nouveau défenseur de l'eau simple pour le traitement des plaies,
c'est François Martel, chirurgien ordinaire de Henri
III, puis de Henri IV. Martel se montra homme de
bon sens; il repoussa toutes les pratiques charlata-
nesques et il ne voulut que l'eau toute pure, exempte
de conjurations, et *aucunement mixtionnée*, et
par ce dernier mot il entendait repousser les prétentions de quelques guérisseurs alchimistes qui,
mêlant mystérieusement à l'eau une substance saline
dont ils assuraient posséder seuls le secret, prétendaient qu'ils la rendaient, par là, infiniment plus
efficace.

Martel s'éleva avec énergie contre les opposants
à la doctrine qu'il défendait, et surtout contre Dio-

nise, chirurgien de Vendôme, et Danguaron, l'un de ses collègues, attaché comme lui à la personne de Henri III. Martel leur oppose d'abord des raisonnements et des faits tirés de sa pratique, et il ajoute : *Je dy donc encore une fois, que j'ai traicté plusieurs playes avec l'eau seule, et estant aux armées, dépourveu de tout autre remède, et en ay veu des succès très-heureux. D'en dire la raison, je n'en suis pas tenu. Mais je pense qu'un des principaux moyens pour haster la guérison des playes, est de les tenir bien nettes; or est-il que l'eau les nétoye et déterge bien fort. L'eau, par sa froideur, empesche l'inflammation, tempère l'ardeur des humeurs.* (Apologie pour les chirurgiens, Lyon 1601, in-8.°)

C'est à peine si nous devons citer Sancassani, chirurgien renommé de son temps, grand admirateur de Magati, dont il adopta les principes sur le traitement des plaies. Il publia en 1708, puis en 1729, un petit ouvrage [1] qui n'est que la traduction de celui de Belloste, auquel il ajouta des notes où il parle accidentellement de l'eau froide; il se donne intrépidement des louanges outrées, qui firent dire à Haller, *neque timidus suas interspergere laudes (Bibliotheca chirurgica).*

---

1 *Il chirone in campo, o siasi vero e sicuro modo di medicar le ferite nell' armate.* Ferrare, 1708; in-8.° — Venise, 1729; in-8.°

En 1732 Lamorier essaya de réhabiliter en France l'emploi de l'eau froide en publiant une dissertation intitulée : *De l'usage de l'eau commune en chirurgie* (Montpellier, 1732). « La circonstance, dit Percy, semblait devoir favoriser ce louable dessein. L'eau venait de guérir, sous la direction du docteur Chirac, le duc d'Orléans qui, ayant reçu une blessure au métacarpe de l'une des mains, éprouva des accidents si graves, que les médecins délibérèrent si on lui ferait l'amputation. Ce prince dut la vie et la conservation de son bras aux applications, affusions et immersions d'eau; et nul autre remède ne put partager avec elles la gloire d'une cure si brillante. Cet événement, qui eut tout Paris pour témoin, et que les journaux firent connaître à l'Europe entière, concourut puissamment, avec les efforts de Lamorier, à donner de nouveau l'éveil aux gens de l'art sur l'injuste désuétude où ils avaient laissé tomber l'eau. » (Dict. des sciences médic., art. *Eau.*)

Un peu plus tard les chirurgiens les plus distingués de l'Allemagne cherchèrent aussi à remettre l'eau en honneur dans le traitement des blessures. Heister[1] et Platner[2] employèrent souvent l'eau fraîche, mélangée, il est vrai, avec du vinaigre et du sous-acétate de plomb. Richter se servait souvent de

---

[1] *Institutiones chirurgicæ. Amstelod.*, 1750 ; in-4.º

[2] *Institutiones chirurgiæ rationalis, tum medicæ, etc. Lipsiæ,* 1745 ; in-8.º

l'eau froide sur la tète pour combattre la goutte sereine [1]; il l'appliquait en fomentations sur le scrotum, et il donnait des bains de siége froids pour combattre le varicocèle. Schmucker [2], l'une des gloires de la chirurgie prussienne, recommanda, comme moyen éminemment efficace pour prévenir les accidents qui suivent les lésions à la tête, les applications d'eau froide sur le crâne, auxquelles il ajoutait souvent du sel pour augmenter le refroidissement. Mais parmi les chirurgiens prussiens, il faut citer avec une distinction particulière le célèbre Theden, que Fréderic II éleva, en 1786, au poste de premier chirurgien général des armées. Theden publia, en 1776, ses *Nouvelles remarques et expériences pour l'enrichissement de la médecine et de la chirurgie.* [3] Il se montre grand partisan de l'eau froide dans les maladies internes et externes, et il raconte, qu'instruit par son ami le docteur Hahn, il a osé employer ce liquide dans les petites véroles et les fièvres ma-

---

1 *Observation. chirurg., fascic. II, pag.* 26, *et Chirurg. Bibliothek, tom.* 5, *pag.* 220.

2 *Chirurgische Wahrnehmungen*, en deux parties; la première parut à Berlin en 1774, et la seconde un peu plus tard, mais aussi en 1774. Cette seconde partie eut une deuxième édition en 1789.

3 *Neue Bemerkungen und Erfahrungen zur Bereicherung der Wundarzneykunst und Medicin.* Berlin et Stettin. 1776; in-8.° — Ouvrage traduit sous le titre inexact de : Progrès ultérieurs de la chirurgie, ou remarques et observations nouvelles de M. Theden, etc., par Chayrou. Bouillon, 1777.

lignes [1]; puis il rapporte avec détail l'histoire d'un sous-officier du régiment des cuirassiers de Buddenbrook, qui, en 1742, fut atteint d'une inflammation excessivement violente de toute la jambe, s'étendant jusqu'à l'abdomen. Il fit cesser ces redoutables accidents en enveloppant toutes les parties enflammées d'un drap trempé dans l'eau froide. Enfin, en 1780, Danter fit paraître, à Gœttingue, une dissertation dans laquelle il loue beaucoup l'emploi de l'eau froide et la recommande particulièrement dans la plupart des maladies extérieures de l'œil, surtout dans celles où il y a ramollissement de la cornée et relâchement de la conjonctive. [2]

Malgré tous ces travaux, et l'autorité des noms recommandables que nous avons cités, l'usage externe de l'eau, dans les blessures, était négligé et presque totalement oublié en France, lorsqu'un événement assez mémorable vint en faire comprendre toute la valeur. Je laisse parler Percy [3], qui raconte le fait avec détail. «Le 4 juin 1785, à Strasbourg, pendant les épreuves qui devaient fixer l'opinion du gouvernement sur la bonté respective des pièces d'artillerie de deux fondeurs rivaux, MM. Dartein et

---

1 Page 179 de la traduction française.

2 *Von dem äusserlichen örtlichen Gebrauche des kalten Wassers.* *Leipzig*, 1784 ; in-8.°

3 Dictionnaire des sciences médicales, art. *Eau*; pag. 477, tom. 10. 1814.

Poitevin, plusieurs canonniers du régiment de Metz, parmi lesquels se trouvait Pichegru, alors simple soldat, mais en qui on avait déjà reconnu le germe des plus grands talents, furent blessés en diverses parties du corps et conduits à l'hôpital militaire de la place. Le chirurgien en chef, Lombard, homme d'un vrai mérite, appliqua le premier appareil sur ces plaies contuses et déchirées, et tout se passa selon les règles de l'art. J'étais en garnison dans cette ville, avec le régiment de Berry, cavalerie, dont j'étais chirurgien-major. Désirant me former de bonne heure à la pratique des plaies d'armes à feu, je ne manquai pas d'aller offrir mes services à mon confrère, et de saisir une occasion qui, en temps de paix, se présente si rarement. La nouvelle de cet accident s'étant répandue dans le pays, un meunier alsacien vint trouver M. l'intendant de la province, et lui persuada si bien qu'il savait rendre l'eau ordinaire infaillible pour la guérison de toutes sortes de blessures, que ce magistrat ordonna que les canonniers lui fussent livrés pour être pansés exclusivement par lui. Le bonhomme se mit à laver leur plaie avec de l'eau de rivière, dans laquelle, marmotant entre ses dents quelques mots inintelligibles, et faisant divers signes, tantôt d'une main, et tantôt de l'autre, il jetait une très-petite pincée d'une poudre blanche, que nous reconnûmes être l'alun ordinaire. Après les avoir bien lavés et baignés, il les couvrait avec du linge et de la charpie, que les dames de la ville lui procuraient en abondance, et qu'il trempait dans son eau, toujours en gesticulant et prononçant à voix basse les paroles sacrées. Six canonniers avaient eu les mains dilacérées par l'écouvillon ou par le bourroir, le feu ayant pris aux pièces avant qu'elles fussent rechargées, comme il arrive si souvent, lorsque la lumière est mal bouchée. Nous avions été incertains si nous ne désarticulerions pas ces mains. Cinq avaient été frappés aux bras par les éclats d'une pièce crevée à son premier coup, et les plaies étaient avec une perte de substance et une contusion assez considérable. Pichegru, plus heureux que ses camarades, n'avait perdu qu'une partie du pouce gauche.

« Dans la crainte que nous ne rompissions le charme, on nous écartait des pansements, et il ne nous fut permis d'y assister que le douzième, le vingtième, et le trente-unième jour, afin de nous assurer de l'état des plaies, qui, ayant suivi une marche régulière, furent toutes cicatrisées en six semaines, sans avoir causé de grandes douleurs, et sans qu'on y eût appliqué autre chose que de l'eau préparée comme il a été dit, et toujours médiocrement froide. On ne les découvrait qu'une fois par jour, mais de trois en trois heures on avait soin de les arroser avec la même eau, que le meunier appelait son *eau bénite* (*Weihwasser*), et qu'en effet il semblait composer de même avec du sel, des gestes et des paroles.

« Cette leçon ne fut pas perdue pour nous. Après avoir avoué que peut-être nous n'eussions pas obtenu une guérison aussi prompte, ni aussi commode, par la méthode usitée en pareil cas, nous ne craignîmes pas d'affirmer qu'avec de l'eau simple nous réussirions aussi bien, pour ne pas dire encore mieux, que le meunier avec ses *charmes*, et l'addition de sa poudre secrète.

« Quelque temps après, nous eûmes la triste occasion de tenir et de gagner notre défi. Les résultats des épreuves d'artillerie, dont il a été parlé, ayant paru douteux, il fut ordonné d'en faire de nouvelles ; et pendant les deux mois qu'elles durèrent, nous eûmes trente-quatre blessés, qui furent tous pansés avec l'eau simple, par Lombard, et sous les yeux de ceux des chirurgiens-majors de régiments qui, comme moi, furent curieux de suivre cette espèce particulière de traitement, laquelle, bien entendu, fut modifiée selon la nécessité et les indications ; et c'est ce qui établira toujours, dans les mêmes circonstances, la supériorité de l'homme de l'art sur l'empirique. Les blessés furent pansés, tantôt avec de l'eau un peu tiède, tantôt avec de l'eau froide, selon l'état de leur plaie ; les parties furent soutenues avec des attelles et autres moyens mécaniques appropriés aux cas ; on appliqua des bandages méthodiques ;

enfin, le quarante-cinquième jour, malgré la gravité et la complication bien constatée de quelques-unes des blessures, toutes furent guéries, et leur guérison devint le sujet d'un procès-verbal très-détaillé, que nous signâmes tous, et qui fut envoyé au ministre de la guerre par l'autorité compétente. Dès lors le merveilleux des cures précédentes s'évanouit; le meunier retourna dans son moulin, où il aurait mené ses stupides admirateurs; et M. l'intendant, qui resta à Strasbourg, permit, pour toujours, aux chirurgiens, de panser leurs blessés comme ils l'entendraient. »

Cet événement, et les instances de Percy, déterminèrent Lombard à s'emparer d'une question qui, pour avoir été agitée et discutée de tant de manières, et à des époques si différentes, n'en était pas pour cela résolue, et n'en exigeait pas moins une révision rigoureuse. Lombard s'occupa de cette œuvre avec zèle, et, en 1786, il publia son *Précis sur les propriétés de l'eau simple employée comme topique dans la cure des maladies chirurgicales*[1]. Ce travail est le plus considérable de tous ceux qui avaient paru jusqu'alors. Lombard étudie d'abord les propriétés de l'eau froide; il rappelle les faits fournis

---

1 Mémoire contenu dans l'ouvrage intitulé : Opuscules de chirurgie sur l'utilité et l'abus de la compression, et les propriétés de l'eau froide et chaude, etc. 1 vol. in-8.° Strasbourg, 1786.

par les médecins de l'antiquité et par ceux des temps
modernes; il arrive ensuite à sa pratique particulière; il insiste principalement sur les bons résultats
qu'il a obtenus dans les contusions et les infiltrations
sanguines qui en sont la suite (page 209), dans la
réduction de la hernie étranglée par l'application
de l'eau froide, de la neige ou de la glace sur le
scrotum (pag. 214 et suiv.).

Dans la seconde partie de son mémoire Lombard
préconise l'utilité de l'eau tiède ou chaude dans les
cas de plaies contuses, particulièrement dans les plaies
par armes à feu : «Il est un autre genre de plaies
récentes, dit-il, ordinairement accompagnées de
contusions, dans le traitement desquelles l'eau chaude
n'excelle pas moins. Il s'agit des plaies d'armes à feu,
où la meurtrissure précède et accompagne toujours
la solution de continuité des parties qui ont essuyé
l'effort du choc (pag. 274).»

A cette occasion il combat la doctrine du chan-
celier Joubert, qui s'était déclaré pour l'eau froide,
lorsqu'il fut choisi comme médiateur entre Daugaron
et Martel, chirurgiens ordinaires de Henri III. Martel
défendait énergiquement l'eau froide; Joubert lui
donna raison et il exprima son sentiment en ces
termes : «*Pour dire ce qui m'en semble, on peut
guérir parfaitement l'arquebusade, et autres plaies
telles que dessus, avec de l'eau simple, et il
n'y auroit ni enchantement ni miracle, ainsi*

que la plupart des idiots se le sont persuadés.[1]"

Le traité de Lombard est suivi d'une lettre fort
intéressante du célèbre Chaussier, dans laquelle on
trouve des faits très-remarquables destinés à prouver
l'utilité de l'eau froide dans plusieurs maladies, et
notamment dans le cas d'inertie de la matrice. Après
avoir examiné les causes de cet accident et les moyens
d'y remédier, Chaussier dit : "Cependant si l'inertie
était considérable, si, malgré les premières applications de l'eau froide, le sang continuoit à s'échapper,
il ne faut pas hésiter à introduire exactement un
tampon dans le vagin; mais pour en seconder l'effet
il faut en même temps s'opposer au relâchement
de la matrice, y rappeler l'action, rétablir l'ordre et
la régularité dans le système nerveux : c'est ce que
l'on obtient encore par l'usage combiné et soutenu
de l'application des linges trempés dans l'eau froide
sur le ventre, sur les lombes, etc.

"A ces raisons je pourrais ajouter le récit d'un
grand nombre de faits propres à faire sentir l'avantage de cette méthode; je me bornerai à un passage
du docteur J. Leake.[2]"

Persuadé que l'inertie de la matrice est la suite
de la sensibilité nerveuse, de la révolution subite

1 Sentence de deux belles questions sur la curation des arquebusades et autres plaies. Lyon, 1581; pag. 326 et suiv.
2 *Practical observations on the child-bed-fevers.*

qui s'opère dans ce temps de l'accouchement, il recommande l'eau fraîche, il fait appliquer sur les lombes et sur le ventre des compresses trempées dans le vinaigre froid, il conseille même l'immersion des pieds dans l'eau froide; enfin, ajoute-t-il : «J'ai souvent, suivant la pratique d'Hoffmann, prescrit avec un succès remarquable la boisson d'eau de fontaine, et sur plus de 700 femmes qui sont accouchées à l'hôpital de Westminster, plusieurs ont été attaquées de pertes devant et après l'accouchement, et par ce traitement aucune n'a péri (p. 392).»

Malgré le mérite incontestable du travail de Lombard, il fut accueilli avec peu d'empressement; beaucoup de chirurgiens ignorèrent même son existence. Il ne faut donc pas s'étonner de ce que le professeur Vincent Kern ne le cite pas, mais on doit être surpris, et on est en droit de lui reprocher son peu d'érudition en cette matière, lorsqu'il prétend que l'eau employée dans le pansement des blessures est une découverte qui lui appartient. [1]

V. Kern rejette les spiritueux et toutes les eaux prétendues vulnéraires en usage dans le traitement des plaies; il leur préfère, et il recommande avec

---

1 Avis aux chirurgiens pour les engager à accepter et à introduire une méthode plus simple, plus naturelle et moins dispendieuse dans le traitement des plaies, par V. Kern. Vienne, 1809; ouvrage traduit en allemand par J. B. Schaul. Stuttgard, 1810; in-8.°

grande insistance, les lotions et les fomentations d'eau froide ou tiède. V. Kern ayant ajouté des remarques critiques sur la méthode habituelle des pansements et sur la négligence avec laquelle on les fait, quelques chirurgiens français, attachés au corps d'armée qui occupait alors la capitale de l'Autriche, crurent que les reproches leur étaient directement adressés, et l'un d'eux fit paraître une réfutation, d'ailleurs très-faible, de l'écrit du professeur de Vienne. [1]

L'ouvrage de V. Kern ne fit pas grande sensation dans le monde médical, et bientôt il fut oublié de ceux même qui l'avaient connu. Pendant ce temps Percy, le célèbre chirurgien en chef de l'armée française, employait et prescrivait sans cesse l'eau simple contre les accidents traumatiques; il lui dut des succès innombrables, qui tenaient à son talent et à son heureuse position ; car jamais chirurgien n'avait opéré sur un aussi vaste théâtre. Ce ne fut qu'en 1814 que Percy publia, dans le grand Dictionnaire des sciences médicales, les résultats de son immense pratique. Cet article, non moins remarquable par l'érudition que par la sagesse des préceptes, renferme une foule de faits du plus haut intérêt. Percy se servait d'eau froide ou tiède, selon

---

[1] Analyse et réfutation des avis aux chirurgiens, etc., par B. Roques. Vienne, 1809.

l'exigence des cas, dans toutes les blessures, souvent même lorsque leur gravité semblait indiquer l'amputation immédiate. « C'est principalement, dit-il, dans les plaies avec déchirement des membranes, des aponévroses, des tendons, etc., que l'eau a le plus d'efficacité. Avec elle j'ai sauvé, dans une foule de circonstances, où aussi bien je n'avais pas d'autre secours à ma portée, des membres, et surtout des mains et des pieds, qui étaient à tel point dilacérés et maltraités, qu'il paraissait imprudent d'en différer l'amputation. De longues immersions dans de l'eau froide ou dégourdie, selon la saison et l'opportunité des lieux ; l'application d'éponges ou de linges épais imbibés d'eau ; l'eau, enfin, sous toutes les formes, prévenait ou modérait les accidents ; contenait, dans de justes bornes, l'irritation et l'inflammation ; amenait une suppuration aussi bonne que le comportait la nature des parties, et j'obtenais une guérison que nul autre moyen ne pouvait disputer à l'eau, puisque je n'avais eu recours qu'à elle (tom. 10, pag. 483). »

Plus loin (pag. 492) Percy ajoute : « Parmi les espèces de miracles que j'ai vu opérer à l'eau, dans les plaies d'armes à feu, je citerai la guérison de près de soixante jeunes volontaires d'un bataillon qu'on appelait du Louvre, lequel étant parti de Paris les premiers jours de décembre 1792, immédiatement après sa formation, fut commandé, le jour de Noël, pour l'assaut de la montagne verte, près Trèves.

L'ennemi, placé sur la hauteur, fit un feu soutenu sur lui, et la plupart de ces adolescents furent blessés aux pieds. On en conduisit beaucoup à l'hôpital militaire de Sarrelouis, où l'on ne put en sauver que quelques-uns sans l'amputation. Les autres restèrent au couvent de Consarrebruck, avec deux chirurgiens allemands, chargés de leur donner des soins. Là, par mes conseils, et peut-être à défaut d'autres médicaments, on ne cessa de leur baigner les pieds, de les leur doucher avec de l'eau à peine dégourdie, et de les couvrir de compresses toujours imbibées de la même eau. Il ne leur fut pas fait d'autre pansement, et j'atteste qu'il n'en mourut que quatre, dont deux de la fièvre adynamique qui bouleversa et força d'interrompre le traitement aqueux des plaies ; un de diarrhée colliquative ; et le quatrième du *trismus*. Tous les autres guérirent très-bien ; la plupart même n'eurent point d'ankylose, quoiqu'ils eussent eu les pieds traversés dans tous les sens, avec déchirement des tendons, aponévroses et ligaments, et avec fracas des os, soit du tarse, soit du métatarse. »

En présence de tels succès, on conçoit la confiance illimitée de Percy dans les vertus curatives de l'eau ; aussi, dans son enthousiasme, prononce-t-il ces remarquables paroles : *Sydenham disait qu'il renoncerait à la médecine, si on lui ôtait l'opium. Pour moi, j'aurais abandonné la chirurgie des*

armées, si on m'eût interdit l'usage de l'eau."
(Pag. 481.)

Il devait paraître impossible, après la publication
du chaleureux plaidoyer de Percy, que l'eau pût
encore tomber dans l'oubli; cependant si l'on en excepte quelques dissertations inaugurales, soutenues
devant les facultés de Paris et de Montpellier, et le
petit traité de Tanchou, il n'est plus question de
ce puissant moyen de guérison dans les ouvrages les
plus estimés. Boyer n'en dit pas un mot dans sa
grande chirurgie; Astley et Samuel Cooper gardent
le même silence. Enfin, après quinze années écoulées, on voit apparaître quelques essais timides, dans
lesquels l'eau était principalement employée comme
agent mécanique. En 1832, M. Serre, d'Uzès, propose de traiter la *gonorrhée par les courants d'eau
tiède*[1]; ce médecin revient sur la même idée en 1835,
et il envoie à l'Institut, dans le but de concourir
pour le prix Montyon, un mémoire ayant pour
titre : *Du traitement des rétrécissements du canal de
l'urètre par les courants continus d'eau tiède*[2]. Déjà
M. J. Cloquet s'était proposé un but analogue, pour
la guérison des maladies de la vessie, en faisant des
injections continues à l'aide de sa sonde à double
courant.

---

1 Bulletin général de thérapeutique, tom. 1.er, pag. 54 et 125.
2 Même journal, tom. 8, pag. 17.

Rien ne peut mieux prouver l'abandon dans lequel l'eau était tombée que le titre d'un petit article inséré par le docteur Rognetta dans le Bulletin général de thérapeutique [1]. Il s'agit *d'un nouveau moyen très-efficace pour faire avorter le panaris ;* et ce remède, dit l'auteur, *c'est l'eau froide employée en aspersions continues sur le doigt attaqué de panaris.*

Cependant le même auteur avait fait connaître les résultats de la pratique de M. Breschet, à l'Hôtel-Dieu de Paris, dans le numéro précédent du même journal [2], sous le titre de : *Traitement des fractures compliquées par les arrosions continues d'eau froide.*

Dans ce travail M. Rognetta déclare que c'est à M. Josse, chirurgien en chef de l'Hôtel-Dieu d'Amiens, qu'il doit la première idée de l'arrosion permanente d'eau froide dans le traitement de quelques lésions traumatiques; mais que c'est à M. Breschet qu'on est redevable de l'application de ce dernier moyen aux fractures compliquées : toutefois il ajoute que, pour être juste, depuis trois ou quatre ans, plusieurs praticiens de Paris traitent déjà les plaies d'armes à feu par des applications répétées d'eau froide. [3]

---

1 Tom. 6, pag. 212. 1834.

2 Bulletin général, etc., pag. 183, tom. 6. 1834.

3 Même journal, pag. 184.

Nous ne rapportons cé passage que pour faire comprendre l'étonnement dont auraient été saisis Joubert, Lombard et Percy, s'il leur eût été permis de
voir qu'on donnait, au dix-neuvième siècle, pour
nouveau, un traitement dont ils avaient si complétement et si habilement démontré l'efficacité longtemps auparavant.

Quoi qu'il en soit, on crut avoir fait une découverte importante en chirurgie, en employant les irrigations continues d'eau froide. M. Bérard, jeune,
publia, au mois de janvier 1835 [1], un mémoire dans
lequel il réclame la priorité, pour l'invention de
l'appareil à irrigation continue, accordée à M. Breschet par M. Rognetta. Il dit que les observations de
M. Breschet ne remontent pas au delà du mois de
janvier 1834, tandis que, dès le 20 octobre 1833,
il faisait usage de l'irrigation d'après le procédé qu'il
a décrit, lequel est extrêmement simple, puisqu'il
consiste en un seau, plein d'eau, suspendu au-dessus
de la partie malade, et d'un syphon de verre servant
à faire tomber l'eau goutte à goutte. L'appareil de
M. Breschet est exactement le même; il a été repré-
senté, par un dessin, à la suite d'une observation
donnée par M. Fleury, dans le *Journal des connais-*

---

1 Mémoire sur l'emploi de l'eau froide comme antiphlogistique
dans le traitement des maladies chirurgicales. Archives générales
de médec., 2.ᵉ série, tom. 7, janv. 1835, et même vol., pag. 317.

sances médico-chirurgicales [1]. Au mois de novembre
1834, un nouvel article, du docteur Christophe,
vint encore rappeler l'eau à l'attention publique. [2]
Mais l'ouvrage véritablement important de l'époque
est celui de M. Josse, fils. Ce jeune médecin fit
paraître, en 1835, un volume de 358 pages [3], dans
lequel il expose la pratique et les leçons de son père.
Ce livre contient quatre mémoires sur différents
points de chirurgie. Le premier traite de la gangrène
spontanée; un autre de la guérison des luxations
spontanées par l'extension continue; un troisième
examine les luxations de l'articulation tibio-tarsienne;
enfin, le quatrième est employé à démontrer l'utilité
de l'eau froide dans le traitement de plusieurs maladies chirurgicales, telles que les plaies simples et les
plaies contuses, les brûlures, le phlegmon, etc.; mais
le principal mérite de cet écrit est de présenter, comme
méthode générale, le moyen de soumettre les maladies inflammatoires des membres à l'action d'une affusion continue. M. Josse n'emploie jamais les affusions
sur le tronc, mais il n'hésite pas à les continuer
sur les membres malades pendant quelques jours,

1 Première année, août 1834, pag. 353.
2 Journ. des connaiss. médico-chirurg., tom. 2, pag. 65; 1834.
3 Mélanges de chirurgie pratique. — Emploi de l'eau par la
méthode des affusions, etc., d'après la clinique chirurgicale de
l'Hôtel-Dieu d'Amiens, et les leçons de M. Josse, père, par Josse,
fils. Un vol. in-8.º avec 8 figures. Paris.

et au besoin pendant plusieurs semaines, jusqu'à ce que l'inflammation paraisse apaisée; et si, après avoir suspendu le remède, le mal revient de nouveau, il recommence les affusions.

Quant à l'appareil, il est extrêmement simple. C'est un vase, portant un robinet à son fond, élevé au-dessus du malade; une toile cirée, sur laquelle repose le membre, reçoit l'eau et la conduit, au dehors du lit, dans un autre récipient placé dans ce but.

M. Josse cite un grand nombre de guérisons d'érysipèles simples, phlegmoneux, de plaies compliquées, de panaris graves.

Il faut savoir beaucoup de gré à M. Josse d'avoir présenté un nouveau mode d'application de l'eau froide dans les affections externes; aussi tous les journaux de l'époque l'ont-ils félicité du service qu'il avait rendu à l'humanité. Eh bien! malgré l'utilité de l'invention, et le concert presque unanime des écrivains et des praticiens, ce moyen n'a pas tardé à être négligé et presque totalement abandonné. L'oubli est arrivé à ce point que je puis affirmer, après avoir visité les principaux hôpitaux de l'Europe, qu'il n'existe pas aujourd'hui un seul praticien qui en fasse la base de sa thérapeutique dans le traitement des fractures compliquées et des accidents chirurgicaux inflammatoires.

A quelle cause tient ce résultat? Il y en a sans doute plusieurs: la principale doit venir de la diffi-

culté de se procurer instantanément un appareil convenable, et de maintenir, jour et nuit, dans une
immobilité complète, la partie sur laquelle on fait
tomber l'eau.

L'ouvrage de M. Josse a été très-habilement analysé par le professeur Gerdy, qui, à cette occasion,
a présenté, sur les effets du froid, des remarques
pratiques dignes d'une grande attention. [1]

Depuis cette époque on n'a vu paraître que le
volumineux ouvrage de M. La Corbière, dans lequel
la 5.ᵉ section est consacrée à l'examen du *froid
curatif chirurgical* [2]. La confusion qui règne dans
cet écrit, et l'accumulation inutile de faits étrangers
au sujet, ont empêché, probablement, qu'il ne reçût
l'accueil qu'aurait dû lui mériter la cause qu'il venait
défendre.

Il est nécessaire de résumer cette longue histoire,
afin de préciser, en quelques phrases, le rôle qu'on
a fait jouer à l'eau comme agent thérapeutique.

1.º L'emploi de l'eau compte en sa faveur les
autorités médicales les plus imposantes. Les médecins grecs et romains se servaient très-souvent de
ce liquide dans le traitement des maladies aiguës.

1 Archives générales de médecine, 2.ᵉ série, tom. 8, p. 402. 1835.
2 Traité du froid *intùs et extrà*, pag. 551.

Ce n'était, entre leurs mains, qu'un moyen empirique, associé éventuellement à beaucoup d'autres
remèdes : ils avaient constaté les bons effets de l'eau,
mais ils n'en comprenaient pas, ou du moins n'en
expliquaient pas le mode d'action.

2.º Durant tout le moyen âge, l'eau a été presque
complétement abandonnée ; les ouvrages qui en par-
lent, ne renferment que des indications très-courtes,
très-vagues, qui ne sont, en quelque sorte, qu'un
souvenir des recommandations d'Hippocrate, de
Celse ou de Galien. On ne trouve d'ailleurs aucune
doctrine, aucun précepte qui puisse guider le médecin dans l'application de ce remède.

3.º Dans le cours du dix-huitième siècle des médecins d'un grand mérite font paraître, en Allemagne, des travaux sérieux ; à partir de cette époque
l'Italie accueille aussi, mais avec un enthousiasme
aveugle, l'emploi de l'eau dans les maladies. On
voit alors le charlatanisme, exploitant, avec une audace incroyable, la confiance publique, amener une
réaction, et, bientôt après, l'abandon complet de ce
liquide. Plus tard, Currie et Giannini s'efforcent de
remettre en honneur ce moyen, en cherchant à
justifier théoriquement son application thérapeutique. Il jouit un instant d'une faveur nouvelle, mais
il ne tarde pas à retomber dans l'oubli après la
démonstration des erreurs contenues dans les systèmes inventés par ces médecins.

4.° Les travaux précédemment analysés démontrent que, jusqu'à ces derniers temps, l'eau n'a été employée, presque toujours, comme un moyen accessoire destiné à seconder l'action des remèdes internes stimulants.

5.° Que la forme sous laquelle l'eau était administrée tenait à l'opinion que chaque médecin se faisait de la nature de la maladie, et non à la connaissance exacte des différents effets de l'eau sur l'organisme. De là les recommandations spéciales en faveur de la glace, de la neige, de l'eau froide ou chaude, selon qu'on voulait combattre des principes putrides, donner du ton aux fibres affaiblies, entraîner les humeurs ou soutirer du calorique.

6.° Que de cette diversité d'opinions naissaient des modes particuliers d'administration de l'eau, parmi lesquels chaque médecin en choisissait un ou plusieurs, et leur donnait la préférence sur tous les autres. L'un adoptait les frictions glaciales, les bains froids ou tièdes, l'autre voulait les ablutions, les immersions, et quelquefois l'administration intérieure de l'eau.

Ces prétentions contraires jetaient le praticien dans des incertitudes pénibles, et si l'on ajoute à cela les exemples d'accidents graves amenés par l'emploi intempestif ou malhabile de l'eau, on comprendra que les hommes prudents aient dû abandonner un moyen dont ils ignoraient les ressources, et dans l'application duquel ils n'étaient guidés par aucune règle sûre.

Le passé étant bien connu, voyons maintenant en quoi consiste l'hydrothérapie moderne, non comme on la pratique en Allemagne, où elle n'est encore qu'à l'état empirique, mais comme nous la concevons d'après les connaissances physiques et physiologiques actuelles.

L'hydrothérapie est une méthode qui a pour but de conserver la santé, ou de concourir à son rétablissement, en faisant un emploi raisonné de l'eau et des principaux moyens hygiéniques.

Cette méthode convient dans un grand nombre de maladies aiguës et chroniques, qui seront désignées ultérieurement; elle renferme beaucoup de procédés qui permettent de modifier l'administration interne ou externe de l'eau, selon la nature ou la gravité du mal, l'âge, la constitution et les dispositions particulières du sujet.

Parmi ces procédés il en est qui sont connus depuis fort longtemps; d'autres sont tout à fait nouveaux. Le traitement des maladies chroniques par l'eau froide a exigé la création d'établissements spéciaux, dont on n'avait pas eu l'idée jusqu'à présent.

En un mot, l'ensemble des moyens hydrothérapiques, la doctrine qui préside à leur application, le but qu'on veut atteindre et les résultats obtenus, constituent des faits entièrement neufs et d'une haute importance pour la science.

Cette méthode n'exclut pas complétement les médicaments; elle prépare, au contraire, très-utilement les organes à subir leur influence. Mais dans beaucoup de cas elle suffit, seule, pour rétablir la santé.

Les applications de l'hydrothérapie doivent toujours être guidées par la connaissance des lésions organiques et des lois physiologiques et pathologiques. Tout ce qui s'écartera de cette voie ne sera que de l'empirisme.

Le traitement hydrothérapique fait souvent naître des crises salutaires; phénomènes connus des médecins de l'antiquité, mais rares aujourd'hui et presque complétement oubliés des médecins de notre époque.

L'hydrothérapie, prise dans une acception convenable, n'est que la réunion des moyens hygiéniques les plus puissants, appliqués à l'homme sain ou à l'homme malade; ce n'est pas, comme on l'a dit, un système médical nouveau, mais elle y conduit inévitablement.

Passons maintenant à l'étude des divers moyens qui font partie de cette méthode.

CHAPITRE III.

Description de la méthode hydrothérapique.

———

Nous avons déjà dit que l'*hydrothérapie est une méthode qui a pour but de conserver la santé, ou de concourir à son rétablissement, en faisant un emploi raisonné de l'eau et des principaux moyens hygiéniques.*

Les moyens hygiéniques appelés à seconder l'action de *l'eau* sont : *le régime, l'air, le mouvement.*

Les applications de l'eau peuvent être faites quand la chaleur du corps est à l'état normal, quand elle est augmentée par une excitation fébrile, ou lorsque la sueur a été provoquée d'une manière artificielle.

Les procédés à l'aide desquels on fait ces applications sont très-nombreux ; ils se divisent en externes et internes.

Moyens internes.	Moyens externes.
Boisson.	Bains.
Injections.	Douches.
	Aspersions.
	Lotions.
	Ablutions.
	Immersions.
	Frictions avec le drap mouillé.
	Enveloppements.
	Applications topiques.

§. 1.er De l'eau.

L'eau est le principal agent des modifications qui s'opèrent sans interruption dans les règnes organique et inorganique; elle entre comme élément indispensable de nos tissus; elle fait la base de tous nos fluides. Après avoir transporté, dans les points les plus éloignés, les divers principes nécessaires à l'entretien de la vie, elle sert à éliminer les corps étrangers à notre organisation ou qui doivent cesser d'en faire partie. L'eau jouit de la double faculté d'être tout à la fois un agent physique et chimique.

L'eau se trouve répandue dans toute la nature; ses caractères varient à l'infini, car elle peut tenir en suspension ou en dissolution une foule de substances qui en changent les propriétés.

L'eau destinée à la boisson, doit être incolore, claire, limpide, inodore; il faut qu'elle ait une saveur fraîche, et que la dissolution de savon n'y forme qu'un précipité léger. L'eau de source est préférable à toutes les autres; quand on peut choisir, il faut prendre celle qui coule à l'est ou au midi, et qui conserve, dans toutes les saisons, une température constante de six à huit degrés centigrades.

Destinée aux usages externes, l'eau n'exige pas une pureté aussi grande; elle peut, sans inconvénient, contenir de l'hydrochlorate de soude, du sulfate de chaux, ou d'autres sels, pourvu qu'ils n'y entrent pas en trop grande quantité. Il faut s'abstenir avec le plus grand soin des eaux chargées de gaz provenant de la décomposition des substances organisées, car ils pourraient être absorbés par la peau et occasionner des maladies graves.

Moyens internes.

L'eau, donnée *en boisson*, peut être administrée en quantité très-variable, selon sa température, la saison, l'âge, la maladie, la constitution individuelle, l'habitude, l'état de repos ou de mouvement.

Dans le traitement hydriatique la quantité d'eau peut varier de deux à huit litres par jour, c'est-à-dire, de dix à quarante verres, en y comprenant la boisson des repas. Les adultes supportent mieux l'eau froide que les enfants et les personnes âgées. La constitution lymphatique des enfants, l'affaiblissement des vieillards, et la tendance qu'ils ont à se refroidir avec facilité, ne permettent pas qu'ils prennent une grande quantité d'eau fraîche. En général, les enfants au-dessous de quinze ans, les hommes âgés, les personnes maigres et très-faibles ne doivent pas boire au delà de quatre litres d'eau dans les vingt-quatre heures.

Dans les maladies aiguës, dans celles surtout qui tiennent à l'inflammation des organes digestifs, il faut boire souvent, mais en petite quantité à la fois;

si l'on agissait différemment, l'estomac, dont les fonctions se font incomplétement et avec lenteur, serait fatigué par le poids du liquide, et le vomissement pourrait survenir.

Les personnes d'un tempérament sanguin ou bilieux, celles qui sont bien constituées, digèrent parfaitement une grande quantité d'eau ; il en est tout autrement des individus lymphatiques ou qui sont adonnés depuis longtemps aux liqueurs fortes.

L'*habitude* permet de boire beaucoup d'eau ; mais ce n'est jamais sans inconvénient qu'on en ingère pendant longtemps des doses considérables. Elles affaiblissent les fonctions digestives ; elles modifient la composition des fluides animaux, surtout celle du sang ; elles fatiguent les reins en les contraignant à une sécrétion excessive. On a toujours tort de boire plusieurs verres coup sur coup ; car on soutire alors, avec trop de rapidité, une grande quantité de calorique aux organes intérieurs, et leurs fonctions peuvent en être troublées. Il ne convient pas non plus de boire trop copieusement pendant le repas ; cela a l'inconvénient de délayer à l'excès les aliments, et de déranger la digestion en empêchant les phénomènes chimiques qui doivent s'y opérer. Au début du traitement hydriatique, beaucoup de personnes éprouvent de la répugnance et même des envies de vomir, lorsqu'elles veulent boire plusieurs verres d'eau en peu de temps ; il faut qu'elles aillent avec prudence, et qu'elles attendent que la tolérance s'établisse. Chez d'autres la diarrhée survient; ce petit accident ne suffit pas pour suspendre le traitement.

On supporte beaucoup mieux la boisson l'été que l'hiver, et quand le liquide a une température douce, c'est-à-dire, lorsqu'il n'est pas au-dessous de six à huit degrés centigrades. Une eau très-froide produit une astriction pénible.

Il est très-important de distinguer, lorsqu'on doit boire de l'eau froide, si le corps est en *repos* ou en *mouvement.* Le repos est, par lui-même, une cause de refroidissement; il sera nécessairement augmenté par l'introduction d'un liquide à une basse température; toutes les fonctions alors se ralentiront, excepté celles des reins; des congestions pourront s'opérer vers des organes importants, notamment vers les poumons ou le foie, et les maladies les plus graves peuvent en être la suite.

Le *mouvement* active la circulation, il développe la chaleur, il favorise les fonctions de la peau, il augmente l'exhalation pulmonaire, et il diminue ainsi la sécrétion des reins. Il est donc indispensable de se promener quand on doit boire beaucoup d'eau.

On peut boire froid impunément, et beaucoup, lorsque le corps est en sueur par suite de l'élévation artificielle de la température extérieure; mais il y a danger, quand la sueur est provoquée par une course rapide ou un travail fatigant. La raison de ce fait important sera donnée plus loin. Pendant la durée du traitement, il ne faut boire la quantité d'eau prescrite qu'à des intervalles convenablement espacés ; ordinairement on met à peu près un quart d'heure entre chaque verre, et on se promène durant tout ce temps. On aura soin de prendre la plus forte portion dans la matinée, parce qu'à cette partie de la journée les sécrétions se font avec plus d'activité que le soir ou la nuit.

Les *injections* sont très-souvent employées dans des cavités naturelles ou accidentelles ; on les administre aussi sous forme de lavement et de douche ascendante.

Les *lavements* peuvent être donnés en entier, à moitié, ou au quart ; cela dépend des indications qu'on veut remplir. S'agit-il de faire cesser une constipation opiniâtre ? le lavement entier convient ; toutefois il faut l'administrer lentement et avec précaution, parce que l'intestin ne peut pas toujours admettre la quantité d'eau contenue dans la seringue, ou, s'il peut la recevoir, il faut lui donner le temps de se dilater graduellement.

Le demi-lavement, ou le quart, sera employé pour calmer une irritation de la partie inférieure de l'intestin, de la vessie, ou bien quand il est nécessaire de faire pénétrer une grande quantité d'eau dans le sang : on doit encore agir ainsi lorsque les malades, ne pouvant pas supporter les liquides, refusent de boire, ce qui arrive fréquemment dans les fièvres typhoïdes.

Les quarts de lavement s'administrent particulièrement dans les cas de dysenteries et d'hémorroïdes.

Le nombre de lavements doit varier selon les circonstances. Sont-ils employés comme moyen frigorifique? il est nécessaire de les renouveler souvent : mais si on les destine à faire pénétrer l'eau dans nos fluides il faut attendre que l'absorption du dernier soit opérée.

L'eau des premiers lavements doit être donnée à une douce température, de 13 à 14 degrés centigrades. On arrivera rapidement, c'est-à-dire, en deux ou trois jours, à se servir d'eau à six ou huit degrés et même au-dessous. On peut employer l'eau froide immédiatement quand il est urgent de calmer de vives douleurs inflammatoires, ou d'arrêter une hémorrhagie de la partie inférieure de l'anus. Dans ce dernier cas on pourrait même faire refroidir l'eau en l'entourant de glace.

Les *douches ascendantes* ne doivent point avoir une force trop considérable; il faut que la pression exercée par le liquide supérieur ne lance pas le jet au delà d'un mètre et demi; cette limite est imposée par les dispositions anatomiques de l'intestin. Il est nécessaire de graduer la force et la durée des douches ascendantes ; il en est de même pour la température de l'eau.

Les *injections* d'eau froide dans les fosses nasales conviennent parfaitement dans les cas de coryza ou d'hémorrhagie ; on les fait à l'aide d'une petite seringue. Lorsque la canule est introduite, on presse la narine avec le doigt, afin de fermer l'ouverture, et on baisse la tête pour que le liquide ne passe pas dans la gorge. On peut encore aspirer l'eau en reniflant ; mais ce procédé est plus fatigant, plus difficile et moins sûr que le premier.

Les injections avec l'eau peuvent être faites dans le conduit auditif, le canal de l'urètre, la vessie, les plaies fistuleuses. Dans ces divers cas l'eau est employée comme agent physique pour enlever la matière purulente qui couvre les parties ; comme antiphlogistique, lorsque la température n'en est pas trop basse, et comme agent stimulant quand elle est très-froide ; car alors la réaction appelle vivement le sang vers la partie momentanément refroidie.

On connaît l'utilité des injections dans le vagin. On peut encore introduire l'eau dans la bouche, quand il y a angine ou inflammation des diverses parties de la cavité buccale : elle y est maintenue quelques instants, et on la renouvelle quand elle est devenue trop chaude.

Moyens externes.

Bains. Ils sont d'un usage très-fréquent. Il y a des bains entiers ou partiels. Ces derniers se divisent en demi-bains, bains de siége, bains de bras, de pieds, de tête; il en est même qui n'atteignent que la partie souffrante, tels sont les bains d'yeux, de nez, etc.

Les grands bains sont toujours froids; on s'y jette après avoir sué dans la couverture. Quand les personnes sont fortes et qu'elles ont l'habitude du bain froid, elles n'ont pas besoin de suer; elles peuvent se jeter dans l'eau immédiatement en sortant du lit; mais cela ne se pratique ainsi que dans le cas où le bain est employé comme moyen hygiénique.

Les *bains entiers* doivent être pris dans des cuves en bois larges et profondes; il est nécessaire qu'elles soient au niveau du sol, ou à peu près, pour qu'on puisse s'y précipiter aisément, et y faire avec facilité les mouvements de natation. Au lieu de cuves, on peut pratiquer dans le sol des fosses qui sont ensuite maçonnées et dont les parois sont recouvertes de carreaux de faïence. Quel que soit le système qu'on adopte, il est nécessaire que le bassin ait un mètre de profondeur, deux mètres de longueur, et un mètre cinquante centimètres de largeur. Il est utile de poser une rampe, pour que les malades puissent entrer et sortir aisément, et qu'il y ait aussi, à l'extrémité du bain, une traverse en bois, que les mains saisissent, afin de pouvoir se soutenir sur l'eau, si on ne sait pas nager, ou si une infirmité empêche de faire de grands mouvements.

Il est avantageux que l'eau soit amenée directement de la source, et qu'elle coule sans cesse dans le bain; il faut prendre les dispositions nécessaires pour qu'elle pénètre jusque dans le fond du bassin, et qu'elle puisse s'échapper par le trop plein ouvert à l'une des extrémités.

Avant de se précipiter dans l'eau, il convient, quand on est très-impressionnable, ou qu'on n'a pas l'habitude des bains froids, de mouiller d'abord la face et la poitrine; cela fait, il faut se lancer rapidement, sans omettre de plonger la tête. Il est très-important de ne pas apporter d'hésitation dans cet acte; car, si des lenteurs trop prolongées faisaient cesser la transpiration et amenaient le refroidissement du corps, le bain ne produirait pas l'effet attendu.

La température de l'eau doit avoir, autant que possible, six ou huit degrés centigrades, et moins, si les circonstances le permettent. Les malades s'habituent très-vite à l'impression du froid; il arrive même un moment où ils se plaignent de ce que l'eau n'est pas suffisamment fraîche. On voit souvent, en hiver, des personnes se féliciter de ce qu'elles sont forcées de casser la glace avant l'immersion.

La durée de ce bain doit rarement dépasser cinq minutes : il sera beaucoup moins long, si la peau réagit faiblement, si les doigts restent longtemps pâles, les joues bleues, ou que les mâchoires éprouvent un claquement convulsif. Aussi longtemps qu'on est dans le bain, il faut s'agiter et se frotter diverses parties du corps, surtout celles qui souffrent.

En sortant de l'eau on doit s'essuyer rapidement et complétement, avec un drap un peu rude ; puis s'habiller chaudement et marcher avec vitesse : dans aucun cas il ne convient de se rendre dans un appartement chauffé.

Il faut avoir soin que la salle des bains ne permette pas les courants d'air, car les malades seraient exposés à des refroidissements partiels dangereux.

Les malades ne doivent pas boire d'eau froide immédiatement après le bain ; il faut qu'ils attendent que la réaction et la chaleur se soient établies sous l'influence du mouvement.

Les bains seront toujours pris à jeun.

Quand les malades sont au début du traitement hydriatique, il convient de leur donner le bain dans une baignoire ordinaire, l'eau étant à la température de dix à douze degrés centigrades. Ces précautions préparatoires seront prolongées plus ou moins, selon l'âge du sujet, sa constitution et son impressionnabilité.

Le *demi-bain* se donne dans une baignoire ordinaire; l'eau doit monter jusqu'à l'ombilic, plutôt au-dessous qu'au-dessus. Ce bain est administré froid ou tiède; c'est-à-dire, depuis six à huit degrés jusqu'à quatorze et même seize. Il convient dans le traitement des maladies aiguës et chroniques. La température de l'eau en fait varier les effets.

Le demi-bain froid, c'est-à-dire, de six à dix degrés centigrades, agit comme révulsif puissant, surtout si l'on favorise son action par des frictions continuelles, faites sur les jambes et les cuisses, par les mains de deux hommes. Administré dans ce but, il doit rarement durer au delà d'un quart d'heure.

Il réussit parfaitement dans les cas de fièvre typhoïde, avec excitation cérébrale. On peut encore en activer l'action, en faisant verser sur la tête de l'eau prise dans le bain : ces ablutions doivent être répétées plusieurs fois de suite.

Dans les maladies chroniques le demi-bain peut être prolongé beaucoup plus longtemps; Priessnitz n'a pas hésité à y faire rester certains malades deux, quatre, et même sept heures, et à répéter ce moyen plusieurs jours de suite. Cette pratique a pour but de provoquer une grande perturbation et de faire naître la fièvre. Cela peut convenir quand le sujet est fort, que ses organes respiratoires sont sains, et qu'il éprouve vers la tête des accidents anciens qui paraissent tenir à la goutte ou à un rhumatisme chronique. Il est probable que ce moyen, convenablement modifié, serait très-utile dans le traitement de la méningite épidémique.

Lorsque le bain doit se prolonger aussi longtemps, on couvre chaudement la partie supérieure du tronc, en laissant la tête libre. Quand l'eau s'échauffe, on la renouvelle.

Les effets de ce demi-bain froid et prolongé sont remarquables : le malade éprouve bientôt du malaise, des frissons et un claquement des mâchoires : ces phénomènes durent quelquefois plusieurs minutes, souvent beaucoup plus; enfin, ils se dissipent, et la sensation du froid disparaît. Dès que la réaction s'est bien opérée, le malade supporte le bain sans difficulté.

Ces demi-bains prolongés font naître souvent des crises qui se présentent sous forme de furoncles ou d'abcès volumineux, contenant plus d'un verre de pus. Un moyen aussi énergique ne doit être employé que par un homme habile et très-expérimenté.

Les demi-bains tièdes, c'est-à-dire, de douze à seize degrés centigrades, conviennent aux enfants, aux personnes faibles, et à celles qui se préparent à faire usage du grand bain froid.

Bains de siége. Il est préférable de donner ce bain dans un vase en bois plutôt qu'en métal, car ce dernier laisse échapper le calorique avec trop de facilité. Ce vase doit être assez grand pour que l'eau puisse monter jusqu'à l'ombilic, et qu'il reste, entre les parois et le corps, un espace de quatre doigts. S'il y avait beaucoup d'eau, elle soutirerait le calorique avec excès; dans le cas contraire, elle s'échaufferait trop facilement.

Quelques établissements hydriatiques possèdent des bains de siége fixes, dans lesquels l'eau de source coule sans cesse; il en est même auxquels on a adapté des douches ascendantes, latérales ou à jets concentriques.

Le bain de siége à douche ascendante est principalement destiné à combattre les maladies des parties génitales ou de l'anus.

Les bains de siége sont froids ou tièdes. Dans le premier cas ils agissent comme révulsifs puissants contre les congestions cérébrales, les inflammations des yeux, de la gorge ou du nez; la réaction qu'ils déterminent favorise l'apparition ou le retour des menstrues. Le bain de siége tiède, c'est-à-dire de quatorze à seize degrés centigrades, calme très-bien les maladies de la vessie, du canal de l'urètre, les diarrhées chroniques, les flueurs blanches. Il est aussi employé pour préparer le malade à l'usage de l'eau froide; pour atteindre ce but, on diminue, chaque jour, d'un degré la température de l'eau.

La durée des bains de siége varie beaucoup. Veut-on opérer une excitation vers les organes génitaux? l'eau doit être très-froide et le malade n'y rester que huit à dix minutes; il renouvellera ce remède trois ou quatre fois dans la journée. Désire-t-on produire un effet révulsif, c'est-à-dire, détourner le sang des régions supérieures, où il s'accumule? l'eau doit être moins froide; elle aura dix à douze degrés centigrades, et le malade y restera une demi-heure au moins. S'agit-il de combattre une vieille inflammation des intestins ou de la vessie, une phlegmasie aiguë de ces mêmes organes ou des parties externes environnant le bassin? il faut alors que l'eau ait quinze ou seize degrés, et que le bain soit prolongé pendant une, deux, et même trois heures.

On fera très-bien de ne pas prendre le bain de siége froid avant de se coucher; car la réaction qui s'opère vers les organes génitaux, provoque, assez souvent, des pollutions nocturnes.

Le malade atteint d'une ophthalmie rebelle ou d'une congestion cérébrale, doit éviter de lire pendant qu'il est dans l'eau. Il est nécessaire de laisser écouler trois heures, au moins, après le dernier repas, avant de donner le bain de siége; pris plus tôt, il pourrait troubler la digestion. On peut boire de l'eau froide pendant qu'on est dans le bain, mais en petite quantité. Dès qu'on est sorti de l'eau, il faut s'essuyer et se frictionner fortement, puis marcher avec vitesse, à moins qu'on ne soit atteint d'une maladie aiguë. Toutes les parties qui ne plongent pas dans l'eau doivent être soigneusement couvertes. Il est encore utile de faire des frictions sur le ventre et les cuisses.

Bains de pieds et de jambes. Il y en a de trois espèces. Dans la première, l'eau monte jusqu'aux genoux; dans la seconde, elle va jusqu'aux malléoles; dans la troisième, l'eau ne s'élève qu'au‑dessus de la plante des pieds.

Les bains de jambes conviennent parfaitement quand ces membres sont atteints d'accidents inflammatoires, notamment d'érysipèles, de phlegmons érysipélateux, d'entorses, etc.; l'eau sera tiède, c'est-à-dire, à la température de quinze ou seize degrés centigrades. Ce bain doit être très-souvent prolongé pendant une ou plusieurs heures; si on l'administre pour un cas de phlegmasie aiguë, il faut envelopper le membre de compresses froides et humides, aussi-tôt qu'il est sorti de l'eau.

Le bain de jambes pourrait encore être administré très-froid, s'il fallait faire une révulsion vers les membres inférieurs.

Le *second bain de pieds*, c'est-à-dire, celui dans lequel l'eau monte jusqu'aux malléoles, est constamment employé comme révulsif; on le prolongera pendant un quart d'heure ou une demi-heure, si on peut le supporter. Durant tout ce temps on se frottera les pieds, alternativement, l'un sur l'autre, ou on fera faire les frictions par une main étrangère.

Le *troisième bain de pieds*, celui dans lequel

l'eau ne couvre que la plante du pied, est employé
dans les mêmes cas que le précédent; mais il est
beaucoup plus stimulant et plus actif. Si l'eau est
très-froide, on éprouve, dans la profondeur du pied,
une sensation extrèmement pénible, agaçante, ébran-
lant tout le système nerveux. Je n'ai jamais pu supporter cette forme de bain de pieds plus de cinq
minutes. Aussi longtemps que dure ce bain, il faut
frotter les pieds contre le fond du vase, qui doit être
en bois, car le métal augmenterait encore la sensation douloureuse.

Avant de mettre les pieds dans l'eau, il est nécessaire, s'ils sont froids, de les réchauffer en prenant
de l'exercice; et quand on sort du bain, il faut en
faire encore pour y rappeler la chaleur.

Les effets des bains de pieds froids sont bien préférables à ceux des bains de pieds chauds. Quand on
prend ces derniers, surtout après y avoir ajouté de
la moutarde, on produit, il est vrai, une excitation prompte; les pieds s'échauffent et rougissent:
mais, si la chaleur du bain est trop forte, elle provoque immédiatement une réaction vers la tête; la
face se colore et la sueur coule sur le front. A peine
les pieds sont-ils sortis de l'eau, que la température
diminue et que le sang, momentanément appelé aux
pieds, reflue vers les parties supérieures. On évite tous
ces inconvénients avec le bain de pieds froid suivi
d'une marche active. Quand on ne peut pas faire

d'exercice, il faut employer le bain de jambes tiède, c'est-à-dire à vingt-cinq ou vingt-six degrés centigrades, y ajouter cent vingt grammes de farine de moutarde, et y laisser les membres pendant une demi-heure. De cette manière l'irritation de la peau s'établit lentement, mais elle est profonde, durable, et sans réaction fâcheuse vers la tête.

Les bains de pieds froids conviennent parfaitement comme moyen hygiénique; ils suffisent, très-souvent, pour empêcher les engelures chez les enfants.

Bains partiels de la tête. Les bains de la partie postérieure de la tête sont souvent employés comme révulsifs dans les maladies rebelles des yeux ou dans les douleurs rhumatismales fixées sur l'une des parties du péricrâne. Ces bains sont fort désagréables à prendre; il faut étendre un matelas à terre, se coucher dessus, et mettre la partie postérieure de la tête dans un vase contenant de l'eau froide.

La durée de ce bain est de quinze à vingt minutes. Il détermine souvent des crises qui s'annoncent par de fortes douleurs à la tête ou à la nuque, qui vont, en augmentant, jusqu'à la formation d'un abcès.

Dans quelques cas spéciaux on peut baigner les parties latérales de la tête et même toute la face; on soulève la tête chaque fois qu'on éprouve le besoin de respirer.

Les *bains de bras* ne sont administrés que dans

les cas de phlegmasies de la totalité ou d'une partie de l'extrémité supérieure : alors l'eau doit avoir de douze à seize degrés centigrades.

Les *bains d'yeux* se prennent dans des œillères; on les prolonge pendant cinq ou dix minutes : ils ne doivent pas être pris trop froids; car, au lieu de calmer l'inflammation, ils appelleraient le sang vers l'organe.

Douches. Il en existe plusieurs espèces; elles diffèrent entre elles par la manière dont l'eau est administrée, et par l'effet qu'elles produisent sur l'organisme. La douche la plus ordinaire est formée d'un jet unique, plus ou moins volumineux, tombant perpendiculairement. La force de cette douche varie selon la hauteur de la chute et la masse du liquide. Il ne faut pas que l'eau tombe d'une hauteur qui dépasse trois mètres; autrement le jet, divisé par l'air, arriverait en filets séparés; si l'élévation n'est pas suffisante, la percussion produite par l'eau est trop faible pour exciter la rubéfaction de la peau.

Le diamètre transversal du filet d'eau varie de deux à six centimètres : il convient de choisir un intermédiaire, c'est-à-dire, un filet d'eau de trois à quatre centimètres au plus. Une colonne trop mince semble s'enfoncer dans nos tissus, lorsqu'elle les frappe avec force; si elle est trop volumineuse, elle les écrase par son poids.

La douche a une action très-puissante; elle excite

vivement la circulation de la peau : elle obtient ce résultat, en déterminant une réaction produite par la percussion et le froid.

Il est indispensable, dans un établissement hydriatique, d'avoir des douches de diverses hauteurs et de plusieurs degrés de force.

Les malades ne doivent pas se soumettre imprudemment à l'action de la douche froide. Il convient qu'ils s'y préparent par un exercice convenable; qu'ils aient chaud sans être en sueur ni trop fatigués; il faut aussi que la digestion soit entièrement faite. Il est nécessaire que le malade se déshabille complétement, et que le corps, étant nu, ne soit pas exposé à des courants d'air frais.

La manière dont on prend la douche, est très-importante : quand le corps entier doit y être soumis, il faut que le malade se place sous la chute d'eau, en mettant les mains au-dessus de la tête, de manière que les doigts se touchent, et forment casque. Si l'on est impressionnable, il est utile de se frotter préalablement, avec un peu d'eau, la poitrine et l'épigastre. Cela fait, on se place promptement sous la douche, qu'on reçoit, pendant quelques secondes, sur la nuque et le dos, jamais sur la tête : l'ébranlement cérébral qui, dans ce dernier cas, pourrait survenir, aurait des inconvénients, et même des dangers. Il faut être prévenu que l'eau ne doit pas tomber perpendiculai-

rement sur la peau, mais obliquement et de manière
à ce que le jet glisse sur tout un membre à la fois.
Il convient d'aider la réaction en frictionnant vivement, avec les mains, toutes les régions du corps;
on fait ainsi disparaître très-rapidement le sentiment
du froid. En effet, le corps rougit, d'abord locale-
ment, puis en totalité, et le malaise éprouvé primitivement, disparaît si bien que beaucoup de malades
commettent l'imprudence, de rester au delà du temps
qui leur est prescrit.

Quand toutes les parties ont été également dou-
chées, on passe de suite, s'il y a une maladie externe,
à celle qui en est le siége : on l'expose à la chute
d'eau, quand il n'y a ni douleur, ni inflammation;
mais, si ces accidents existent, on ne doit doucher
que les parties environnantes : en agissant autrement
on augmenterait infailliblement le mal. Tout en
douchant la partie principalement malade, il ne faut
pas oublier de recevoir, de temps en temps, la colonne d'eau sur tout le corps, afin de réchauffer la
peau, qui se refroidit un peu pendant qu'on s'occupe du mal local.

La durée de la douche dépasse rarement dix minutes. J'ai vu des imprudents, qui voulaient la prolonger pendant une demi-heure, et au delà, en
éprouver des accidents fébriles qui interrompaient
leur traitement. Une douche trop forte, prise sans
y être arrivé progressivement, entraîne les mêmes

inconvénients. On ne doit jamais faire usage de la douche quand on a la fièvre.

L'âge, la constitution, la force du malade, l'habitude, et la nature de la maladie doivent déterminer la durée de la douche; c'est au médecin, appréciateur de toutes ces circonstances, qu'il appartient de la fixer.

Il est indispensable que le local destiné à donner la douche, soit garni de rampes en bois, servant d'appui; car l'humidité habituelle de ce lieu fait naître des moisissures qui rendent le sol très-glissant et exposent le malade à des chutes.

Dès que le temps de la douche est écoulé, s'essuyer vivement et complétement, puis s'habiller chaudement et se rendre à la promenade; il ne faut pas boire avant le retour complet de la chaleur. Si c'est en hiver, on peut s'habiller dans une chambre modérément chauffée.

Douches ascendantes. Une d'elles a été déjà indiquée (page 217); mais il en est d'autres, auxquelles on doit recourir dans les maladies des yeux, du nez ou de la face. Le jet de l'eau sera nécessairement proportionné, pour la force et le volume, à la délicatesse des parties sur lesquelles on veut agir. L'extrémité du conduit, qui sert à amener l'eau, doit être terminée par un syphon d'un petit diamètre, ou par une plaque métallique percée de petits trous, en forme de tête d'arrosoir; un ro-

binet latéral permet ensuite de graduer à volonté
la force du jet.

Si cet instrument n'existe pas, on peut le remplacer, à peu près, en laissant tomber sur les mains
l'eau d'une douche ordinaire; les gouttelettes qui
jaillissent, par réflexion, sont dirigées sur les parties souffrantes : on modifie la force de la percussion
par l'éloignement ou le rapprochement des mains.

Douches écossaises. Depuis quelques années on
a introduit dans beaucoup d'établissements d'eaux
minérales une douche en pluie, administrée avec de
de l'eau alternativement froide et chaude. La construction de cette douche est très-simple : il faut deux
réservoirs; l'un d'eau froide, l'autre d'eau à trente
degrés centigrades; des conduits, qu'on peut facilement fermer à l'aide d'un robinet, mènent l'eau à
une plaque métallique horizontale, de quarante centimètres de diamètre, percée d'un grand nombre de
petits trous.

Cette douche convient beaucoup aux personnes
faibles, dont la peau réagit mal, ou qui, n'ayant
pas encore l'habitude de la douche froide, la craignent fortement. L'effet de cette douche est facile à
comprendre; il produit des oscillations rapides
dans la circulation de la peau, sans déterminer une
secousse profonde. Cette douche ne doit être considérée que comme moyen préparatoire.

Douches à jets multiples. La construction de

ces douches a beaucoup varié dans ces derniers temps. On a inventé des appareils destinés à être mis dans le cabinet d'une chambre à coucher : ils sont disposés de telle manière que l'eau, placée dans un réservoir supérieur, tombe en pluie, à l'aide d'une plaque percée d'un grand nombre de trous; en même temps l'eau est lancée en jets concentriques par un grand nombre de petits trous faits à la partie interne d'un cercle métallique creux, qui reçoit le liquide par des colonnes latérales communiquant avec le réservoir; enfin, il y a inférieurement une douche ascendante à jets multiples. Toute cette eau retombe dans un bassin en plomb, faisant réservoir inférieur, et dans lequel on puise, à l'aide d'une pompe très-bien imaginée, et qui fait partie de l'appareil, l'eau qui doit être versée dans le réservoir supérieur : une toile cirée, servant d'enveloppe, empêche que l'eau ne tombe sur le plancher au moment où on se lave.

Cet appareil est principalement destiné à l'usage particulier des personnes qui, chaque matin, ont adopté l'usage des ablutions froides.

Douche à irrigation continue. Elle a été employée, très-souvent, dans ces dernières années, pour combattre l'inflammation développée ou tendant à naître, dans un membre fracturé. La construction de l'appareil est très-simple : c'est un seau rempli d'eau froide, dans lequel on plonge un syphon courbé. L'extrémité libre, dont le diamètre est très-étroit, laisse échapper un filet d'eau qui tombe sur la partie malade, nue ou recouverte de compresses. Le membre est placé sur une toile cirée qui fait gouttière et qui conduit, en dehors du lit, l'eau qui s'écoule. Le seau peut être suspendu à une barre transversale, fixée au-dessus du lit, ou placé sur une table élevée. Cet appareil exige beaucoup de surveillance pour que le jet de l'eau ne soit pas interrompu.

Douche en nappe. Je nomme ainsi une sorte de douche que les Allemands appellent *Wellenbad* (bain de flots). Il faut se représenter un espace de deux mètres carrés sur cinquante centimètres de profondeur, rempli par un ruisseau qui coule sans cesse; on ménage le volume de l'eau qu'on laisse pénétrer en donnant plus ou moins d'ouverture à une trappe placée perpendiculairement. Le malade s'assied dans l'eau en face de l'ouverture; on ouvre alors la trappe, et la colonne d'eau qui s'échappe, déplaçant le liquide intermédiaire, vient frapper la partie du corps qu'on veut exposer au choc. Le flot lance une nappe d'eau qui, agissant sur une grande surface, ne heurte pas trop vivement la partie malade. On comprend de suite la puissance de ce moyen; il convient parfaitement dans les engorgements chroniques du foie et des autres organes du bas-ventre.

Aspersions. Elles ont été recommandées par plusieurs auteurs dans les cas de scarlatine grave et de fièvre typhoïde : on les pratique en versant de l'eau, à l'aide d'un arrosoir, sur le malade étendu sur une toile cirée, ou placé dans une baignoire vide. Ce moyen a peu de valeur; il fatigue les malades et les soulage médiocrement.

Lotions. Elles conviennent beaucoup comme moyen hygiénique et thérapeutique. On peut les pratiquer avec une serviette mouillée ou une éponge. Il faut avoir le soin d'exprimer avec force l'eau qui s'y trouve contenue, afin qu'elle n'humecte pas trop les parties, ou qu'elle ne s'échappe point en filets. Les lotions doivent être pratiquées avec précaution. L'homme bien portant se frottera lui-même; il ne découvrira les différentes parties du corps que successivement, et au moment où il se dispose à les mouiller: il frottera jusqu'à ce que le linge s'échauffe, ce qui a lieu très-rapidement; il retrempera son linge dans l'eau froide, le tordra et recommencera ainsi deux ou trois fois. Immédiatement après il s'essuiera et se couvrira.

On agira de la même manière pour l'homme malade; mais s'il a la fièvre, on doit le frotter légèrement et l'essuyer incomplétement, afin de laisser sur la peau une humidité suffisante pour enlever, ou au moins diminuer, l'excès de calorique. La température de l'eau variera selon l'habitude et le degré de chaleur du corps; plus la fièvre sera forte, plus

l'eau doit être froide et les lotions renouvelées
souvent.

Quand les lotions sont employées hygiénique-
ment, il suffit de les répéter matin et soir, en commençant par de l'eau à quatorze degrés centigrades,
pour arriver, progressivement, à six ou sept degrés.

Ablutions. C'est un moyen puissant pour faire
cesser l'engourdissement nerveux et l'affaissement
profond qu'on observe souvent chez les hommes
atteints de fièvres typhoïdes. Les ablutions peuvent être locales ou générales : les premières sont
employées sur la tête pendant que le malade est
dans un demi-bain. On verse lentement et sans secousse de l'eau modérément froide, contenue dans
un verre, un pot ou autre vase à large ouverture :
on agit ainsi pour ne pas ébranler le cerveau, et ne
pas déterminer une réaction fâcheuse; ces ablutions
partielles doivent être répétées pendant un quart
d'heure au moins, en laissant entre chacune d'elles un petit intervalle, afin que le malade puisse
se remettre et reprendre sa respiration.

Les *ablutions générales* se font de deux manières:
on assied le malade sur un tabouret, et on le fait
maintenir par deux aides; lorsqu'il est ainsi placé,
un homme lui lance avec force, sur le dos, un seau
d'eau froide, et on recommence immédiatement
deux ou trois fois. Si le malade est trop faible pour
être assis sur un tabouret, on le met dans une bai-

gnoire vide, et on lui verse sur le dos, jamais sur la tête, l'eau froide contenue dans les seaux.

Les ablutions agissent énergiquement sur le système nerveux, en même temps qu'elles soutirent une grande quantité de calorique. Il n'appartient qu'au médecin de décider combien de fois ce moyen doit être renouvelé dans une même journée.

Immersions. On peut les pratiquer comme le faisait Dupuytren, ou comme le veut le docteur Milius, de Saint-Pétersbourg. Dans la première manière, deux hommes forts prennent le malade, et le font passer entre deux lames d'eau, en commençant par la tête. On recommence plusieurs fois de suite, en ne laissant au malade que le temps de reprendre sa respiration. Ce procédé est difficile; il exige beaucoup de docilité de la part de celui qu'on y soumet.

Le docteur Milius fait mettre le malade sur un drap plié en double, tenu à chaque extrémité par un homme robuste. Une large baignoire, contenant de l'eau froide, reçoit le malade, qui y est plongé entièrement, et qu'on en retire aussitôt. Cette immersion peut être répétée, s'il n'en résulte pas une fatigue et un malaise trop grands.

Ce n'est que dans des cas exceptionnels, appréciés par le médecin, que ces deux procédés doivent être mis en application.

Frictions avec le drap mouillé. Nous n'avons pas

d'expression, en français, pour désigner d'un seul mot l'opération que les Allemands nomment *Abreibung*. Elle consiste en une friction générale, faite à la fois sur tout le corps à l'aide d'un drap mouillé. Voici comment on y procède : un drap de lit ordinaire, de grosseur moyenne, plié selon sa longueur, en cinq ou six doubles, est plongé dans un seau d'eau froide; on l'en retire, on le tord assez fortement, pour qu'il ne s'en écoule aucune goutte d'eau. Le domestique déplie ce drap; il en ramasse, dans les deux mains, le tiers supérieur, qui alors forme des plis transversaux irréguliers. Le malade se déshabille entièrement, et le domestique lui jette aussitôt, au-dessus de la tête, la portion de drap pliée. A l'instant la friction commence. Le malade se frotte lui-même la face, la poitrine, le ventre, les bras; le domestique fait la même opération sur les membres inférieurs et la partie postérieure du tronc. Les frictions, pour être bien faites, exigent un peu d'habitude et d'habileté. Ordinairement on les continue pendant cinq minutes, quelquefois durant un quart d'heure; dans ce cas on remplace le premier drap par un second et quelquefois par un troisième.

La première impression du drap mouillé est pénible; mais les frictions font disparaître promptement la sensation du froid; la peau rougit avec rapidité, et le malade éprouve bientôt un sentiment de bien-être inconnu. Cette opération a moins de puissance que la douche, mais elle en seconde très-utilement les effets.

Les frictions avec le drap mouillé conviennent parfaitement aux personnes qui, sous l'influence d'une irritation chronique du tube digestif, ont constamment la peau chaude et sèche : elles délassent encore merveilleusement l'homme accablé par la fatigue d'une longue marche.

Enveloppements. Il est souvent nécessaire, dans les maladies chroniques, de provoquer la sueur : les moyens inventés par Priessnitz, pour y parvenir, sont extrêmement heureux; ils sont préférables à tous les autres. On procède à l'excitation de la sueur par la *voie sèche* et la *voie humide.* Dans le premier cas, le malade, complétement nu ou seulement recouvert de sa chemise, est enveloppé dans une couverture de laine très-épaisse, les jambes étendues et les bras appliqués le long du corps. C'est un véritable maillot qui l'embrasse et l'enferme hermétiquement. Les jambes et les cuisses sont entourées séparément, et on relève sur les pieds l'extrémité inférieure de la couverture. Supérieurement cet enveloppement doit aller jusqu'au cou, qu'il entoure exactement, sans le serrer : la tête reste nue, complétement libre et légèrement soulevée. Une seconde couverture, souvent une troisième, sont placées comme la première, si ce n'est qu'elles n'enveloppent plus isolément les jambes.

Le malade, ainsi couvert, reste immobile; l'expérience a cependant constaté que des mouvements légers favorisent l'apparition de la sueur; il essaiera donc de se frotter le corps en glissant les mains le long du tronc, et les jambes l'une contre l'autre.

Il est rare que la sueur mette moins d'une heure à se montrer; souvent il faut beaucoup plus, surtout en hiver; dans cette saison il est fréquemment nécessaire d'augmenter le nombre des couvertures, et même d'y ajouter un édredon.

Dès que la sueur commence à sortir, elle s'échappe d'abord de la poitrine, de l'abdomen, de la partie supérieure des cuisses, puis de la face et des membres. Il faut aussitôt ouvrir la fenêtre, afin que le malade respire un air frais et pur, et lui donner à boire, de quart d'heure en quart d'heure, un demi-verre d'eau froide. La sueur augmente alors rapidement, et il n'est pas rare de la voir percer le lit, et même couler sur le plancher. Le malade peut suer pendant une heure, deux heures et quelquefois quatre; tout est subordonné à la nature de son mal et à la force de sa constitution. Il y a des personnes qui suent deux fois par jour, d'abord à quatre heures du matin, puis à la même heure après dîner. Lorsque le malade commence à suer, la face se colore, les yeux s'injectent légèrement, la circulation s'accélère et souvent le pouls bat cent pulsations à la minute. C'est une espèce de fièvre artificielle, déterminée par l'élévation de température.

Les premiers moments de l'enveloppement sont quelquefois pénibles, surtout si le corps est complétement nu; l'excitation produite par le contact de la laine, par la chaleur qui se développe et s'accroît sans cesse, détermine, chez quelques personnes, un malaise intolérable; dans ce dernier cas il faut recourir à l'enveloppement humide, dont nous parlerons bientôt. Chez d'autres le sang se porte un peu au cerveau, malgré l'air frais et l'abondante boisson d'eau froide : alors, on rafraîchit la tête, en lavant la face avec de l'eau froide, ou en plaçant des compresses humides sur le front. Si le calme ne se rétablit pas promptement, il faut faire sortir le malade de la couverture qui l'enveloppe.

Il y a des malades qui s'endorment profondément dès qu'ils sont enveloppés, ce qui est sans inconvénient; d'autres veillent, et cherchent à utiliser leur temps en lisant. On a imaginé, dans ce but, des pupitres qui tiennent ouverts les feuillets du livre, et qu'on tourne aisément à l'aide d'une plume placée dans la bouche. Cette occupation peut nuire, en appelant le sang vers la tête.

La saison, les dispositions organiques individuelles ou accidentelles font varier beaucoup la quantité de sueur sécrétée. On la voit encore chez la même personne alternativement copieuse ou peu abondante, sans qu'on puisse en expliquer la cause.

243

Dès que le temps prescrit pour la durée de la sueur est écoulé, on se fait démailloter, dégager les jambes, mettre des sandales aux pieds ; on se lève en ne conservant qu'une couverture bien appliquée sur le corps, afin qu'elle n'en laisse pas échapper la chaleur, ou plutôt qu'elle l'empêche d'être frappé par un courant d'air froid. On se dirige rapidement vers le bain froid, et on s'y précipite immédiatement : alors se passe la seconde partie de cette opération, déjà décrite plus haut (page 220).

Enveloppement humide. Lorsque le malade est très-irritable, qu'il ne peut pas supporter le contact de la laine ; quand il sue difficilement, que sa peau est sèche, granuleuse, il faut recourir à l'enveloppement dans le drap mouillé. Voici comment on y procède : on place sur un lit ordinaire, deux ou trois couvertures de laine qui ne montent que jusqu'à la hauteur de l'oreiller ; elles sont recouvertes d'un drap de lit, préalablement mouillé, tordu énergiquement par les mains de deux hommes. Ce drap ne descend que jusqu'aux pieds, l'excédant est reporté vers la tête. Cette précaution est prise pour ne pas accumuler trop d'humidité vers les pieds, qui habituellement se réchauffent plus difficilement que les autres parties.

Pour isoler la tête du drap mouillé, on place, sous elle, un oreiller ou simplement un autre drap sec plié en plusieurs doubles.

Le malade, complétement nu, est posé sur le drap mouillé, on lui enveloppe séparément les jambes et les cuisses, et le drap est croisé sur la poitrine, en portant les angles vers le dos. Les couvertures de laine sont repliées ensuite, et de la même manière que dans l'enveloppement sec. L'impression du froid passe rapidement; elle dure rarement au delà de huit à dix minutes. La chaleur transforme bientôt le drap en une large fomentation, qui assouplit la peau et la prépare favorablement à laisser échapper la sueur. Une heure suffit, ordinairement, pour sécher totalement le drap; peu de temps après la sueur commence, et on voit apparaître la série des phénomènes précédemment décrits. On ouvre la fenêtre, le malade boit de l'eau fraîche, enfin il sort du maillot pour se précipiter dans le bain froid.

L'enveloppement humide est souvent employé dans le traitement des maladies aiguës. C'est un excellent moyen pour enlever la chaleur fébrile et rendre rapidement le calme à tout l'organisme; mais alors il faut bien se garder de provoquer la sueur : loin de là, il est indispensable de le renouveler, dès que le drap sèche; on le change quelquefois de demi-heure en demi-heure, même plus souvent, si la fièvre est violente et l'agitation excessive.

Le drap mouillé produit un double effet; il enlève le calorique et il apaise admirablement la soif.

Il est surprenant que les médecins ne se soient pas avisés de recourir plus tôt à ce moyen, puisque l'expérience avait appris depuis longtemps que les marins privés d'eau douce, ont souvent calmé leur soif en s'entourant d'un drap mouillé. L'introduction de ce nouvel agent dans la thérapeutique médicale, rend les plus grands services dans les fièvres typhoïdes; les résultats heureux que j'en ai obtenus ont été si surprenants, qu'ils paraîtraient exagérés, lors même qu'ils seraient racontés avec la plus grande simplicité.

Quand le malade sort du drap mouillé, on le replace tranquillement dans son lit jusqu'au moment où le retour de la chaleur fébrile rend nécessaire un nouvel enveloppement.

Applications topiques. Elles servent à plusieurs usages, et leur action varie selon qu'elles contiennent plus ou moins d'eau.

La *ceinture abdominale* est constamment employée dans les maladies aiguës de l'abdomen, et dans presque toutes les maladies chroniques traitées hydrothérapiquement. Pour appliquer convenablement cette fomentation sur un homme adulte ayant un peu d'embonpoint, il faut prendre une pièce de linge longue de deux mètres et demi, large d'un mètre, et repliée trois fois sur elle-même dans le sens de la longueur. Ces dimensions varieront nécessairement selon le volume du ventre. On trempe la moitié de cette ceinture dans l'eau froide, on la tord, on la roule comme une bande, en commençant par l'extrémité sèche, et on applique aussitôt la partie mouillée sur le ventre; elle doit en faire exactement le tour : si l'inflammation à combattre est vive, il est bien de la mettre en double sur les parois antérieures de l'abdomen. La portion sèche de la ceinture se déroule immédiatement; elle doit recouvrir exactement toute la partie mouillée; on fixe le linge avec une ou plusieurs épingles, et mieux en enfonçant l'angle supérieur de l'extrémité de la ceinture entre cette dernière et le corps. Cette application fait éprouver un instant la sensation du froid; mais elle passe très-vite, et le linge s'échauffe souvent avec une rapidité surprenante.

Le renouvellement de cette ceinture est subordonné à la nature de la maladie qu'on veut combattre, et la promptitude avec laquelle le linge se sèche. Dans les fièvres typhoïdes, quand il y a météorisme et chaleur excessive de l'abdomen, il faut réappliquer la ceinture toutes les heures : le ballonnement du ventre cède alors en très-peu de temps. Dans les affections chroniques il suffit de renouveler la ceinture trois fois dans le jour, et de la mouiller de nouveau au moment où on se couche.

Les *applications topiques* peuvent être faites sur toutes les parties du corps. On se sert pour cela de compresses ordinaires pliées en deux ou trois doubles. Quand il s'agit de combattre une inflammation locale, il faut les presser fortement dans la main, mais ne pas les tordre. Leur application doit être faite avec soin; il est nécessaire d'éviter les plis et les godets. Les compresses mouillées ainsi posées sont recouvertes immédiatement de compresses sèches. En agissant ainsi, on a pour but d'éviter la vaporisation trop prompte de l'eau, et de transformer ce topique froid en une fomentation émolliente. Quand on veut combattre une inflammation locale, il faut toujours avoir soin d'étendre les compresses au delà du mal. Plus la phlegmasie sera vive, plus le renouvellement devra être prompt; rarement, cependant, il doit être plus fréquent que de demi-heure en demi-heure. Ces applications topiques remplacent parfaitement les cataplasmes. On sait que ces derniers n'agissent qu'en raison de l'eau qu'ils contiennent.

Percy a fait des expériences, afin de connaître le meilleur tissu à employer pour l'application des fomentations froides. Il s'est servi de coupons de toile de chanvre et de coton, de morceaux de flanelle, de futaine et de molleton; il les a imbibés complétement d'eau distillée; les a fait suspendre les uns à côté des autres, à la même hauteur, et exposer au même degré de chaleur: il a remarqué que la toile séchait en peu d'instants, que le tissu de coton était moins prompt, que la futaine venaît ensuite, que la flanelle tardait trois fois plus, et que le molleton restait des heures entières, après les autres, avant d'être sec [1]. Percy en a conclu que c'est au molleton qu'il faut donner la préférence.

La conclusion n'est pas rigoureusement vraie. S'agit-il, en effet, d'une inflammation aiguë? l'indi- dication la plus importante est de soutirer de la partie malade le calorique en excès : on n'obtiendra ce résultat qu'en renouvelant souvent les fomenta- tions froides, et non en laissant en permanence un tissu rempli d'eau échauffée.

On sait en outre que la vaporisation de l'eau ne s'opère qu'en enlevant aux corps voisins le calori- que qui lui est nécessaire; loin d'empêcher complé- tement ce phénomène, il faut le favoriser modéré- ment. Agir autrement, c'est n'avoir point de but, ou plutôt c'est ne pas comprendre les effets de l'eau froide sur les parties enflammées. Le linge me paraît donc remplir toutes les indications désirables.

Les *fomentations topiques* peuvent encore être faites avec des compresses mouillées, mais fortement tordues. Les Allemands les appellent *fomentations échauffantes*. Elles sont appliquées hermétiquement, comme les premières, sur les parties souffrantes ou sur d'autres points où on veut faire naître une érup- tion critique. Leur effet est de produire rapidement

---

1 Art. *Eau* du grand Dictionnaire des sciences médicales, p. 488.

une chaleur supérieure à l'état normal, ce qu'on ne pourrait obtenir par aucun autre moyen. Ce résultat a été observé par plusieurs physiciens, notamment par M. Péclet, et la cause n'en a pas été indiquée. Elle me semble cependant facile à trouver; remarquons, en effet, que la compresse froide enlève le calorique de la partie : que cette action momentanée est bientôt suivie d'une réaction légère qui appelle le sang à la peau, et que la chaleur s'y trouve ainsi augmentée. Les sécrétions locales s'activent; les sels de la sueur se dissolvent dans l'eau des compresses, qui devient stimulante. On comprend qu'en répétant cette application topique, pendant des semaines et des mois entiers, il survienne un mouvement fluxionnaire, qui détermine des éruptions ou la formation de petits abcès.

§. 2. Du régime.

———

Longtemps avant que les sciences chimiques n'eussent expliqué les procédés employés par la nature dans l'engraissement des animaux, nous savions qu'on peut, à volonté, augmenter leur embonpoint, les faire maigrir, modifier leurs formes et leur constitution. On n'ignorait pas que c'est au moyen de la nourriture et du régime que les éleveurs de bestiaux obtiennent des résultats souvent surprenants, mais ces faits restaient dans le domaine de l'empirisme : les physiologistes les plus savants s'en occupaient peu, et les médecins les négligeaient complétement; suite fâcheuse de cette disposition générale qui les porte à repousser ce qu'ils ne comprennent pas, ou ce qui paraît en désaccord avec leur théorie médicale. Les esprits distingués commencent à reconnaître, fort heureusement, qu'il peut y avoir quelque chose d'utile et de vrai en dehors des écoles, et ils ne dédaignent plus de l'étudier; déjà nous devons à M. Royer-Collard un article fort bien fait, dans lequel toutes les questions relatives au régime, sont très-habilement traitées. [1]

———

[1] Organoplastie hygiénique, etc. : mémoire lu à l'Académie de médecine dans la séance annuelle du 6 décembre 1842. Gazette médicale, tom. 10, n.º 50. 1842.

«Il y a un siècle environ, dit-il, l'Angleterre n'avait point d'agriculture, et, pour ainsi dire, point de bestiaux. Un homme parut, Bakewell, simple fermier de la paroisse de Dishley, qui entreprit de créer dans son pays des races d'animaux domestiques qui n'eussent pas d'égales au monde. Insouciant de la beauté qui tient à la grâce et à la proportion des formes, il eut uniquement en vue cette beauté purement relative, qui n'est, dans un animal, que la conformation la plus parfaite pour l'usage auquel on le destine. Ainsi, dans les bœufs réservés pour la boucherie, il voulut que les parties charnues qui constituent les morceaux de choix, se développassent avec un volume énorme, au préjudice des parties basses, ou dites de rebut. Après quinze années d'essais, il put montrer une race nombreuse de bœufs, dont la tête et les os étaient réduits aux plus petites dimensions, les jambes courtes, la panse étroite, la peau fine et souple, tandis que la poitrine était vaste, l'intervalle qui sépare les hanches largement développé, et les masses musculaires si considérables, qu'elles formaient à elles seules plus des deux tiers du poids total de l'animal.

«Bakewell jugea que les cornes des bœufs étaient inutiles et souvent dangereuses; il créa des espèces complétement dépourvues de cornes. C'est encore à lui que l'Angleterre doit cette belle race de gros chevaux qui font le service de roulage de Londres.

La réforme des bêtes à laine fut, sans contredit, la plus difficile de ses entreprises, et le plus beau de ses triomphes. Lui seul est parvenu à obtenir chez ses moutons de Dishley la réunion de deux qualités que certains agronomes regardent encore comme presque incompatibles, la finesse de la laine et le développement des parties charnues. La graisse, concentrée dans ces parties, s'y ramasse sous forme de pelote serrée, et communique à la viande une saveur très-remarquable. Du reste, le procédé suivi par Bakewell dans ses expériences consistait dans l'emploi simultané de deux moyens, l'accouplement des animaux de choix dans la génération, et, plus tard, un régime convenable: son art, purement empirique, était devenu un système entre ses mains, et il l'avait réduit en principes.

« Vantez-nous maintenant, s'écrie un écrivain anglais, les Michel-Ange et tous ces statuaires qui façonnent la pierre et le bronze! N'est-ce pas aussi un grand statuaire, ce Bakewell, qui sculpte la vie, qui manie, non pas, comme eux, la matière morte, inerte, sans réaction ni résistance, mais des marbres animés, qu'il faut tailler dans le vif, qu'il faut modeler jusque dans le sang, dans les nerfs, dans le mouvement et la volonté? »

Ce qui se passe chez les animaux, se reproduit plus complétement encore dans les plantes. On connaît depuis longtemps les prodiges de la culture;

on sait qu'elle adoucit les fruits âpres et sauvages; qu'elle réduit les plantes à des formes naines, ou leur fait atteindre des proportions gigantesques. Le tubercule de la pomme de terre a subi toutes les transformations, et M. Vilmorin a trouvé le moyen de développer progressivement, à l'aide des engrais, la racine de la carotte sauvage, naturellement grêle et coriace, et de la changer en une chair épaisse et succulente. Interrogez le jardinier, étudiez ses procédés, et bientôt vous reconnaîtrez que c'est en ménageant les engrais, ou mieux la nourriture, en la donnant avec abondance, en la modifiant selon le besoin ou le but qu'il veut atteindre, qu'il parvient à changer toutes les parties du végétal. Les organes sexuels sont transformés en pétales; les pepins, les noyaux des fruits sont enveloppés d'une pulpe charnue, et les épines deviennent, à volonté, des tiges et des feuilles.

Les plantes et les animaux éprouvent donc des changements extraordinaires sous l'influence de l'alimentation; l'homme lui-même n'échappe pas à cette loi générale; on peut, à volonté, augmenter sa force musculaire, diminuer son embonpoint, ou développer spécialement un seul organe. Depuis longtemps l'Angleterre nous offre, sous ce rapport, des exemples étonnants. On sait qu'il existe en ce pays des athlètes qui se livrent à la lutte, à la course à pied ou à cheval : ce sont les boxeurs, les coureurs et les jockeys. Ces hommes se préparent à exercer leur profession avec succès, en se soumettant à des pratiques particulières, appelées l'*entraînement* et la *condition*. L'ouvrage de sir John Sinclair et le mémoire de M. Royer-Collard contiennent, sur ce sujet, des faits extrêmement curieux.

Les boxeurs sont des hommes robustes, âgés de dix-huit ans au moins et de quarante ans au plus; lorsqu'ils combattent ils sont nus jusqu'à la ceinture; dans la lutte ils se lancent de vigoureux coups de poings, qui suffisent pour étourdir ou renverser l'adversaire le plus solide. On a vu des boxeurs tomber et se relever trente et quarante fois durant un combat d'une heure et demie. « Il y a quinze ans environ, dans une lutte célèbre entre les boxeurs Maffey et Maccarthy, qui dura quatre heures quarante-cinq minutes, l'un des deux tomba étourdi cent quatre-vingt-seize fois.[1] » Et cependant, chose remarquable, il ne reste, après quelques jours, aucune trace de ces coups, en apparence si terribles. Comment ces hommes se sont-ils ainsi modifiés? l'expérience répond : c'est par le régime; c'est-à-dire, par l'alimentation et quelques moyens accessoires.

Le régime des coureurs, pendant la *condition*, est analogue, sous quelques rapports, à celui des boxeurs ; sous d'autres, il est différent : le but

[1] Royer-Collard, mém. cité. page 789.

n'est point le même. Chez ceux-ci on voulait surtout augmenter les forces; chez ceux-là, on veut
en même temps diminuer le poids du corps et développer la puissance de la respiration. Un coureur,
après deux jours *d'entraînement*, diminue d'un
poids de 18 livres, et, après cinq jours, de 25 livres.
Un homme qui pesait 120 livres, se trouve ordinairement réduit, en quinze jours et quelquefois moins,
à 80 livres. D'un jour à l'autre, on sait ce qu'ils doivent perdre. A la suite d'un tel traitement le coureur
est devenu, non-seulement moins pesant, mais
mieux portant, et plus fort. Il ne pouvait courir
l'espace d'un mille sans perdre haleine; après l'entraînement, il court facilement 25 milles. Il y a, en
Angleterre, des coureurs qui ont fait 25 milles par
jour, à reculons, pendant six semaines.

Chez le boxeur les membres ont singulièrement
augmenté de volume. Les muscles sont durs, saillants, et très-élastiques au toucher; ils se contractent
avec une force extraordinaire sous l'influence du
choc électrique. L'abdomen est effacé; la poitrine
est saillante en avant; la respiration est ample, profonde et capable de longs efforts. La peau est devenue très-ferme, mais lisse, nettoyée de toute éruption pustuleuse ou squammeuse, très-transparente.
On attache une grande importance à cette dernière
condition. Quand la main d'un homme, convenablement préparé, est placée devant une bougie allu-

mée, il faut que les doigts soient d'une belle transparence rosée.

Quant aux pratiques fondamentales de l'entraînement, voici comment M. Royer-Collard les expose : « Ce régime, qui dure plus ou moins longtemps, selon les vues qu'on se propose et l'état de celui qui le subit, se compose, pour les boxeurs et les coureurs, de deux opérations distinctes et successives. On commence par débarrasser le corps de la graisse et du superflu des liquides qui abreuvent le tissu cellulaire; on y parvient à l'aide des purgatifs, des sueurs et de la diète. On insiste plus fortement sur l'emploi de ces moyens chez le coureur que chez le boxeur. Si on se bornait à cette première opération, ainsi qu'on le fait pour les jockeys, il est clair que ces évacuations exténueraient l'homme le mieux portant; mais on passe bientôt à la seconde, qui a pour but de développer les muscles et de donner plus d'énergie aux fonctions nutritives; ce qui s'obtient par un exercice graduel et régulier, combiné avec un système convenable d'alimentation. Celui qui doit courir n'est pas nourri comme celui qu'on prépare pour la lutte : au premier on ne permet qu'une petite quantité d'aliments, plutôt excitants que substantiels; pour le second, on choisit des aliments qui, sous un petit volume, fournissent aux organes des matériaux essentiellement réparateurs; c'est-à-dire, après avoir évacué au dehors les parties inutiles, on reporte, pendant quelque temps, le mouvement nutritif sur les muscles; on ne s'occupe plus que d'eux; on les développe presque seuls. Enfin, les dispositions morales sont aussi l'objet d'un soin particulier. L'homme qu'on *entraîne* est constamment accompagné de l'entraîneur; celui-ci s'occupe de l'amuser par des histoires gaies et plaisantes, d'écarter de lui toutes les circonstances qui pourraient lui causer de l'impatience et de la colère; en un mot, on lui apprend le sang-froid, le courage, l'égalité d'âme; qualités aussi nécessaires dans le combat que la force musculaire elle-même. Il y a, en Angleterre, des entraîneurs célèbres, comme des boxeurs et des coureurs célèbres; ainsi les capitaines Godefroy et Barclay, le colonel Mellish, sir James Parkins, le docteur Robinson, etc. »

Voilà donc l'influence de l'alimentation et du régime, sur tous les êtres vivants, démontrée par des expériences nombreuses, irrécusables. Mais là ne s'arrête point l'observation; on sait encore par des faits accidentels, ou des recherches directes, qu'une alimentation vicieuse ou incomplète amène des altérations profondes dans l'organisme. C'est ainsi que naissent le scorbut et le rachitisme. Cette dernière maladie, si bien étudiée par le docteur J. Guérin [1],

---

1. Mémoire sur les caractères généraux du rachitisme; par le docteur J. Guérin. Paris, 1839.

amène, chez les enfants, le ramollissement des os
et la déformation de toutes les pièces du squelette.
Ce savant médecin la détermine, à volonté, chez les
jeunes chiens, en leur donnant une nourriture im-
propre à la solidification des tissus osseux.

Ces faits étaient connus depuis longtemps, mais
négligés par les médecins, lorsque la science s'en
empara et vint leur donner une importance considérable. Il y a peu d'années on répétait encore,
dans les ouvrages de physiologie, le vieil adage
d'Hippocrate, proclamant qu'il y a *plusieurs espèces
d'aliments, mais qu'il n'y a qu'un aliment :* ce qui
voulait dire que les diverses substances alimentaires
étaient converties en un seul fluide réparateur toujours identique, le chyle, destiné à suffire à tous les
besoins de l'organisme. Des expériences directes ont
démontré que cette croyance était tout à fait erronée.

On a nourri des chiens avec de la gélatine, de la
fibrine, de l'albumine[1], et aucune de ces substances,
prises isolément, n'a pu entretenir la vie. Les animaux se sont dégoûtés très-vite de la gélatine,
même lorsqu'elle était assaisonnée, et ils sont morts
le 20.e jour au plus tard. On pouvait admettre que

1 Rapport fait à l'Académie des sciences au nom de la commission dite *de la Gélatine.* — Commissaires : MM. Thénard,
d'Arcet, Dumas, Flourens, Breschet, Serres, Magendie *rappor-
teur.* Comptes-rendus hebdomadaires des séances de l'Académie
des sciences. Tom. 13, in-4.º, 1841.

la gélatine n'avait, par elle-même, aucune qualité nutritive, et les expériences ont été répétées avec de l'albumine et de la fibrine pures. Les chiens ont promptement refusé ces aliments, et ils sont morts d'inanition. Une expérience curieuse a permis de constater que les substances organiques primitives, lors même qu'elles sont unies aux principes sapides de la viande, ne contiennent pas des éléments réparateurs suffisants. Un chien de forte taille fut nourri exclusivement avec la fibrine du sang de bœuf, bien lavée et arrosée avec du bouillon gras de la compagnie hollandaise; l'animal était vif, bien portant, il pesait 15 kilogrammes. Le 31.ᵉ jour de l'expérience il avait perdu deux kilogrammes de son poids, et, à partir de ce moment, il resta sans manger à côté d'un kilogramme de fibrine divisé en deux parties, dont l'une était cuite dans le bouillon et l'autre était crue: l'animal mourut le 35.ᵉ jour.[1]

Toutes ces recherches ont été très-habilement variées par les membres de la commission nommée par l'Institut; ils ont été amenés à conclure que la gélatine, l'albumine, la fibrine, prises isolément, n'alimentent les animaux que pour un temps très-limité et d'une manière fort incomplète; que ces mêmes principes immédiats, artificiellement réunis, et rendus d'une agréable sapidité par l'assaisonne-

---

[1] Ouvrage cité, page 274.

ment, sont acceptés avec plus de résignation, et plus longtemps, que s'ils étaient isolés; mais, en définitive, qu'ils n'ont pas une meilleure influence sur la nutrition; car les animaux qui en mangent, même à des doses considérables, finissent par mourir avec tous les signes d'une inanition complète.

Les chimistes sont venus alors nous expliquer ces remarquables résultats. Ils ont démontré, par des expériences d'une admirable sagacité, que les animaux ne créent pas de matières organiques; qu'ils trouvent dans les substances alimentaires tous les éléments nécessaires à la conservation et au développement de leurs organes, et qu'ils ne font que se les assimiler. Si donc il arrive que l'économie ne reçoive pas les substances destinées à remplacer celles qui ont été éliminées, le corps maigrira, et l'épuisement successif de l'un ou de plusieurs de ses éléments constituants, amènera inévitablement la mort.

Il faut donc que les aliments contiennent de l'albumine pour réparer l'albumine détruite; de la fibrine, pour nourrir les muscles; des carbonates, des phosphates calcaires pour les os; de la graisse pour remplacer celle qui alimente sans cesse la combustion opérée pendant l'acte de la respiration.

Les travaux de MM. Dumas[1], Boussaingault[2], Lie-

1 Leçon sur la statique chimique des êtres organisés, par M. Dumas. Paris, 1841; in-8.°

2 Recherches relatives à l'influence de la nourriture des vaches

261

big¹, Payen², semblent ne laisser aucun doute sur cette importante question. Ce n'est pas qu'il n'y ait encore, entre ces savants, quelques dissidences sur des questions secondaires, notamment sur la forma- tion de la graisse, mais cela n'altère en rien l'exac- titude des faits rapportés.

Le physiologiste ne s'arrête point là; il doit inter- roger l'influence que chaque organe exerce sur les transformations successives des substances alimen- taires introduites dans le tube digestif, et faire une juste application des travaux de MM. Tiedemann et Gmelin³, Leuret et Lassaigne⁴, Sandras et Bouchardat.⁵

sur la quantité et les principes du lait. Annales de chimie et de physique; tom. LXXI, pag. 65.

1 Chimie organique appliquée à la physiologie animale et à la pathologie, par J. Liebig; un vol. in-8.º Paris, 1842. — Sur la for- mation de la graisse dans le corps animal, par J. Liebig; *Annalen der Chemie und Pharmacie*. Vol. XLV, cah. 1, pag. 112; et Jour- nal de pharmacie et de chimie, 3.ᵉ série, t. III, p. 188. Mars 1843.

2 Recherches sur l'engraissement des bestiaux et la formation du lait, par MM. Dumas, Boussaingault et Payen. Compte-rendu des séances de l'Académie des sciences; tom. XVI, pag. 345. Paris, 1843; in-4.º — Même volume, pag. 567.

3 Recherches expérimentales physiologiques et chimiques sur la digestion, par Tiedemann et Gmelin; trad. de l'allemand par Jourdan. Paris, 1826.

4 Recherches physiologiques et chimiques pour servir à l'histoire de la digestion, par Leuret et Lassaigne. Paris, 1825; un vol. in-8.º

5 Recherches sur la digestion, par MM. Bouchardat et Sandras. Mémoire lu à l'Académie royale des sciences. — Voy. Annuaire de thérapeutique pour 1843.

Ces derniers auteurs viennent de démontrer que le liquide sécrété par l'estomac doit à de faibles proportions d'acide chlorhydrique, la propriété de dissoudre les substances albumineuses contenues dans les aliments, et qu'il résulte de là que l'absorption se fait immédiatement dans le ventricule; les corps gras, au contraire, descendent dans le duodénum, où ils provoquent l'afflux de la bile qui, mélangée avec eux, les fait passer promptement à l'état d'émulsion. La connaissance de ces phénomènes fait comprendre l'utilité de s'abstenir des substances grasses quand le foie est malade; car la première condition du traitement est de ne pas fatiguer l'organe souffrant.

Jusqu'à ce moment tous les tissus sont supposés à l'état normal; mais il arrive fréquemment que des organes éprouvent des altérations locales, ou que l'organisme entier se trouve sous l'influence de principes morbides qui empêchent ou modifient la nutrition. C'est ainsi qu'on voit les os devenir friables sous l'influence du cancer, du virus syphilitique; des concrétions calcaires se former près des articulations chez les goutteux, etc. On conçoit que, dans de telles conditions, les éléments nutritifs, quelles que soient leur qualité et leur quantité, se trouvent impuissants à réparer les pertes de l'organisme.

La première indication à remplir doit être alors la destruction des causes qui s'opposent à la nutrition; lorsqu'on a été assez heureux pour y parvenir, soit par l'emploi intelligent des moyens hydrothérapiques, soit par des médicaments dont l'efficacité est démontrée par une longue expérience, il ne reste plus qu'à choisir les aliments propres à réparer les pertes causées par la maladie et le traitement; ces aliments doivent être en rapport avec les besoins déterminés par l'âge, la constitution générale, et la force des organes qui ont le plus souffert.

Si ces règles sont bien comprises, et surtout bien appliquées, il n'y a pas d'exagération à dire qu'elles donnent aujourd'hui la puissance de modeler le corps à volonté, de développer les muscles chez ceux qui les ont faibles, de faire dominer le système sanguin là où il y avait exubérance lymphatique, d'expulser ou d'annihiler les agents morbifiques, et, par suite, de rendre à la force vitale son énergie et sa liberté.

Le régime doit donc être considéré comme un élément essentiel du traitement hydriatique; et c'est un tort sérieux de l'avoir négligé jusqu'à présent.

§. 3. De l'air atmosphérique.

La terre est entourée de toute part d'un fluide élastique et pesant, auquel on a donné le nom d'air atmosphérique. Transparent et incolore, quand il est en petite quantité; d'une couleur bleue, lorsque le soleil en éclaire une grande masse, ce fluide n'est dans son état de pureté que dans les régions éloignées de la terre : il est le principal agent de transmission des ondes sonores; la lumière et le calorique le traversent avec facilité.

La pesanteur de l'air, soupçonnée par les anciens, a été démontrée par Galilée, et confirmée par les belles expériences de Toricelli. Aujourd'hui on connaît avec exactitude, on a même calculé le poids total de l'atmosphère qui enveloppe notre globe. La pression de l'air s'exerce dans tous les sens; de haut en bas, de bas en haut, latéralement, sur tous les points des corps avec lesquels ce fluide est en contact. Mais il ne suffit pas de savoir que l'air est pesant, il est encore utile d'avoir, à chaque instant, la mesure de cette pesanteur. Pour l'obtenir, on a inventé plusieurs procédés, au nombre desquels se trouve l'introduction du mercure dans un tube de verre, ce qui constitue le baromètre, instrument précieux, complétement ignoré des anciens. On sait que la colonne de mercure qu'il renferme, éprouve, dans sa hauteur, de fréquentes variations, mais qu'au niveau de la mer, et pendant un temps calme, elle s'élève à 76 centimètres. Cette colonne métallique a un poids qui répond précisément à celui d'une colonne d'air de même diamètre. Ce fait étant acquis, on a pu, connaissant la surface totale de la terre, calculer la pesanteur de l'atmosphère qui l'enveloppe et la comprime.

On est également parvenu, par des calculs, à démontrer que la surface du corps d'un homme de taille moyenne est pressée d'un poids de 16,000 kilogrammes; poids énorme, il est vrai, mais qu'on supporte avec facilité, parce qu'il agit dans tous les sens avec une égalité parfaite.

L'expérience ayant démontré que, plus on s'élève, plus la colonne de mercure descend, on a dû en conclure que la couche d'air qui enveloppe la terre a une hauteur limitée; en effet, les physiciens ont reconnu que l'atmosphère ne s'étend pas au delà de cinquante-six à soixante kilomètres.

La densité de l'air varie; les couches supérieures sont nécessairement plus légères, c'est-à-dire, contiennent beaucoup moins de molécules dans un espace donné, que les couches inférieures qui

supportent tout le poids de la colonne atmosphérique.

L'homme ne peut pas vivre à toutes les hauteurs;
il arrive un moment où les éléments nécessaires à
la respiration sont en trop petite quantité pour suffire aux besoins de la vie. On sait que les animaux,
et même les végétaux, ne peuvent subsister sur les
hautes montagnes. A la hauteur de 2000 toises les
arbres ne croissent plus; on trouve bien encore sur
la terre un gazon maigre et chétif, mais à 3300 toises au-dessus du niveau de la mer, toute trace de
végétation disparaît.

Quelques voyageurs se sont cependant élevés à
des hauteurs considérables, sans en éprouver d'accidents sérieux. Les observateurs envoyés pour mesu-
rer la terre sous l'équateur, ont vécu, durant un
temps assez long, sur la crête du mont Pichincha,
qui a 2471 toises et demie au-dessus du niveau de
l'Océan. Mais la plus grande élévation qu'on ait
atteinte, est celle de 3600 toises. C'est M. Gay-
Lussac qui, parti du Conservatoire des arts et mé-
tiers, dans un aérostat, en 1804, est parvenu à cette
prodigieuse hauteur.

C'est à la pesanteur de l'air que nous devons la conservation des formes de notre corps et le libre exercice de toutes nos fonctions. Si nous admettions,
par la pensée, que la pression atmosphérique cessât
de s'exercer, il en résulterait, à l'instant même, une

perturbation profonde, qui anéantirait l'existence de tous les êtres de la nature : les fluides passeraient immédiatement à l'état de gaz; les solides, distendus à l'excès, se rompraient avec éclat, et tous les éléments se dissocieraient avec rapidité. Voyez ce qui se passe quand, par l'application d'une ventouse, on soustrait une petite partie de notre corps à la pression de l'atmosphère; aussitôt elle se gonfle, les fluides y abondent, ils font effort pour sortir, et quelquefois ils transsudent à travers la membrane cutanée. Une partie de ces phénomènes se représente quand on s'élève à une grande hauteur. Alors surviennent un sentiment profond de malaise, disposition au vomissement, fatigue extrême au moindre mouvement, respiration laborieuse et rapide, tintement d'oreille, hémorrhagie nasale, et quelquefois hémoptysie. Mais c'est surtout quand on gravit une haute montagne que tous ces accidents se produisent.

Des phénomènes tout opposés se manifestent si on habite des lieux bas et humides. Alors les sécrétions cutanées se font mal, l'appétit est faible, les urines sont abondantes et claires, les forces musculaires s'affaiblissent, et le corps a une tendance à prendre de l'obésité. Il est donc avantageux pour la santé d'éviter les extrêmes : en effet, voyez les montagnards qui vivent sur des coteaux bien exposés, au-dessus de larges vallées, loin des grands fleuves ou des plaines marécageuses; ils sont vifs, gais, alertes, bien musclés, et leurs poumons fonctionnent avec une admirable facilité.

Mais ce n'est pas seulement par sa pesanteur que l'air atmosphérique agit sur nous; il sert encore à entretenir la respiration et à répandre la chaleur dans toutes les parties de notre corps. Sa composition chimique est très-simple; les recherches de MM. Dumas et Boussaingault ont reconnu de nouveau, il y a peu de temps, que l'air est un mélange de deux gaz principaux, l'oxigène et l'azote, dans des proportions fort différentes. Ce fluide renferme, en poids, 2,300 d'oxigène, pour 7,700 d'azote, et en volume, 208 du premier pour 792 du second.

L'air renferme en outre de $\frac{4}{10000}$ à $\frac{6}{10000}^{es}$ d'acide carbonique en volume, soit qu'on le prenne à Paris ou à la campagne. Il contient encore de la vapeur d'eau en proportion variable, et une petite quantité de gaz hydrogène carboné, qu'on nomme gaz hydrogène des marais, et que les eaux stagnantes laissent dégager à chaque instant. L'air constitue donc un mélange d'oxigène, d'azote, d'acide carbonique et de gaz des marais. [1]

Pendant l'acte de la respiration, tous les animaux prennent à l'air une partie de son oxigène, et remplacent ce gaz par de l'acide carbonique. L'atmo-

---

[1] Dumas, Statique chimique.

sphère devient ainsi un vaste laboratoire de chimie, où les éléments s'unissent et se dissocient sans cesse, pour entretenir l'existence de tous les êtres vivants et opérer de merveilleuses transformations. Les plantes n'échappent pas à cette loi; elles respirent, comme les animaux, mais seulement sous l'influence solaire. Pendant le jour elles laissent échapper l'oxigène, tandis qu'à l'ombre et pendant la nuit elles dégagent, au contraire, de l'acide carbonique. On a cru longtemps que ces exhalaisons végétales devaient troubler la pureté de l'air, surtout dans les lieux où les arbres sont en grand nombre. Les recherches modernes n'ont pas confirmé cette opinion. Il est bien vrai que les végétaux répandent souvent, à l'époque de la floraison, des corpuscules odoriférants qui, souvent, portent atteinte à la santé; mais ce ne sont que des corps étrangers tenus en suspension dans l'air, sans action sur sa composition chimique.

« L'atmosphère nous apparaît donc, dit M. Dumas, comme renfermant les matières premières de toute l'organisation; les volcans et les orages comme les laboratoires, où sont façonnés d'abord l'acide carbonique et l'azotate d'ammoniaque, dont la vie avait besoin pour se manifester ou se multiplier.

« A leur aide la lumière vient développer le règne végétal, producteur immense de matière organique; les plantes absorbent la force chimique qui leur vient du soleil pour décomposer l'acide carbonique, l'eau et l'azotate d'ammoniaque, comme si les plantes réalisaient un appareil réductif supérieur à tous ceux que nous connaissons; car aucun d'eux ne décomposerait l'acide carbonique à froid.

« Viennent ensuite les animaux, consommateurs de matière, et producteurs de chaleur et de force, véritables appareils de combustion. C'est en eux que la matière organisée revêt sa plus haute expression sans doute; mais ce n'est pas sans en souffrir qu'elle devient l'instrument du sentiment et de la pensée; sous cette influence, la matière organisée se brûle, et en reproduisant cette chaleur, cette électricité qui font notre force, et qui en mesurent le pouvoir, ces matières organisées ou organiques s'anéantissent pour retourner à l'atmosphère, d'où elles sortent.

« L'atmosphère constitue donc le chaînon mystérieux qui lie le règne végétal au règne animal. [1] »

Mais cet heureux équilibre cesse quand les animaux sont réunis en grand nombre dans un petit espace. L'air qui sort des poumons est rapidement modifié dans sa composition, et s'il n'est pas renouvelé, la vie devient impossible. Quand l'oxigène diminue, la combustion se ralentit et cesse. Voyez ce qui se passe dans une salle de spectacle, dans un salon où la foule se presse : les lumières languis-

---

1 Dumas, ouvrage cité, pag. 10 et 11.

sent et menacent de s'éteindre. On estime qu'il faut, pour que l'air non renouvelé soit encore respirable, qu'il contienne au moins un dixième d'oxigène, et qu'on n'y trouve pas plus d'un sixième d'acide carbonique. [1]

Le fait le plus effrayant qui ait été rapporté sur les effets d'un air altéré par la respiration d'un grand nombre de personnes, se trouve dans l'histoire des guerres des Anglais dans l'Indostan : cent quarante-six prisonniers furent enfermés dans une chambre de vingt pieds carrés, qui n'avait d'autre ouverture que deux petites fenêtres donnant sur une galerie. A deux heures du matin il n'y en avait plus que cinquante vivants; et à la pointe du jour, lorsque la prison fut ouverte, de cent quarante-six hommes qui y étaient entrés, il n'en sortit que vingt-trois vivants; ils étaient dans l'état le plus déplorable qu'on puisse imaginer.

Puisque l'air se vicie partout où il y a de grands rassemblements d'hommes, on doit comprendre que l'atmosphère des grandes villes ou leur voisinage n'est pas favorable au rétablissement de la santé.

D'après les considérations précédentes il devient facile de préciser les lieux où il convient de fonder des établissements hydrothérapiques. Il faut évidem-

---

1 Manuel d'hygiène publique et privée, par L. Deslandes. Paris, 1827 ; un vol. in-12, pag. 103.

ment qu'ils ne soient situés ni dans la plaine, ni sur une montagne trop élevée; on évitera le voisinage d'un grand fleuve, des eaux stagnantes, des fabriques d'où s'échappent des émanations malfaisantes. Il est nécessaire que l'air circule avec facilité, et qu'il ne soit point retenu emprisonné dans une vallée étroite et profonde.

La meilleure situation pour un établissement hydriatique est à mi-côte, sur une colline abritée des vents du nord, bien exposée à l'est et au sud; éloignée des montagnes opposées, et abondamment sillonnée par des ruisseaux d'une eau fraîche et limpide.

§. 4. Du mouvement.

En étudiant attentivement les diverses modifications qui s'opèrent dans le corps d'une personne en repos ou en mouvement, on reconnaît bientôt l'utilité, la nécessité de l'exercice. Une loi de la nature veut que le sang se porte avec activité partout où il y a action, mouvement.

Remarquez ce qui se passe chez l'homme de cabinet, chez la femme qui reste, presque toute la journée, sur le canapé de son salon. L'un et l'autre ont les pieds froids, les organes digestifs souffrants, les nerfs irritables, et la tête souvent lourde ou douloureuse. Comparez l'artisan qui, sans cesse occupé, s'agite, fait des efforts, met toutes les parties de son corps en mouvement; il digère parfaitement, conserve sa gaieté, et présente tous les signes d'une excellente santé. L'inaction devient donc une cause de maladie. En effet, les personnes qui ont le triste privilége de ne rien faire, s'ennuient, n'éprouvent qu'incomplétement le sentiment de la faim, et, pour le provoquer, elles stimulent l'appétit par des mets excitants, quelquefois par des liqueurs fortes; elles exaltent leur imagination par des lectures passionnées ou des plaisirs énervants. La stimulation du cerveau et l'excitation de l'estomac ne tardent pas à ébranler tout l'organisme; les fluides s'altèrent, le sang transporte au loin les principes morbifères qu'il renferme, le trouble s'étend à toutes les parties, la santé est définitivement et sérieusement compromise.

Le mouvement développe puissamment la chaleur; il provoque la sueur quand il est soutenu pendant un temps suffisamment long; l'exercice trop prolongé, ou poussé à l'excès, produit la fatigue et l'épuisement.

Mais il ne suffit pas d'exposer ces généralités, il faut que nous examinions les effets généraux et partiels du mouvement, que nous analysions chacun de ses phénomènes, et que nous considérions rapidement l'influence du mouvement spontané ou communiqué.

Pour bien comprendre les résultats généraux du mouvement, étudions d'abord l'un des faits partiels les mieux connus.

Chacun a vu, lorsqu'on pratique une saignée au bras, que le sang s'échappe avec plus de facilité et de force, qu'il coule en plus grande abondance, quand on fait mouvoir les doigts, en agitant un corps dans la main. Cette expérience démontre que le mouvement accélère la circulation, et que les muscles, en se contractant, expulsent les fluides qu'ils contiennent.

Cet effet, cependant, ne s'opère que sur les petits vaisseaux; car les gros troncs sont si admirablement protégés par les dispositions anatomiques, que la contraction musculaire ne peut jamais s'opposer au passage du sang. Admettons maintenant que beaucoup de muscles entrent en mouvement, mais d'une manière lente et successive, ainsi que cela a lieu dans la marche; la circulation s'accélérera, la chaleur se répandra uniformément, les fonctions principales seront légèrement activées. Si l'exercice est beaucoup plus violent, comme dans la course, les muscles, alors, se contractent avec énergie et presque tous à la fois; ils expulsent le sang contenu dans les vaisseaux capillaires et dans la trame organique, et le refoulent vers la peau, dont toutes les fonctions s'activent à l'instant; elle rougit, la sueur coule: le sang, poussé avec violence vers les organes intérieurs, engorge les poumons, s'accumule dans le cœur: de là fréquence extrême des mouvements de cet organe, respiration courte et haletante, quelquefois hémoptysie subite; le foie, la rate se distendent à l'excès, ils deviennent douloureux, enfin, le cerveau s'injecte et la congestion est imminente. Voilà donc, à l'exception des muscles, tous les organes gorgés de sang, et préparés, en quelque sorte, au développement de l'inflammation.

Il ne faudra, pour amener ce dernier résultat, qu'un refroidissement subit de la peau ou de la membrane muqueuse intestinale. Le sang qu'elles contiennent, étant à son tour refoulé vers les organes profonds, les globules, pressés en trop grand nombre dans les vaisseaux capillaires, sont arrêtés dans leur marche, et la phlegmasie éclate.

Voyons maintenant les phénomènes physiologiques qui se passent quand, le corps étant en repos, la sueur est provoquée par une température élevée. La chaleur extérieure excite la peau, y appelle le sang, les sécrétions augmentent, la sueur apparaît. On sait que la vaporisation de l'eau ne s'opère qu'en enlevant du calorique aux corps environnants : la sueur est donc un admirable moyen, employé par la nature, pour empêcher l'introduction du calorique, et maintenir les organes intérieurs à leur température normale. Ce phénomène est celui qu'on observe dans les *alcarazas*, vases poreux, qui, laissant transsuder une petite quantité d'eau, servent à rafraîchir le liquide contenu dans l'intérieur, lors même que la température atmosphérique est extrêmement élevée. L'homme immobile sur son lit, ou placé dans un bain de vapeurs, ne fatigue aucune des parties de son corps; l'introduction d'un air frais dans les poumons, ou d'un liquide froid dans l'estomac, peut alors impunément refouler le sang vers les organes profonds, et cet effet sera sans inconvénient, puisque le fluide déplacé est en trop petite quantité pour occasionner une phlegmasie dans des tissus sains, dont les vaisseaux ne sont pas distendus par un engorgement accidentel. Je dirai plus; l'introduction de l'eau froide et de l'air frais, fait un grand bien. Remarquez, en effet, que l'excitation de la peau, produite dans le but de provoquer la sueur, ne tarde pas à déterminer l'accélération du pouls; il bat 80, quelquefois 100 pulsations par minute; il y a véritablement fièvre. Les sympathies étroites qui lient la peau aux membranes muqueuses pourraientfort bien entraîner un état passager d'excitation vers ces dernières, si l'introduction du froid ne venait s'emparer du calorique dès qu'il tend à se produire avec excès; il est donc très-utile de faire boire frais et d'ouvrir la fenêtre, lorsque le corps, bien exactement enveloppé dans les couvertures, est couvert de sueur.

Puisque toutes les parties intérieures restent à l'état de calme, il n'y a donc que la peau qui soit excitée, rouge, souffrante par l'accumulation de sang et par le calorique qui tend sans cesse à la pénétrer. Qu'en résultera-t-il, si on fait cesser tout à coup cet état par l'immersion dans l'eau froide? la peau perdra, à l'instant, le calorique qui la fatiguait; le sang, refoulé momentanément vers les muscles, sera bientôt rappelé vers l'enveloppe cutanée, où va s'opérer une réaction rapide sous l'influence du frottement et du mouvement : les congestions internes qui tendaient à s'opérer disparaîtront, à moins qu'on ne prolonge à l'excès l'action de froid. Le calme étant ainsi rétabli dans tout l'organisme, on éprouve aussitôt un sentiment de bien-être et de force inconnu jusqu'alors.

C'est ainsi que s'expliquent, physiologiquement, ces phénomènes considérés, jusqu'à présent, comme très-extraordinaires; si les médecins les eussent compris plus tôt, ils auraient reconnu l'innocuité des bains russes et l'utilité de l'enveloppement, pour produire la sueur dans la méthode hydrothérapique. Ces raisonnements font encore connaître pourquoi on peut boire froid, prendre des glaces, quand la sueur est provoquée par la chaleur de l'été, ou lorsqu'on est dans un bal où la foule se presse, tandis qu'on court des dangers sérieux, en faisant les mêmes choses, quand la chaleur du corps résulte des efforts et de la fatigue.

Un exercice violent agite, dérange tous les organes; aussi ne peut-il être soutenu longtemps; dès qu'on s'arrête, on éprouve un sentiment profond de lassitude et d'épuisement; il convient donc de régler convenablement les mouvements. Il faut préférer la marche à toute autre allure; elle suffit pour activer toutes les fonctions organiques; il est nécessaire d'en proportionner la vitesse aux forces individuelles et de s'y livrer, autant que possible, sur des terrains accidentés et bien exposés. Quand on est fort, qu'on ne souffre ni du cœur, ni des poumons, que le foie et la rate sont sains, il faut préférer la montagne à la plaine.

Nous avons déjà dit que l'exercice accélère toutes les fonctions; en effet, la circulation est plus rapide, ce qui augmente la chaleur et presque toutes les sécrétions. Il en résulte que l'homme en mouvement fait plus de pertes que lorsqu'il est en repos, et qu'il éprouve promptement le besoin de les réparer par les aliments. On doit comprendre actuellement la nécessité de ne pas rester en repos, quand on boit une grande quantité d'eau froide; car l'exercice dissipe avec rapidité le refroidissement intérieur qu'elle occasionne, il active les sécrétions et favorise la prompte élimination du fluide surabondant par la peau, les reins, les poumons.

Si l'on voulait boire beaucoup d'eau, en restant en repos, il en résulterait inévitablement des accidents qui tiendraient au refroidissement trop prolongé des organes intérieurs et aux modifications qui s'opéreraient dans la composition normale de nos fluides.

Les mouvements partiels sont très-utiles pour rendre la souplesse aux parties qui souffrent depuis longtemps. Lorsque les articulations restent immobiles, la sécrétion de la synovie diminue, quelquefois les surfaces articulaires s'enflamment, contractent des adhérences, et l'ankylose survient. Ces mouvements doivent être nécessairement limités par la douleur et la gêne qu'on éprouve; si on n'en tenait pas compte, et qu'on voulût aller au delà, l'inflammation augmenterait infailliblement. Il faut donc faire ces mouvements avec précaution, les répéter souvent et les accroître graduellement. Ces recommandations sont d'une application très-facile pour le bras et la main, mais il n'en est pas de même pour les membres inférieurs. On y parvient cependant, en plaçant les jambes sur une espèce de petit hamac en toile, dont les angles sont attachés à des cordes aboutissant à deux poulies fixées au-dessus du lit. Le malade peut ainsi, lui-même et quand il le veut, lever l'une ou l'autre jambe, la fléchir ou l'étendre.

Lorsque l'état des forces où une infirmité s'opposent à la promenade à pied, il faut la faire à cheval ou en voiture. L'exercice du cheval, quand il est modéré, convient beaucoup aux personnes qui ne souffrent ni du foie ni de la rate. Il ouvre l'appétit, rend les digestions plus faciles; il active presque toutes les fonctions. Mais les allures trop vives auraient de grands inconvénients; elles exigent de violents efforts, elles occasionnent des secousses trop souvent répétées, elles disposent aux hémorrhoïdes et aux hernies.

Le mouvement en voiture, ne nécessitant aucun effort musculaire, ne doit être permis qu'aux convalescents, aux personnes faibles, âgées, à celles qui ont une infirmité qui les empêche de marcher; il équivaut à peu près à l'inaction, surtout lorsque la voiture va lentement. Cette espèce de locomotion n'est cependant pas sans influence, on voit même des personnes éprouver des nausées et des vomissements quand elles vont en arrière ou que la voiture n'est pas découverte. Mais ce ne sont là que des exceptions, qui ne méritent qu'une attention secondaire.

Il serait très-utile, dans un établissement hydrothérapique, d'introduire l'usage des promenades en commun. La danse ne doit pas être oubliée ; enfin, il ne faut négliger aucun des moyens qui peuvent occuper tous les instants, et exercer une action physique et morale favorable à la santé.

CHAPITRE IV.

De la chaleur animale et de l'inflammation.

––––––––

§. 1.er De la chaleur animale.

L'étude de la chaleur animale se lie très-étroitement à la question de l'hydrothérapie. Cette méthode, en effet, ayant fréquemment pour but d'enlever le calorique ou de le rappeler dans certaines parties, il est nécessaire de connaître comment ce fluide se développe et s'échappe. Ce vaste sujet, dont nous ne pourrons exposer que les faits principaux, embrasse des phénomènes physiologiques et pathologiques du plus haut intérêt.

Jusqu'à la fin du siècle dernier les physiciens les plus habiles ignoraient complétement la source de la chaleur animale; Chaussier en faisait une propriété vitale, et la plupart de ses contemporains la considéraient comme le produit de l'innervation : assurément ils ne se rendaient pas bien compte de cette explication, mais ils l'acceptaient, parce qu'ils n'en avaient pas de meilleure à produire.

Lavoisier entrevit la cause de la calorification; il déclara qu'elle est le résultat d'une véritable combustion, produite dans le poumon par la combinaison de l'oxigène de l'air avec le carbone de l'hydrogène du sang veineux. Cette théorie souleva des objections sérieuses; elle était presque abandonnée, quand l'Académie des sciences provoqua les recherches des savants sur ce sujet. Cette illustre compagnie reçut plusieurs mémoires en réponse à la question proposée; elle couronna, en 1822, celui de M. Despretz.

A la même époque Dulong étudiait aussi cette question. Ces deux auteurs employèrent des moyens d'investigation à peu près semblables, et ils arrivèrent à ce résultat, que la calorification doit être presque complétement attribuée à une véritable combustion, produite par la combinaison de l'oxigène avec le carbone et l'hydrogène; mais qu'il y a un excès de chaleur qui ne peut s'expliquer par la quantité d'oxigène détruit.

Le premier de ces physiciens admettait que les $\frac{9}{10}$ de la chaleur pouvaient être démontrés par les théories chimiques [1], et que l'excédant de calorique produit tenait au mouvement du sang, à l'assimilation et peut-être au système nerveux [2]. Dulong trouva des proportions un peu moins fortes, son chiffre maximum ne s'éleva pas au delà de $\frac{8}{10}$ [3]. M. Pelletan

1 Traité élémentaire de physique, par C. Despretz, 1 vol. in-8.º Paris, 1827. Sources de la chaleur animale, pag. 795.

2 Despretz, ouvrage cité, pag. 817.

3 Mémoire sur la chaleur animale, par M. Dulong. Annales de physique et de chimie, 3.ᶜ série, tom. 1.ᵉʳ, 1841, pag. 454.

crut que les auteurs précédents auraient pu expliquer tout le calorique formé, sans recourir à aucune
hypothèse, s'ils eussent tenu compte *de la condensation des matériaux du sang veineux pour con-
stituer le sang artériel*[1]. Ce physicien appuie cette
pensée d'un grand nombre d'exemples, tendant à démontrer, que *toutes les fois que des corps réunis
passent d'une combinaison moins intime à une
combinaison plus intime, il y a du calorique mis
en liberté*[2]. Ce n'était là qu'une supposition, dont
la démonstration aurait dû être faite avant d'être
admise en principe.

Ces explications et ces recherches mirent les
expérimentateurs sur la voie de découvertes nouvelles. Considérant comme vicieux les procédés mis en
usage par leurs prédécesseurs, ils en ont employé
d'autres, qui les ont conduits à admettre que la calorification est le résultat de la combinaison de l'oxigène avec le carbone de nos tissus et une petite
quantité d'hydrogène, de sorte que la combustion
ne s'opère pas dans le poumon, ainsi que le pensait
Lavoisier, mais bien dans les parties les plus déliées
de la trame organique. Cette théorie nouvelle, dont
l'exactitude semble démontrée, a été parfaitement
exposée par MM. Dumas, Boussaingault et Liebig,

1 Traité élémentaire de physique générale et médicale, par
Pelletan. 2 vol. in-8.° Paris, 1838; pag. 199, tom. 2.

2 Ouvrage cité, pag. 197, t. 2.

aux travaux desquels nous emprunterons les faits qui doivent appuyer nos raisonnements.

La chaleur animale résulte de l'action simultanée et réciproque de l'oxigène atmosphérique et des substances alimentaires; voici comment les phénomènes se passent :

Au moment de la respiration, l'air pénètre dans les poumons; nous savons que ce fluide est un mélange de deux gaz principaux, l'oxigène et l'azote. L'oxigène se fixe, en très-grande partie, sur les globules de ce liquide, et, de noirs qu'ils étaient, il leur donne une belle couleur rouge; une faible portion se combine avec de l'hydrogène et forme de l'eau. L'azote et l'excédant de l'air non décomposé ressortent, dans l'expiration, mêlés à l'eau et à l'acide carbonique, provenant du sang veineux, et qui s'échappent des poumons. Le sang, devenu rouge, pénètre dans le ventricule gauche du cœur, qui le lance aussitôt dans toutes les parties du corps. Dans cette opération le sang veineux ne fait que fixer l'oxigène ; il devient artériel sans produire une combustion, comme on l'avait cru précédemment.

L'oxigène, transporté par les globules rouges, ne tarde pas à se trouver en contact avec les molécules atomiques de la matière organique. Celles-ci, en très-grand nombre, contiennent du carbone qui, se combinant à l'instant avec l'oxigène, forme de l'acide carbonique, qui se dissout aussitôt dans la partie

fluide du sang. Cette combinaison subite, cette combustion, en un mot, s'opérant dans la profondeur
de nos tissus, et dans toutes les parties à la fois, y
développe une chaleur qui, se renouvelant sans
cesse, nous maintient à une température constante,
malgré les pertes que nous éprouvons sans interruption.

L'esprit comprend avec peine que cette action
moléculaire, profonde, imperceptible, puisse suffire
à fournir le calorique nécessaire à notre existence.
Mais la réflexion, et surtout les expériences les
plus rigoureuses des chimistes démontrent que la
combinaison de l'oxigène avec un corps produit
une quantité égale de chaleur, soit que la combustion se fasse lentement ou avec rapidité. La différence des résultats perceptibles à nos sens, tient
à ce que, dans l'oxydation qui s'opère avec lenteur,
le calorique produit est absorbé à l'instant par les
parties environnantes, tandis que la combustion rapide, fournissant une masse énorme de calorique,
élève la température et nous fait éprouver la sensation de la chaleur. Le fer qui se rouille lentement
à l'air libre, et celui qui brûle avec éclat dans l'oxigène pur, subissent la même opération et donnent
des résultats chimiques et physiques identiques.

Ce que nous disons des minéraux est applicable
aux substances organiques; c'est ainsi que s'explique
la différence de température qui existe entre les

êtres vivants. Les animaux qu'on appelle à sang chaud, brûlent beaucoup de charbon dans un temps donné, et conservent un excès sensible de chaleur sur les corps environnants; ceux qu'on nomme à sang froid, brûlent beaucoup moins de charbon, et conservent conséquemment un excès de chaleur si faible, qu'il devient difficile ou impossible à observer[1]. Les serpents peuvent rester plusieurs mois sans manger; les oiseaux, au contraire, dont la température est très-élevée, ont besoin de nourriture à tout instant.

La quantité de chaleur produite par l'homme, s'élève à un chiffre surprenant. En se servant des calculs de M. Despretz, on arrive à démontrer que, dans le corps d'un adulte, 435 grammes de charbon sont transformés chaque jour en acide carbonique; or, on sait qu'un gramme de charbon développe, par sa combustion, autant de chaleur qu'il en faut pour porter 105 grammes d'eau à 75 degrés; en multipliant ces 105 grammes par 75, on aura le nombre de degrés de chaleur produit par un gramme de charbon en combustion : ce calcul donne 7875 degrés de chaleur. Mais comme le corps de l'homme en brûle 435 grammes, il faut multiplier ce nombre par le dernier; on trouve alors que le corps d'un homme adulte dégage, dans un jour, 3,425,625

1 Dumas, Statique chimique, page 36.

degrés centigrades de chaleur. Ainsi, avec cette quantité de chaleur on pourrait élever à la même température un gramme d'eau, ou bien porter à l'ébullition 34 kilogrammes de ce liquide.

Comment l'homme perd-il cette énorme quantité de calorique ? Des expériences positives viennent encore répondre. Il est démontré que la peau et les poumons exhalent, dans 24 heures, 1500 grammes de vapeur aqueuse ; or, pour faire passer ce volume d'eau à l'état de vapeur, il faut 3,263,532 degrés de chaleur : il reste donc, sur le chiffre total de chaleur produite par le corps, 162,093 degrés, qui se perdent par le rayonnement, l'échauffement de l'air exhalé pendant la respiration, par les urines et les matières excrémentitielles. C'est ainsi que l'homme, placé sous un climat tempéré et dans les conditions indiquées, parvient à conserver une température moyenne de 37 degrés centigrades. [1]

Toutes les parties du corps, cependant, n'ont pas la même température ; J. Davy a reconnu, par des expériences directes, qu'elle va en diminuant à partir des cavités profondes vers les extrémités. [2]

---

[1] De la chaleur animale ; thèse pour le concours de l'agrégation, par J. F. Rameaux. Strasbourg, 1839, pag. 12 ; et Liebig, ouvrage cité, pag. 303.

[2] Sur un animal sacrifié dans un but d'observation et examiné immédiatement après sa mort, J. Davy trouva la série suivante de température : Ventricule gauche, 41°,64. — Sang de la caro-

La chaleur varie aussi en raison de la quantité d'oxigène introduite, de la rapidité de la circulation et de la quantité de carbone contenue dans nos tissus. Les enfants, dont la respiration est vive et soutenue, ont une température de 39°. Les oiseaux, chez qui cette fonction se fait avec plus de vitesse encore, ont une température de 41°,22.

Quand la circulation s'accélère sous l'influence du mouvement ou de la maladie, la chaleur s'accroît : Haller a vu le thermomètre s'élever, dans la fièvre jaune, à 38°,89; dans une fièvre intermittente, à 41°,11, et dans une fièvre continue, à 42°,8.

Les vieillards présentent habituellement, par le fait de l'âge, un ralentissement dans la circulation; il en résulte que la température de leur corps baisse sensiblement, et qu'ils sont très-vivement impressionnés par le froid extérieur. J. Davy a constaté, chez un vieillard presque centenaire, mais bien portant, que sa température était de 35°,00 dans la bouche, et de 33°,89 sous l'aisselle. On a remarqué, dans tous les grands établissements de bienfaisance,

---

tide, 41°,64. — Poumons, 41°,39. — Parenchyme du foie, 41°,39. — Face inférieure du foie, 41°,11. — Sang de la veine jugulaire, 40°,83. — Rectum, 40°,83. — Cerveau, 40°. — Aine, 40°. — Voisinage de la tête du fémur, 39°,44. — Articulation du genou, 38°,89. — Métatarse, 36°,11. — Os du tarse, 32°,22; et de moins en moins pour les parties saillantes et superficielles. (Rameaux, ouvrage cité, page 17.)

19

qu'un faible abaissement de température de 2 ou 3 degrés, venu subitement en hiver, suffit assez souvent pour faire périr les vieillards les plus âgés, et qu'on les trouve tranquillement couchés dans leur lit sans symptômes de maladies et même sans autre indice de mort que le refroidissement général. [1]

La circulation se ralentit encore chez les personnes faibles, chez celles qui ne font pas de mouvement, ou quand le sang, devenu trop épais, ne peut plus pénétrer dans les vaisseaux capillaires. C'est ce qu'on observait dans le choléra. MM. Gaymard et Gérardin ont vu la température de la bouche d'un cholérique descendre à $28°,75$, le docteur Casper, à 25 et 24 degrés centigrades; je l'ai même trouvée à 22 degrés. [2]

Les différences de température sont encore produites par l'influence des saisons, des climats et des vêtements. On peut augmenter ou diminuer à volonté les pertes de la chaleur, en mettant le corps en contact avec des agents bons ou mauvais conducteurs du calorique. On sait que les vêtements de laine ou de soie sont très-chauds, tandis que ceux de toile sont légers et favorisent le refroidissement.

Puisque le corps tend sans cesse à perdre de son

---

1 Liebig, ouvrage cité, page 261.

2 Relation historique et médicale de l'épidémie de choléra qui a régné à Berlin en 1831, par H. Scoutetten, 2.ᵉ édition. Paris, 1832, page 132.

calorique, et que celui-ci ne se produit que par la combinaison de l'oxigène avec le carbone et l'hydrogène des tissus, il faut nécessairement, pour que la vie s'entretienne, remplacer les parties détruites; c'est le but de l'alimentation. Un sentiment instinctif, la faim, nous avertit des besoins de l'économie. Semblable au foyer qui brûle avec éclat, faiblit ou s'éteint, selon que le combustible est donné en temps convenable, ou manque complétement, notre corps se développe, souffre ou périt, quand les substances nutritives abondent, sont insuffisantes ou font défaut.

Les organes digestifs sont chargés d'extraire des aliments tous les principes réparateurs; le sang, qui les reçoit, les transporte dans toutes les parties du corps, et, remplissant le double rôle d'agent de soustraction et de réparation, il dépose une nouvelle molécule organique là où existait celle qu'il vient d'enlever.

La quantité d'aliments à consommer se règle sur la température de l'air respiré, sur le nombre d'inspirations et sur la quantité de chaleur cédée aux corps environnants. «En effet, la capacité de la poitrine d'un animal restant toujours la même, il y entre par chaque inspiration un même volume d'air; mais le poids de cet air, et conséquemment aussi de l'oxigène qu'il renferme, varie nécessairement; car la chaleur dilate l'air, et le froid le contracte. Dans deux volumes égaux d'air froid et d'air chaud, il y a donc un poids inégal d'oxigène. Ainsi, un homme adulte absorbant à 15° 0,91 de mètre cube d'oxigène, ce volume pesera 1015 grammes, et le même volume absorbé dans le même temps à la température de 0° aura un poids de 1100 grammes.

« Nous respirons toujours le même volume d'air, en été comme en hiver, aux pôles comme sous l'équateur ; mais, en été, à 25° centigrades, nous respirons, par le même nombre de mouvements pulmonaires, 983 grammes d'oxigène ; à 0° nous en prenons 1100 grammes, et enfin, à 10° au-dessous de 0, il est de 1131 grammes.[1] »

En hiver, lorsque l'air est froid, nous devons donc consommer une plus grande quantité d'aliments qu'en été ; c'est, en effet, ce que l'expérience constate. Plus la température sera basse, et plus aussi nous sentirons le besoin de réparer les pertes du calorique. L'estomac fonctionnera avec activité, il sollicitera les choses, en apparence, les plus lourdes et les plus indigestes. C'est là un sentiment instinctif qui nous porte à rechercher les substances qui contiennent le plus de carbone. Ainsi s'explique le goût des peuples du nord pour la viande, les huiles et les liqueurs alcooliques.

Si la faim n'était pas satisfaite, le calorique perdu

---

1 Liebig, ouvrage cité, page 17.

ne serait qu'incomplétement réparé, et nous éprou-
verions le sentiment du froid. Les personnes faibles,
celles qui digèrent mal ou qui se donnent peu de
mouvement, ne parviennent que difficilement à se
réchauffer.

Nos vêtements nous protégent contre la soustraction rapide du calorique; ils servent, indirectement,
à diminuer notre appétit : plus nous nous couvrons,
moins nous perdons de chaleur, conséquemment
moins nous avons à réparer.

Dans les pays froids et tempérés, l'air qui, sans
cesse, tend à consumer le corps, nous pousse au
travail; car le mouvement, en accélérant la circulation, contribue aussi au développement du calorique.

Pour bien comprendre ces phénomènes, il faut
se rappeler qu'un homme absorbe, par jour, environ 1100 grammes d'oxigène. On peut donc juger
de la perte considérable que le corps éprouve, puisque la combustion, produite par l'oxigène, lui enlève à chaque inspiration une partie de sa substance.

Le refroidissement du corps, quelle qu'en soit la
cause, augmente le besoin de manger; ainsi le séjour
au grand air, dans une voiture découverte, ou sur
le pont d'un bateau, éveille l'appétit, sans se donner du mouvement. Il en est de même pour les personnes qui s'immergent dans l'eau froide, ou qui
en boivent une grande quantité. Dès qu'elle est introduite dans le corps, elle tend à se mettre en équi-

libre de température avec lui, bientôt elle s'élève à 37 degrés, et quand elle s'échappe, par les urines ou la sueur, elle entraîne, outre le calorique, un nombre considérable de molécules qui proviennent du mouvement de décomposition; ceci explique pourquoi la faim s'accroît notablement quand on est soumis au traitement hydriatique.

Nous avons dit que le nombre d'inspirations fait varier la quantité d'oxigène absorbé; il en résultera donc que plus elles seront nombreuses, plus la combustion sera rapide. On compte chez un jeune enfant 28 inspirations par minute, et chez le vieillard 18. On comprend de suite que le vieillard doit mieux supporter la faim qu'un enfant; des événements malheureux ont permis de constater ce fait; des expériences directes l'ont démontré. Un oiseau respire avec une grande vitesse; il meurt le troisième jour, quand il est privé de nourriture.

Des chiens âgés de 4 jours, sont morts après 48 heures d'abstinence; des chiens âgés de plus de 6 ans, vivaient encore au 30.e jour de diète absolue; d'autres, plus jeunes, ont vécu 7, 10, 11, 15 et 20 jours.[1]

Les enfants et les vieillards se refroidissent avec une grande facilité; ce résultat tient à deux causes différentes. Chez les enfants le refroidissement sur-

1 Comptes-rendus hebdomadaires des séances de l'Académie des sciences, tom. 13, pag. 255.

vient quand la dose d'aliments ne répond pas à l'activité digestive, ou mieux à la vivacité de la combustion moléculaire. Le refroidissement des vieillards résulte du ralentissement de la respiration et de la lenteur des mouvements.

En été, et dans les pays chauds, la situation change encore. La température extérieure étant très-élevée, l'homme perd peu de calorique, mais l'eau s'évapore en grande abondance; de là sentiment faible de la faim, et soif souvent très-vive. Au lieu de respirer 1100 grammes d'oxigène, en 24 heures, les poumons n'en aspireront plus que 983 grammes; la combustion organique est donc moins vive dans les pays chauds que dans les contrées du nord. Les habitants du midi peuvent être sobres sans effort; ils le sont, en effet, et les Européens ont souvent exprimé leur surprise en voyant la faible quantité de nourriture nécessaire aux Africains et aux Indiens. Mais la sensualité s'accommode mal de ce défaut d'appétit; aussi a-t-elle inventé, pour exciter la faim, une foule de préparations stimulantes : les insulaires de la Mer du sud mâchent le bétel; les Espagnols et d'autres peuples du midi mangent le poivre de Cayenne, l'ail, et tous les condiments les plus actifs. C'est par des moyens analogues que les hommes des régions tempérées cherchent à activer les fonctions digestives, lorsque l'appétit leur manque, ou quand ils ont mangé surabondamment.

Puisque l'élévation de température atmosphérique ralentit la combustion intérieure, l'homme doit avoir peu d'entraînement pour les aliments qui renferment beaucoup de carbone. Aussi, en été, et dans les pays chauds, repousse-t-on les viandes et les corps gras, pour donner la préférence aux légumes, aux fruits, surtout à ceux qui sont aqueux et rafraîchissants.

Les fruits des pays méridionaux ne contiennent pas, quand ils sont frais, plus de 12 pour cent de carbone, tandis que le lard et les huiles de poisson, dont se nourrit l'habitant des régions polaires, en renferment de 66 à 80 pour cent.

La chaleur extérieure a encore pour résultat de porter l'homme à la mollesse et à la paresse : comme il perd peu, il ne sent pas le besoin de réparer ; tant il est vrai que l'habitant du nord qui se meut et s'agite n'obéit, à son insu, qu'à un sentiment instinctif.

L'appétit peut encore faiblir ou manquer complétement par d'autres causes que l'élévation de la température : cela se remarque notamment quand le corps a en lui tous les éléments nécessaires pour réparer les pertes qu'il éprouve. Admettons que l'embonpoint soit considérable ; la graisse, substance très-combustible, pourra suffire à la calorification, et l'on ne sentira pas le besoin de manger. Si la maladie survient, et que l'embonpoint disparaisse, l'appétit renaîtra. Il y a dans les villes une foule de personnes qui, habituées à se bien nourrir, éprouvent une sorte de trop plein qui ralentit les fonctions digestives. La faim, qui n'est que l'expression du besoin, cessera de se faire sentir aussi longtemps que la combustion n'aura point épuisé l'excès de carbone. Si, malgré cet avertissement, l'on veut manger, les digestions se feront mal, et ce qui n'était d'abord qu'un malaise, se transforme plus tard en maladie sérieuse. Soumettez ces personnes à une diète modérée, soutirez du calorique par l'usage intérieur et extérieur de l'eau, ajoutez-y un exercice soutenu, et bientôt l'équilibre se rétablira dans toutes les fonctions.

Les hommes qui boivent beaucoup de bière, de vin et de liqueurs fortes perdent aussi l'appétit. Ce résultat s'explique très-bien par la présence des matières nutritives contenues dans la bière, et par la grande quantité de carbone renfermé dans l'alcool de ces boissons fermentées.

Lorsque la soustraction du calorique est plus active que la combustion moléculaire, le froid se fait sentir. Il peut être poussé si loin que toutes les fonctions soient entravées, et que la mort survienne. Les phénomènes qui se passent alors sont très-remarquables. Le sang abandonne les extrémités pour se reporter vers les cavités; le ventre, la poitrine et la tête sont congestionnés; le foie et la rate se gonflent, les poumons se remplissent, la respiration est courte, gênée, quelquefois le sang s'échappe des bronches, la tête devient lourde, les yeux s'injectent, des hémorrhagies nasales apparaissent, enfin le sommeil devient accablant, et l'on s'endort avec calme sans redouter le danger qui menace.

Le froid peut être partiel; s'il est violent et permanent, il éteint rapidement la vie locale. Les exemples de pieds, de mains et de nez congelés sont parfaitement connus. Mais le froid peut être beaucoup moins vif; ses effets sur l'économie doivent nous arrêter un instant.

Si le froid, quoique très-intense, ne dure qu'un instant, il resserre violemment les tissus et il soutire une quantité considérable de calorique; la douleur est aiguë, elle a de l'analogie avec celle de la brûlure, et, de même que dans ce dernier cas, on ne tarde pas à voir survenir une ampoule remplie de sérosité. Le mercure congelé, appliqué sur la peau, produit ce résultat.

Quand on frotte les mains avec de la neige ou de la glace, le refroidissement est prompt, les tissus se resserrent, la peau se plisse et blanchit; mais bientôt la chaleur reparaît, les doigts rougissent, ils sont extrêmement douloureux. Ce phénomène constitue la *réaction*. Si, au contraire, le refroidissement s'est opéré lentement, il gagne la profondeur des

tissus, il refoule le sang au loin, et la chaleur ne
se rétablit qu'avec beaucoup de peine. C'est ce qui
explique la difficulté qu'on éprouve à se réchauffer
les pieds pendant l'hiver, lorsqu'ils sont très-froids
et qu'on se couche en cet état.

Ces deux faits ont une grande importance en hydrothérapie ; car on voit que la manière de soutirer
le calorique produit des effets tout opposés. Veut-
on appeler la chaleur dans une partie ? Il faut évidemment la refroidir avec rapidité et seconder la
réaction par des frictions. C'est ce qu'on obtient par
l'immersion subite dans l'eau froide et par les lotions
avec le linge mouillé. Quand c'est une inflammation
locale qu'il faut calmer, il est indispensable d'enlever lentement et progressivement le calorique de la
partie malade, afin de chasser le sang surabondant
et d'en empêcher le retour.

L'application de l'eau chaude, c'est-à-dire à 35
degrés centigrades, produit des effets opposés à ceux
de l'eau froide ; elle relâche les tissus, elle élève
momentanément la chaleur de la peau; mais dès que
celle-ci est soustraite à son action, elle laisse échapper
rapidement son calorique et on éprouve la sensation
du froid. Chacun sait qu'on est très-impressionnable
en sortant d'un bain chaud.

Toutes les notions scientifiques précédemment
exposées ont dû démontrer que nous pouvons, en
général, régler la chaleur animale, la diminuer ou

l'augmenter à volonté. Elles nous enseignent les précautions et les modifications que nous devons apporter dans l'administration intérieure et extérieure de l'eau : elles font comprendre la nécessité de modifier l'alimentation, en qualité ou en quantité, selon l'âge, la saison, la constitution individuelle et la perte de calorique.

Il est évident que les vieillards, les personnes faibles, celles qui font peu de mouvement, doivent boire moins d'eau froide que les adultes robustes et actifs; que les enfants doivent être rangés dans la même catégorie, parce qu'ils digèrent rapidement et qu'ils se refroidissent vite.

On doit reconnaître également que l'application extérieure de l'eau froide est le meilleur moyen que nous possédions pour nous opposer au relâchement de la peau, et soustraire le calorique excessif, soit qu'il provienne de la température extérieure ou qu'il soit l'effet de la maladie. Pour comprendre la puissance des ablutions froides et de l'immersion dans le traitement des maladies inflammatoires, il faut se rappeler qu'un kilogramme et demi d'eau qui passe à l'état de vapeur, absorbe 3,265,532 degrés de chaleur.

§. 2. De l'inflammation.

Les caractères de l'inflammation semblent si faciles à constater, qu'on conçoit à peine que la
nature intime de ce phénomène, pris dans toute sa
généralité, puisse donner lieu à discussion. Cependant il n'est pas de sujet plus controversé, et qui,
par la manière dont il a été compris, ait exercé une
plus grande influence sur les théories médicales. En
ce moment même tout est remis en question; ce
qui semblait irrévocablement adopté est rejeté comme
fait inexact ou mal interprété. Des travaux récents
sont venus ajouter à la confusion; car, malgré leur
incontestable mérite comme expression du talent
d'observation des auteurs, ils semblent avoir été
entrepris plutôt pour combattre une doctrine, que
pour exposer les faits observés et en tirer des conséquences rigoureuses. [1]

Cet ouvrage n'étant pas une œuvre de critique,
je ne veux discuter ni combattre aucun des systèmes
émis sur les caractères fondamentaux de l'inflammation; je me bornerai, en profitant des travaux antérieurs, à présenter le résultat de mes recherches et

---

[1] Voy. comme exposition de l'état actuel de la science, l'article
Inflammation du Compendium de médecine pratique, par MM.
Monneret et Fleury. 18.ᵉ livraison, 1843.

de mes observations, laissant aux médecins instruits le soin de reconnaître en quoi ma théorie diffère de celles de mes prédécesseurs et de mes contemporains.

Les physiologistes les plus habiles ont entrepris un grand nombre d'expériences dans le but de découvrir les modifications qui s'opèrent dans nos tissus au moment où le travail inflammatoire s'établit : voici ce qui a été constaté. Dès qu'un agent physique, tel que la pointe d'une aiguille, vient exciter les parties vivantes, il se manifeste, à l'instant, une accélération visible dans la marche des liquides, et si l'aiguille a percé un vaisseau capillaire, les globules sanguins se précipitent de tous les points de la circonférence, et souvent, par une marche rétrograde, vers l'ouverture, d'où ils s'échappent en tourbillonnant. Quand l'instrument n'a ouvert aucun des vaisseaux capillaires, l'accélération des fluides a également lieu, mais le sang suit alors la direction normale sans jamais revenir dans un sens rétrograde. Cette accélération n'est pas constante; elle ne se produit que dans des conditions qu'il est possible d'indiquer. L'excitation est-elle légère? l'accélération se manifeste; si, au contraire, elle est violente, il y a ralentissement dans le mouvement circulatoire; les globules sanguins sont entravés dans leur marche, on les voit osciller en différents sens et s'arrêter définitivement dans les capillaires excités. Alors se produit un état de congestion sanguine. «La durée respective des phénomènes qui ont amené la congestion est très-variable; l'effet des agents employés peut être si énergique que la stagnation a lieu presque immédiatement, de sorte que les autres phénomènes n'ont pas eu le temps de se manifester. [1] »

L'effet produit par la piqûre d'une aiguille se répétera, d'une manière identique, sous l'influence de tout autre agent physique; mais si la nature de cet agent lui permet aussi d'exercer une action chimique sur nos tissus, il est possible que, par son contact avec le sang, il en modifie les caractères et la constitution. L'expérience démontre que les alcalis font disparaître à l'instant les globules sanguins. Ce fait doit être soigneusement noté, car il nous permettra, plus tard, d'arriver à des considérations importantes. Mais avant de nous occuper des conséquences à tirer de l'observation, poursuivons l'étude des phénomènes présentés par l'inflammation commençante.

Aussi longtemps que les corps excitants agissent avec peu d'activité, il y a accélération dans la marche du sang et le diamètre des vaisseaux capillaires ne paraît pas sensiblement modifié. Ce diamètre varie selon les vaisseaux observés, aussi a-t-on admis des capillaires de deux ordres ; les plus petits ont un

---

[1] Voy. Mode d'action des agents dits irritants sur le système capillaire, etc. ; par M. Dubois (d'Amiens), Journal l'*Expérience*, tom. 7, pag. 35. 1841.

$\frac{1}{200}$ de millimètre, et les plus forts de $\frac{2}{100}$ à $\frac{3}{100}$ de millimètre[1]. Dans les plus petits les globules sanguins passent un à un ; dans ceux qui sont plus forts, plusieurs globules marchent de front, et il reste encore entre eux et les parois du vaisseau un espace rempli par de la sérosité.

Quand une excitation légère survient, la circulation locale s'accélère avec une rapidité surprenante ; si elle augmente, les globules se rapprochent, se pressent, et tel vaisseau qui n'en recevait qu'un, en laisse passer plusieurs à la fois. Quand l'accumulation des globules continue et s'accroît, l'encombrement survient et tout mouvement est impossible. Les vaisseaux ainsi distendus se déforment ; ils acquièrent quelquefois un diamètre double et même triple de celui de l'état normal. C'est alors que l'inflammation aiguë se montre avec tous les phénomènes qui la caractérisent, c'est-à-dire, qu'on voit apparaître la rougeur, la douleur, la chaleur et la tumeur. Pendant longtemps les pathologistes n'ont défini l'inflammation que par l'énumération de ces quatre symptômes ; mais il est facile de démontrer qu'ils tiennent tous à une cause première qui les engendre, et leur donne plus ou moins d'intensité, suivant la force avec laquelle elle agit et la nature du tissu qui devient le siége du trouble morbide.

1 Dubois d'Amiens, ouvrage cité, pag. 34.

En résumant les phénomènes décrits, on trouve qu'ils se partagent en trois groupes distincts : 1.° accélération de la circulation sous l'influence d'un agent excitant, physique ou chimique; 2.° accumulation des fluides dans les vaisseaux capillaires et distension de leurs parois; 3.° arrêt de la circulation et dilatation considérable des vaisseaux. Les autres phénomènes sont accidentels ou viennent comme conséquence des premiers.

Tous ces effets ne se produisent qu'en vertu d'une propriété inhérente aux tissus vivants, propriété qui a déjà reçu différents noms, mais que nous désignerons sous celui d'*excitabilité*. Ce mot indique la faculté que possèdent nos organes d'être impressionnés, à *notre insu*, par tous les corps avec lesquels ils sont en rapport.

Le mot *sensibilité* doit être réservé pour désigner une fonction, dévolue aux nerfs et au cerveau, permettant à l'homme et aux animaux de percevoir les impressions, et de les juger agréables ou douloureuses.

Ces deux phénomènes ne sont, très-probablement, que des modifications de la fonction d'un même tissu agissant dans des conditions différentes.

Aussi longtemps que les excitants se présentent dans les conditions normales, la santé et la vie se maintiennent : s'ils cessent d'être en rapport avec les besoins de l'organisme, la maladie survient.

Il est facile de comprendre que l'*excitation anormale* peut ne s'élever qu'à un degré très-faible et suffisant à peine pour occasionner un trouble local : or, l'expérience démontrant que ce trouble se manifeste constamment par l'accélération de la circulation, quelle que soit la cause qui la produise, il faut en conclure que l'*excitation morbide* est *une*, et qu'en interrogeant les faits ou la logique, il est impossible de la concevoir autrement.

L'origine des lésions organiques est loin d'être admise ainsi par les médecins; il existe entre eux, sur ce sujet, des dissidences nombreuses. Les uns ont pris les phénomènes physiques pour point de départ; les autres les modifications chimiques du sang. Ils ont comparé l'inflammation chronique à l'inflammation aiguë; ils ont étudié la composition des liquides dans l'une et l'autre de ces conditions pathologiques, et, s'appuyant sur les différences qu'ils ont rencontrées, ils sont arrivés à admettre que ces deux états diffèrent entre eux par des caractères fondamentaux, et qu'en outre, les tissus accidentels tiennent à des causes qui les séparent totalement de l'inflammation.

Pour nous l'inflammation aiguë et chronique, ainsi que les tissus accidentels et les dégénérescences organiques, tiennent tous à un phénomène vital manifesté par une *excitation anormale*, toujours identique, quelle qu'en soit la cause productrice.

Mais comment expliquer, en adoptant cette théorie, la variété infinie de résultats observés dans les maladies qui nous occupent? Cette question ne peut être résolue que par des raisonnements appuyés sur des faits nouveaux.

Il est démontré que la circulation s'accélère sous l'influence de l'action produite par un corps excitant maintenu dans certaines limites : ce fait s'observe sous le microscope, on peut le constater à tout instant et le reproduire à volonté. Mais cette expérience, quelle que soit l'habileté de l'observateur, est presque grossière relativement aux procédés infiniment déliés de la nature. Peut-on, en effet, comparer l'atome insaisissable du miasme qui produit la rougeole, la scarlatine ou la variole, la peste, la fièvre intermittente, à un alcali, à un acide, corps dont la présence est toujours constatable par les réactifs chimiques, quel que soit leur état de division? L'observation conduit ainsi l'esprit à admettre la possibilité d'agents excitants d'une ténuité extrême. Cette ténuité elle-même entraîne, comme conséquence, une action primitivement limitée, pour ainsi dire, à la molécule organique. C'est ainsi qu'on peut, en quelque sorte, suivre par les yeux de l'intelligence, le phénomène de l'excitation jusque dans les infiniments petits. Que va-t-il se passer? Sous l'influence de cette excitation anormale maintenue longtemps à ce même degré, il y aura trouble dans la vie locale, modification dans la nutrition, et bientôt on verra survenir les tumeurs accidentelles, les dégénérescences organiques, ou bien l'érosion et la destruction profonde des tissus. Le premier effet se produira quand l'assimilation sera plus active que l'absorption, et le second quand les conditions seront inverses. Quant à la variété des dégénérescences, elle tiendra aux éléments organiques qui interviendront, et à la nature de la cause agissante.

Si l'excitation anormale s'élève d'un degré, un double effet se produit; on remarque d'abord l'activité de la circulation, puis l'appel des fluides et la dilatation des vaisseaux. Cette situation répond à trois états fort différents. Elle se présente quand l'inflammation aiguë débute dans une partie du corps; on peut la constater en piquant les tissus avec une aiguille; en second lieu quand la circulation est activée par la fièvre ou une course violente; les vaisseaux capillaires de la peau, surtout ceux de la face, les vaisseaux des poumons et des principaux organes parenchymateux sont alors gorgés de sang, les tissus sont très-rouges et tuméfiés. Si la cause qui produit ce trouble local ou général vient à cesser, le calme se rétablit, les accidents avortent.

Quand, au contraire, les phénomènes indiqués se soutiennent longtemps et qu'ils se trouvent limités à une seule partie, ils constituent l'*inflammation chronique;* inflammation dont les caractères physiques varieront, selon qu'elle se développera dans les tissus fibreux, osseux, ganglionnaires, ou dans un organe fourni de capillaires artériels nombreux.

Si les fluides blancs abondent dans les tissus, on verra survenir des tumeurs volumineuses sans chaleur ni changement de couleur à la peau ; c'est ce qui se passe dans les inflammations chroniques des ganglions lymphatiques.

Par suite de l'accélération de la circulation et de la dilatation des vaisseaux, il y a souvent turgescence des parties, nutrition exagérée ou vicieuse. Sous l'influence de l'inflammation chronique un os acquiert un développement égal à deux ou trois fois son volume ordinaire. Les membranes les plus minces, telles que le péritoine et la plèvre, s'épaississent énormément. Mais les conditions inverses peuvent se présenter ; c'est-à-dire que l'absorption, l'emportant sur la nutrition, produira les ramollissements, les ulcérations, les perforations.

Voici, enfin, le troisième degré de l'*excitation anormale;* il constitue l'inflammation aiguë, c'est-à-dire, l'état dans lequel il y a *arrêt de la circulation et dilatation considérable des vaisseaux.*

La production de ce phénomène s'explique très-bien ; l'observation microscopique nous a démontré qu'au moment où une cause excitante agit, la circulation s'accélère, que les vaisseaux se dilatent par l'afflux des liquides, qu'enfin les globules sanguins, pressés, entassés, ne peuvent plus avancer et qu'il y a définitivement arrêt de la circulation locale. Plus la cause productrice sera puissante, plus ces effets se prononceront avec rapidité. Mais la marche peut aussi être progressive, c'est-à-dire, que l'inflammation aiguë peut provenir du développement successif de l'excitation anormale à son plus faible degré. Chaque jour on voit des tumeurs cancéreuses, longtemps indolentes, prendre tous les caractères de l'inflammation aiguë. Mais sans nous arrêter à ces cas exceptionnels, considérons l'inflammation aiguë dans les conditions où on l'étudie habituellement.

L'accumulation du fluide sanguin et l'arrêt de la circulation étant produits, on verra survenir des phénomènes faciles à prévoir et à expliquer. Les vaisseaux capillaires ayant triplé de volume, ainsi que le démontre l'observation microscopique, il y aura gonflement de la partie; l'accumulation des globules sanguins déterminera la coloration rouge et la chaleur; enfin, la douleur naîtra par suite de la compression des nerfs entre les capillaires dilatés. Mais ces signes sont-ils caractéristiques de l'inflammation? Non évidemment, car ils ne sont que la conséquence d'un phénomène premier, l'*excitation*, aussi l'un ou plusieurs d'entre eux peuvent manquer sans que l'inflammation cesse d'exister. Quand les tissus se dilatent sans offrir beaucoup de résistance, la douleur est nulle ou à peu près; c'est ce qu'on observe dans la pneumonie : elle est intolérable, au contraire, quand la texture des parties s'oppose à la dilatation; on connaît les douleurs atroces occasionnées par le panaris. La chaleur, le gonflement et la rougeur n'offriront pas moins de variétés; en sorte qu'on pourrait établir une échelle décroissante qui lierait si bien l'inflammation aiguë à l'inflammation chronique qu'il serait impossible de fixer la limite qui séparerait ces deux états pathologiques; et ce qui augmenterait la difficulté, c'est que très-souvent ils se combinent chez le même sujet et dans la même partie; les tumeurs scrophuleuses avancées peuvent être données en exemple.

Quant à la gangrène, elle est évidemment la conséquence de la suspension de la circulation dans une partie où tous les vaisseaux capillaires sont obstrués.

Jusqu'à ce moment nous ne nous sommes occupé que des modifications locales produites par l'excitation; mais un lien, plus ou moins intime, lie toutes les parties entre elles, et dès que la douleur survient dans un point, elle éveille rapidement des phénomènes sympathiques. Le cœur est l'organe le plus facile à émouvoir, soit que la douleur ait été perçue par le cerveau ou qu'il n'en ait pas eu la conscience, ainsi que cela arrive fréquemment dans les maladies viscérales. Il suffit que la douleur se produise dans une partie, pour qu'à l'instant elle retentisse au cœur et détermine une accélération générale de la circulation.

Si on place la patte d'une grenouille sous la lentille du microscope et qu'on pique le membre resté libre, on voit à l'instant la circulation s'activer avec une vitesse étonnante dans le lieu soumis à l'observation. Si cette accélération se soutient et augmente, on aura tous les phénomènes de la fièvre : la souffrance se propagera à d'autres organes et les complications morbides pourront être fort nombreuses. Les sympathies sont donc produites par l'excitation anormale agissant sur le système nerveux ; elles seront vives si la phlegmasie est violente ; peu prononcées ou nulles dans la phlegmasie chronique ; elles n'existeront jamais dans les dégénérations de tissus sans accumulation de sang dans les vaisseaux capillaires. Cependant l'activité des sympathies dépend encore de certaines dispositions individuelles mal connues.

Il ne faut pas confondre les *sympathies* avec la *répétition* de la maladie dans des lieux plus ou moins éloignés de celui où elle a débuté. Quand une dartre ou une pustule syphilitique apparaît au front, à la face ou sur la poitrine, après un accident de même nature développé à la main, ou sur une autre partie du corps, il n'y a pas là phénomène sympathique, mais bien répétition de la même maladie.

Pour démontrer l'exactitude des faits et des raisonnements précédents, nous pouvons, comme en

mathématique, faire la preuve en opérant en sens
inverse; c'est-à-dire, passer de l'inflammation aiguë
à l'inflammation chronique, et de celle-ci aux dégénérescences, aux tissus accidentels. En agissant ainsi
on doit trouver la vérification des lois qui viennent
d'être développées. En effet, si l'inflammation aiguë de
la plèvre passe à l'état chronique, alors surviennent
l'épaississement de la membrane, la formation de
vaisseaux et de tissus nouveaux. Quand l'inflammation faiblit encore d'un degré, et qu'elle se trouve
ramenée au point de départ, c'est-à-dire, à cet état
d'*excitation* moléculaire, imperceptible à nos investigations, elle prépare sourdement les dégénérescences les plus redoutables; c'est ainsi qu'une phlegmasie chronique de l'estomac se transforme en une
tumeur cartilagineuse ou cancéreuse.

On doit conclure de ce qui précède que l'inflammation aiguë et chronique, que les vices de nutrition et les dégénérescences ne sont que les résultats
d'un phénomène unique susceptible de s'élever à
des degrés différents et d'apparaître sur des tissus
divers.

Les causes de l'*excitation morbide* sont très-
nombreuses, on peut les diviser en trois grandes
catégories : causes *physiques*, *chimiques*, *miasmatiques.*

Les causes physiques produisent fréquemment le
degré le plus élevé de l'excitation morbide, c'est-à-

dire, l'inflammation aiguë : elles sont externes ou internes. Les premières comprennent les instruments piquants, contondants, l'introduction d'un corps étranger dans les tissus ou dans les vaisseaux [1]. Les secondes tiennent à la dilatation des capillaires par le sang lui-même ; mais celui-ci peut y être poussé par une force active, ou descendre et s'accumuler par son propre poids. Nous avons un exemple de la dilatation active après la course, la colère, les efforts violents et soutenus. L'accumulation passive survient quand les organes sont affaiblis par la maladie et qu'ils se laissent distendre par le sang qui se porte vers les parties déclives, c'est ce qu'on observe chez les hommes frappés de fièvre typhoïde, de paralysie et d'hydropisie ; les premiers sont souvent atteints, pendant le cours de la maladie, d'inflammation de la base et de la partie postérieure des poumons ; les autres doivent redouter les érysipèles de la jambe et du pied.

Les causes chimiques agissent toutes d'une manière spéciale ; les cantharides, appliquées sur la peau, produisent une vésicule, l'émétique des pustules, l'huile de croton tiglium des boutons, etc.; quelquefois elles détruisent les tissus, et dans ce cas encore elles exercent une action particulière ;

1 M. Cruveilhier ayant injecté du mercure dans une artère, l'obstruction des vaisseaux capillaires a déterminé l'inflammation et la gangrène.

les escarres formées par le nitrate d'argent, la potasse caustique ou les acides, présentent des aspects différents.

Les agents chimiques, introduits intérieurement, excitent presque tous un organe ou un tissu différent. Les cantharides portent leur action sur les voies urinaires, les sels purgatifs sur les glandes du tube intestinal, l'émétique sur la membrane muqueuse de l'estomac, etc.

Quand les substances chimiques sont données à petites doses, et pendant longtemps, elles parviennent souvent à modifier la composition du sang et des tissus solides. On constate fréquemment ces effets après l'administration du mercure, de l'iode, du sulfate de quinine, de l'arséniate de potasse, etc. Il survient alors des affections diverses, ayant un cachet spécial, affections plus communes qu'on ne le pense, et qu'on peut appeler maladies médicamenteuses.

Les causes miasmatiques [1] diffèrent des précédentes en ce qu'elles sont inconnues dans leur essence intime; nous ne pouvons en apprécier ni les caractères physiques ni chimiques. Nous savons bien,

---

1 Je prends ce mot dans son acception la plus large, me conformant en cela à l'étymologie μίασμα, venant de μιαίνω, *je salis, je gâte, je souille.* Je comprends donc, sous le mot *miasme,* les agents inconnus répandus dans l'atmosphère et ceux qui, appelés virus, se transmettent ordinairement par le contact.

il est vrai, qu'elles se développent et qu'elles agissent dans certaines conditions données, mais c'est
là tout ce qu'il nous est permis de constater. Le
virus de la syphilis se transmet par le contact, celui
de la rougeole, de la variole, de la scarlatine, etc.,
par le contact et l'air atmosphérique; les effluves
des marais se répandent dans l'air et produisent la
fièvre intermittente; c'est là ce que l'observation
nous enseigne et nous démontre chaque jour; vouloir aller plus loin, serait évidemment abandonner
l'étude des faits pour se livrer à des suppositions.
Nous ignorons complétement si, comme l'ont prétendu quelques auteurs, ces miasmes sont acides
ou alcalins, aigus ou arrondis. Ces hypothèses, trop
facilement admises, doivent être, aujourd'hui, énergiquement repoussées de la science dont elles ont
longtemps entravé la marche.

Les miasmes se développent en dehors de nous,
ou naissent dans l'intérieur du corps. Les premiers
comprennent les causes inconnues de la variole, de
la rougeole, de la fièvre intermittente, etc.; les se-
conds se produisent souvent sous l'influence de certaines conditions de la constitution organique, d'une
alimentation vicieuse ou d'autres agents hygiéniques,
tels que le froid humide, l'air vicié par le rassem-
blement d'hommes, etc.; c'est ainsi que peut s'expliquer le développement spontané de la dysenterie,
de la fièvre typhoïde, des dartres, de la goutte, et

probablement des tubercules et du cancer. Toutes ces causes échappent à notre analyse, mais elles se révèlent par des effets qui attestent leur existence. La naissance spontanée des miasmes est peut-être encore plus évidente chez les animaux que chez l'homme; la rage se développe chez le chien et le vaccin sur la vache.

Quelle que soit l'origine des miasmes, ils déterminent des maladies spéciales presque toujours transmissibles; telles sont la fièvre typhoïde, la peste, la rage, la dysenterie, etc.

Dès que les agents miasmatiques se sont introduits ou développés dans notre corps, ils y apportent un trouble qui ne tarde pas à se révéler par des phénomènes extérieurs. Cependant tous les miasmes restent, pendant un temps plus ou moins long, à l'état latent, ou comme on le dit communément, à l'état d'incubation. Mais la nature, enfin, fait effort pour les expulser, car notre santé et notre existence ne sont pas compatibles avec l'admission de substances actives étrangères à la composition normale de nos tissus et de nos fluides. Ces efforts se manifestent soit par des secousses violentes, et alors éclatent les fièvres typhoïdes, la scarlatine, la variole, etc.; ou bien ils se produisent lentement et on voit survenir les dartres, les syphilides, etc. Il n'est pas sans intérêt de remarquer de suite que, presque toutes les maladies qui sont caractérisées par des accidents aigus, accompagnés de fièvre, impriment à l'organisme une modification si profonde que, généralement, il n'est plus susceptible d'éprouver une seconde fois l'influence des causes qui les ont produites; c'est ce qui est constaté pour la variole, la rougeole, la fièvre jaune, la peste, et même la fièvre typhoïde.

Quand, au contraire, les maladies affectent une forme chronique, elles se renouvellent avec facilité et guérissent avec beaucoup de peine; la syphilis, la teigne, la goutte en fournissent fréquemment la preuve.

Toutes les causes miasmatiques produisent, ainsi que les causes chimiques, des maladies spéciales, ayant constamment pour siége le même organe ou le même tissu. Le virus de la variole agit sur la peau et les membranes muqueuses; il fait naître des accidents qui ne permettent pas de les confondre avec ceux de la rougeole, de la scarlatine, de la fièvre typhoïde, de la peste, de la fièvre jaune. Si la nature de cet ouvrage me permettait de donner à cette pensée tous les développements qu'elle comporte, je montrerais que chaque miasme agit à sa manière; qu'il détermine des altérations pathologiques qui lui sont propres, mais qu'en définitive on trouve toujours et partout des phénomènes d'excitation qui ont pour terme l'inflammation aiguë ou chronique.

Les miasmes ne bornent pas leur action aux tissus solides ; plusieurs d'entre eux produisent des modifications chimiques dans la composition du sang. Les uns diminuent la fibrine, les autres n'exercent sur elle aucun effet sensible. Les miasmes qui occasionnent la fièvre intermittente, la syphilis, les dartres ne paraissent pas agir sur le sang, au moins pendant la durée des accidents primitifs. La rougeole, la variole, la scarlatine, la fièvre typhoïde, soit que cette dernière provienne de la transmission par la voie atmosphérique ou d'une alimentation vicieuse, s'accompagnent toutes d'un changement dans les éléments du sang, caractérisé par une diminution dans les proportions de la fibrine, ce qui donne au liquide une fluidité exceptionnelle. Ce sang, altéré dans sa composition, agit sur tous les tissus, il les affaiblit, et, lorsque la phlegmasie éclate, le danger devient très-grand, car l'organisme est, pour ainsi dire, miné jusqu'à sa base. Ceci explique pourquoi la peste, la fièvre jaune, la dysenterie épidémique et la fièvre typhoïde exercent des ravages que n'arrêtent point les secours les plus énergiques de la médecine.

La maladie spéciale qui survient sous l'influence de chacun des miasmes peut être considérée comme une véritable crise dont le but est l'expulsion de l'agent délétère qui jette le trouble dans l'organisme. Si la crise est complète, la guérison est franche et solide; quand, au contraire, l'effort de la nature est insuffisant, la maladie persiste et souvent se transforme en accidents consécutifs; c'est ce qu'on observe à la suite de la syphilis, de la scarlatine, de la variole, de la fièvre typhoïde, etc. .

Un phénomène analogue se produit quand la nature veut chasser un agent physique introduit dans nos tissus. Si c'est une épine, une aiguille, etc., l'inflammation survient et la suppuration entraîne le corps étranger au dehors.

Il n'est pas rare d'observer, pendant le cours des maladies aiguës miasmatiques, des phénomènes morbides qui semblent venir seconder l'effort primitif de la nature; ces phénomènes sont, ordinairement, la sueur, une sécrétion abondante d'urine, l'apparition de furoncles, d'abcès, d'ulcères, c'est-à-dire, une *excitation* nouvelle qui s'élève parfois jusqu'au degré qui constitue l'inflammation. Ce sont ces phénomènes secondaires auxquels les médecins de l'antiquité ont donné le nom de *crises*.

Ces crises sont généralement utiles, et on peut le prévoir à priori, puisqu'elles favorisent un mouvement organique tendant à ramener les solides et les fluides à leur composition normale. Mais, ainsi que la maladie primitive, elles peuvent être assez violentes pour entraîner, par l'inflammation qu'elles développent, de nouveaux troubles sympathiques, et même occasionner la mort.

Ces considérations conduisent à reconnaître que les causes chimiques et miasmatiques, ainsi que la nature des tissus, apportent des modifications nombreuses, et presque infinies, dans les manifestations physiques de l'inflammation, sans que ce phénomène cesse d'être fondamentalement le même; c'est-à-dire de se trouver constitué par un acte vital déterminant l'accélération de la circulation locale, la dilatation des vaisseaux, et plus tard l'arrêt du mouvement des globules sanguins. Il en résulte cette conséquence importante que l'inflammation est *une*, bien que les causes spécifiques qui lui donnent naissance soient très-variables; et comme dans la pratique il est souvent impossible d'attaquer la cause, le rôle du médecin se borne à combattre l'effet produit.

En présence des faits précédemment présentés, il n'est plus possible de croire, avec Broussais que, dans toute maladie, il n'y a d'important à considérer que le désordre local, puisqu'il faut évidemment tenir compte de l'état général du malade et de la cause spéciale de la maladie. Mais cette erreur est moins grande que celle qu'on prétend soutenir aujourd'hui, en avançant que l'inflammation des organes de la digestion est rare dans les maladies fébriles, et que, lorsqu'elle existe, elle ne mérite qu'une attention secondaire : non évidemment il n'en est pas ainsi, car c'est elle qui ouvre la scène des désordres organiques, qui entraîne les sympathies, qui allume la fièvre, qui consume et détruit l'organisme. Aussi longtemps que le miasme est à l'état latent, il n'y a pas maladie, l'imminence seule existe; l'homme peut vivre des semaines, des mois, des années avec des principes miasmatiques, et conserver toutes les apparences de la santé; il est inutile d'appuyer cette assertion d'exemples d'incubations prolongées du miasme de la fièvre intermittente, de celui de la variole, de la syphilis, de la rage; tous les médecins les connaissent. Mais dès que l'inflammation commence, tout est à redouter, car il est impossible de calculer la résistance vitale et la modification moléculaire de nos tissus.

Le traitement de l'inflammation et de la plupart des maladies miasmatiques doit être grandement élucidé par les considérations qui précèdent. Mais avant d'aborder cette question, étudions les modifications qui s'opèrent dans l'organisme quand l'inflammation s'y développe. Ce sujet est d'autant plus important que, dans ces derniers temps, des travaux très-habilement faits, sont venus exercer sur les croyances médicales une influence considérable.

Il résulte des savantes recherches de MM. Andral et Gavaret[1] que le sang éprouve des changements

[1] Recherches sur les modifications de proportion de quelques principes du sang (fibrine, globules, matériaux solides du sérum et eau) dans les maladies; par MM. Andral et Gavaret. Annales de physique et de chimie; 1840, tom. 75, pag. 225.

très-notables dans sa composition chez les personnes atteintes de pneumonie, de rhumatisme aigu, ou bien de variole, de scarlatine, de fièvre typhoïde, etc. Dans les deux premières maladies ils ont noté une augmentation de fibrine dans le sang, et dans les dernières une diminution plus ou moins forte de cet élément organique. Ces auteurs, poursuivant leurs investigations avec beaucoup de sagacité, sont arrivés *à reconnaître dans les maladies quatre grandes classes, relativement aux changements qu'elles ont le pouvoir d'introduire dans la composition du sang.*[1] Dans la première classe ils rangent toutes les maladies qui présentent, comme altération constante, une augmentation de fibrine, ce qui, selon eux, est le signe caractéristique de l'inflammation. Dans la seconde classe il y a conservation de la quantité normale et plus fréquemment diminution de la fibrine : ici viennent se placer les *fièvres*, maladies, disent-ils, « qui se distinguent nettement des phlegmasies avec lesquelles, à différentes époques de la science, on avait voulu les confondre. » Les deux dernières classes comprennent les maladies dans lesquelles il y a diminution de globules du sang et de l'albumine du sérum. C'est en raisonnant ainsi qu'ils sont arrivés à rayer la rougeole, la scarlatine, la variole, etc., du nombre des maladies inflammatoires.

1 Mémoire cité, page 230.

Ces faits sont d'une haute importance, tant par les considérations pratiques auxquelles ils conduisent, que par les conséquences qu'on a voulu en tirer. En effet, les recherches de MM. Andral et Gavaret ont eu l'incontestable mérite de faire mieux apprécier, que cela n'avait eu lieu précédemment, l'influence de la composition du sang dans les maladies, et de faire comprendre qu'on omettait un élément essentiel du diagnostic de certaines fièvres, quand on prétendait rapporter tous les phénomènes qui caractérisent ces maladies à l'inflammation seule du tube digestif.

Mais n'ont-ils pas commis, à leur tour, une grave erreur, lorsqu'ils ont voulu conclure de la diminution de fibrine du sang à la non-existence du phénomène inflammatoire?

Évidemment oui, et pour le démontrer il suffit de s'appuyer de nouveau sur l'observation. Il est constaté que l'augmentation de fibrine n'existe pas, ordinairement, au début d'une pneumonie ou d'un rhumatisme aigu; que ce n'est qu'à la seconde, et quelquefois à la troisième saignée, que la couenne inflammatoire apparaît; qu'enfin la fibrine croît avec l'intensité de la maladie et décroît avec elle. Les choses se passant ainsi, il faut donc admettre que l'augmentation de fibrine est un produit de l'inflammation et qu'elle ne la caractérise pas, puisque cette dernière préexiste. Il y a plus, c'est que l'aug-

mentation de fibrine ne correspond pas à la nature
de la maladie, mais bien à l'organisation du tissu
enflammé. Il se passe ici un fait semblable à celui
de la formation du pus : bien que ce fluide soit
toujours le produit de l'inflammation, ses caractères physiques et chimiques varient selon qu'il
est fourni par le tissu cellulaire, le tissu fibreux,
les membranes séreuses ou le parenchyme organique; et on ne serait peut-être pas éloigné de la
vérité en admettant que l'inflammation aiguë favorise, à son début, la formation de la fibrine, et,
plus tard, la création de l'albumine quand la suppuration s'établit. On sait en effet que l'albumine
et la fibrine renferment des éléments organiques
identiques, unis entre eux dans les mêmes proportions de poids. [1]

Quant aux organes dont l'inflammation favorise
le plus la formation de la fibrine, l'expérience place
en première ligne le poumon, puis les tissus environnant les articulations, les membranes séreuses et
les membranes muqueuses.

Mais l'augmentation de fibrine n'aura pas lieu si
une cause miasmatique a fait subir au sang une altération préexistante à la phlegmasie. Plus l'altération
du sang sera profonde et moins il y aura de fibrine;
c'est ce qu'on observe dans la fièvre typhoïde : si

---

[1] Liebig, chimie organique, pag. 46.

la maladie diminue d'intensité, la quantité de fibrine augmente; elle revient à son état normal quand la convalescence est franche et complète; enfin, si la phlegmasie passe à l'état chronique, ou si elle prend primitivement cette forme, la quantité de fibrine contenue dans le sang reste à l'état normal.

Voilà donc un caractère très-variable, augmentant, diminuant, pouvant même manquer, et qu'on a cependant donné comme signe certain de la phlegmasie aiguë; puis, comme conséquence, on a prétendu qu'on devait rayer de la classe des phlegmasies toute maladie dans laquelle le sang présenterait une diminution de la quantité normale de fibrine.

Ces idées ont conduit M. Monneret à donner de l'inflammation la définition suivante, qui peut être considérée, ainsi qu'il le déclare lui-même, comme représentant l'état actuel de la science sur ce point.

«*L'inflammation*, dit-il, *est un état morbide, une maladie d'abord locale, caractérisée constamment par l'augmentation de la fibrine du sang, et pour peu qu'elle soit étendue et bien constituée, par l'accroissement de la température du corps, l'accélération du pouls, la rougeur, la tuméfaction, la douleur et les lésions anatomiques consécutives.* [1]»

Ce qui précède doit faire comprendre l'inexactitude de la théorie soutenue par MM. Andral, Gavaret

[1] Compendium, tom. 5, pag. 184.

et Monneret, et nous autoriser au contraire à admettre :

1.° Que le caractère fondamental de l'inflammation est un phénomène vital produisant l'accumulation des fluides, la dilatation des vaisseaux capillaires et dans l'état le plus avancé, la stase des globules sanguins;

2.° Que ce phénomène s'opère de la même manière dans tous les tissus, quelles que soient la cause qui le produise et la composition chimique du sang;

3.° Que la variété des symptômes et des lésions physiques tient à la constitution du malade, à la nature de la cause, au tissu enflammé et aux modifications des fluides.

Traitement. La première indication à remplir est de soustraire les organes à l'influence de la cause qui produit l'inflammation : cela n'est pas toujours possible, soit parce que la nature de cette cause est inconnue ou insaisissable, ou parce que nos moyens médicaux ne peuvent l'atteindre, et en admettant qu'on y parvienne, il arrive fréquemment, malgré cela, que les accidents persistent et s'aggravent. Quelles que puissent être les circonstances qui auront favorisé le développement des phénomènes inflammatoires, la médecine possède trois moyens principaux pour les combattre : ce sont, les saignées, la compression, l'hydrothérapie.

Les saignées soutirent le sang des vaisseaux distendus; la compression chasse ce fluide et l'empêche de revenir ; l'hydrothérapie opère le refoulement progressif des liquides, resserre les tissus et enlève le calorique en excès. Ces trois moyens produisent, en dernière analyse, le même résultat, mais ils ne peuvent être employés indifféremment et dans les mêmes cas.

Si l'inflammation est très-violente, si elle s'est emparée d'un organe parenchymateux, tel que le foie ou le cerveau, on ne saurait désemplir trop tôt les vaisseaux ; le remède le plus efficace, dans ce cas, est évidemment la saignée. Si le malade est jeune, plein d'énergie, et qu'il soit atteint d'une pneumonie, il faut largement ouvrir la veine; l'expérience constate chaque jour les heureux résultats de cette médication. Le succès, ici, est d'autant plus probable que la phlegmasie n'est pas compliquée d'une altération du sang, et que la cause a cessé d'agir. Presque toujours, en effet, les pneumonies tiennent à un refroidissement survenu quand le corps était échauffé par des efforts violents.

Quand l'inflammation est externe, qu'elle s'est emparée d'un membre et que les vaisseaux sont distendus à l'excès, il est prudent de les ouvrir sur-le-champ pour laisser échapper en quelque sorte le trop plein.

Si les saignées générales et locales ont le grand

avantage de diminuer immédiatement la congestion
sanguine, elles ont l'inconvénient d'affaiblir beaucoup les malades et de ne pas permettre, par cela
même, d'être répétées indéfiniment. Si donc il arrive
que la phlegmasie persiste, soit parce que la cause
productrice n'a pas disparu, soit parce qu'elle est
trop étendue et trop profonde pour être détruite,
on est obligé de s'arrêter et de rester spectateur,
presque inactif, du travail de désorganisation amené
par l'inflammation.

Les sangsues appliquées au début d'une fièvre
typhoïde calment momentanément les accidents inflammatoires, mais, ordinairement, ils reparaissent
peu de temps après; une seconde et une troisième
application produisent le même effet, mais la cause
persistant, le mal revient sans cesse et on est obligé
d'abandonner ce moyen thérapeutique.

Les saignées conviennent donc au début des phlegmasies, surtout quand elles sont violentes et qu'elles
ne sont pas compliquées d'une modification de la
composition du sang. Elles seront beaucoup moins
utiles, et elles peuvent devenir nuisibles si le malade est faible et que l'affection dont il est atteint
se trouve accompagnée d'une altération du sang avec
diminution de fibrine.

La compression n'est applicable qu'aux membres
et à quelques parties du tronc : on comprend parfaitement l'effet qu'elle produit : elle chasse le sang

accumulé dans les vaisseaux et elle en empêche le retour. Mais ce résultat ne s'obtient qu'à la condition de comprimer également tous les tissus malades, et de trouver une résistance suffisante dans les parties sous-jacentes. Les membres offrent, pour cela, des conditions convenables, surtout quand la phlegmasie est superficielle : leur forme permet à la bande de les envelopper parfaitement; l'aponévrose sous-cutanée et les muscles présentent un point d'appui favorable. Mais les conditions ne sont déjà plus aussi heureuses si l'inflammation est profonde. Il faudrait que la compression fût très-forte pour agir avec utilité, et dans ce cas on aurait à craindre de gêner la circulation et de déterminer la gangrène. On a obtenu de très-bons résultats de la compression dans les phlegmasies aiguës et chroniques; mais on a eu aussi à constater des accidents déplorables; plusieurs fois la perte d'un membre s'en est suivie. Il n'est point facile d'ailleurs d'exercer, sur un membre malade, une compression méthodique, et surtout de la rendre permanente. Au moment de l'application, la bande paraît toujours trop serrée, mais bientôt elle se relâche, et le sang revient avec facilité dans les parties d'où il avait été expulsé. Ce moyen convient beaucoup moins dans le traitement des phlegmasies aiguës que dans celui des inflammations chroniques; dans ces dernières il rend souvent d'incontestables services.

L'hydrothérapie présente presque tous les avantages de la compression et de la saignée sans en avoir les inconvénients. Disons de suite, cependant, qu'il y aurait exagération maladroite à vouloir appliquer exclusivement cette méthode au traitement des phlegmasies des organes parenchymateux.

Dans toutes les phlegmasies externes, aiguës ou chroniques, l'hydrothérapie est extrêmement utile. Son action se conçoit aisément; elle s'explique par les lois les plus rigoureuses de la physique. Dès que vous mettez un membre enflammé en contact avec de l'eau à une température inférieure à la sienne, l'équilibre, qui tend à s'établir, diminue à l'instant la chaleur de la partie; il en résulte que la peau, primitivement distendue par le sang accumulé, revient sur elle-même, qu'elle presse ce liquide, qu'elle le chasse et qu'elle en empêche le retour aussi longtemps que le refroidissement se maintient. L'éloignement du sang fait cesser la coloration de la peau. Les vaisseaux se désemplissent et la douleur se calme. Ainsi la tumeur, la rougeur, la chaleur et la douleur, phénomènes consécutifs à l'excitation morbide et à l'accumulation du sang, disparaissent sous l'influence de l'eau appliquée à une température convenable. La diminution de volume de la partie est peut-être due aussi, pour une proportion très-faible, à la condensation des fluides dilatés par la chaleur des tissus enflammés. Comme nous avons démontré que les phénomènes de l'excitation morbide sont toujours les mêmes, quelles que soient les causes qui les produisent, il en résulte que l'emploi de l'eau est utile dans toutes les phlegmasies. Les lois physiques et physiologiques rendent donc parfaitement compte des effets de l'eau dans le traitement de l'inflammation : il reste maintenant à savoir faire une juste application de ce moyen thérapeutique.

Nous avons vu, en étudiant la chaleur animale, que si on refoule les fluides avec rapidité de la circonférence vers le centre, ils reviennent avec vitesse dans le lieu d'où ils avaient été chassés, et qu'ils produisent une réaction proportionnelle à l'activité de la cause. Si, au contraire, on procède avec lenteur, on repousse les fluides au loin et le refroidissement se maintient longtemps. Ces faits doivent régler notre pratique médicale.

Doit-on combattre une inflammation aiguë, je suppose un érysipèle phlegmoneux de la jambe ? il faut se hâter de plonger tout le membre dans l'eau à une douce température, c'est-à-dire à quinze ou seize degrés centigrades, et l'y maintenir longtemps, une heure au moins, plusieurs heures si c'est possible, et, dans tous les cas, y revenir plusieurs fois dans la journée, en ayant soin, dans les intervalles, de recouvrir la partie malade de compresses froides et mouillées, afin d'empêcher le retour de la chaleur.

Si on employait de l'eau très-froide, que ferait-on ? On refoulerait avec rapidité le sang de la surface vers les tissus profonds, on distendrait les vaisseaux qui s'y trouvent situés, on occasionnerait infailliblement de la douleur, et le malade, ne pouvant pas la supporter, retirerait le membre qui, bientôt, éprouverait les effets de la réaction, c'est-à-dire une aggravation de tous les accidents inflammatoires. C'est donc une faute, et une faute très-grave, de vouloir employer de l'eau très-froide pour arrêter une phlegmasie aiguë ou pour l'empêcher de naître. Cette pratique, suivie dans le traitement des entorses, et surtout des maladies cérébrales, est extrêmement vicieuse. Dans ces dernières affections, souvent encore, on préfère la glace à l'eau, et on la pose, enfermée dans une vessie, sur le front du malade. Elle ne tarde pas à se fondre, la réaction survient, la peau du front rougit et le mal s'aggrave au lieu de diminuer. Il faut abandonner ce moyen empirique et dangereux, pour le remplacer par des compresses légères, convenablement froides, embrassant toute la tête. Les compresses simples vaudront mieux que celles qui sont doubles ; la vaporisation se fera plus promptement ; nous savons, par ce qui a été dit précédemment, que ce phénomène ne s'opère qu'en enlevant une grande quantité de calorique à la peau.

A mesure que l'inflammation externe faiblit on

doit diminuer la température de l'eau; il est rare cependant qu'on puisse descendre au-dessous de 8 à 10 degrés centigrades. Il arrive, chez certains individus, un moment où l'effet de l'eau semble épuisé; l'œdème succède à l'inflammation aiguë dont la couleur rouge fait place à une teinte bleuâtre. Il est alors nécessaire de suspendre momentanément, ou définitivement, ce moyen pour le remplacer par un bandage compressif.

On doit comprendre que l'application des compresses froides peut être substitué avantageusement au cataplasme; ce topique, qui n'agit que par l'eau qu'il contient, a l'inconvénient d'être lourd, de s'aigrir rapidement, d'être souvent mal préparé, et, en se desséchant, d'irriter les parties au lieu de les calmer. Depuis longtemps j'ai supprimé les cataplasmes dans mon service de l'hôpital, et, de même que Percy, je m'en trouve très-bien. [1]

Dans la plupart des phlegmasies internes l'emploi de l'eau froide n'est pas moins favorable que dans les maladies externes. Déjà nous avons dit comment on doit en faire usage dans les affections cérébrales. Si l'inflammation existe dans l'abdomen, il faut répéter fréquemment l'application des ceintures mouillées [2] : on agira de même dans les cas de pleurésies

---

1 Voy. pour l'application de ces compresses, pag. 246.

2 Voy. pag. 245.

et de pneumonies aiguës, après avoir préalablement désempli les vaisseaux par la saignée générale ou locale.

Les fièvres typhoïdes sont admirablement combattues par l'usage interne et externe de l'eau froide. Les lotions, les immersions et le drap mouillé [1] enlèvent la chaleur âcre, mordicante de la peau, occasionnée par la fièvre; ces moyens rendent à l'enveloppe cutanée sa souplesse naturelle; ils soutirent le calorique excessif qui la fatigue et qui est une cause incessante d'excitation. L'eau, prise en boisson et en lavements, circule avec le sang, elle le lave, en quelque sorte, elle le débarrasse des éléments étrangers à sa composition, en les entraînant au dehors par les urines et la sueur.

· Cette action de l'eau se reproduira dans toutes les maladies déterminées par une cause miasmatique. Mais dans ces affections, presque toutes très-graves, il ne faut pas faire un usage abusif de la méthode hydrothérapique.

Nous avons vu que les maladies produites par des causes miasmatiques peuvent être considérées comme des crises, déterminées par la puissance conservatrice de l'organisme, pour le débarrasser des principes qui troublent la santé. Toutes ces crises, quelle qu'en soit la forme, sont constituées par un

---

1 Voy. pag. 243.

travail inflammatoire qui ne devient dangereux que par le développement excessif qu'il acquiert. Si on prétendait supprimer la crise, on commettrait une grande faute ; cela, il est vrai, serait souvent impossible, mais si on y parvenait, on occasionnerait infailliblement un trouble nouveau plus grave que le premier. Dans toutes ces maladies il ne faut donc pas chercher à arrêter l'inflammation, mais bien à la modérer, à la maintenir dans les limites convenables et compatibles avec l'accomplissement de l'acte entrepris par la nature et la conservation de l'existence. Telle est la conduite qu'il faut tenir dans le traitement de la rougeole, de la scarlatine, de la variole, de la fièvre miliaire, etc. Si dans le cours de la scarlatine ou des autres maladies éruptives, la phlegmasie interne est trop vive et qu'elle empêche la manifestation des symptômes externes, le médecin emploiera l'eau intérieurement pour diminuer l'inflammation de la membrane muqueuse, et il aura recours aux moyens externes pour exciter une réaction vers la peau.

L'emploi de l'eau n'est pas moins utile dans les affections chroniques que dans les maladies aiguës ; il convient seulement de modifier les formes du traitement hydriatique. C'est alors qu'il faut faire intervenir le bain froid général, les douches, l'enveloppement, les frictions, les bains de siége, les demi-bains et toute la série des moyens destinés à opérer une révulsion ou à calmer directement les accidents inflammatoires. L'eau agira avec d'autant plus d'efficacité qu'elle sera mieux secondée par les agents hygiéniques, l'air, le mouvement, le régime.

Ainsi l'administration de l'eau convient partout où il y a des accidents inflammatoires à calmer, qu'ils soient aigus ou chroniques ; mais il faut bien remarquer que l'eau étant un *remède*, et non pas un *médicament*, elle ne saurait agir directement sur la cause productrice. Sans doute elle seconde très-utilement la puissance conservatrice quand celle-ci, dans les maladies miasmatiques, fait effort pour expulser la cause de la maladie, mais là s'arrête son pouvoir et commence celui de la thérapeutique. Pour mieux préciser cette pensée, admettons qu'un malade soit traité pour une affection syphilitique récente : l'hydrothérapie réussira promptement à calmer la plupart des accidents inflammatoires, mais la cause n'étant pas détruite, ils pourront reparaître, et souvent en effet ils se représenteront en offrant des caractères plus graves qu'à leur début. Il en est de même pour les syphilides chroniques ; l'expérience s'est complétement prononcée sur ce point. Toutefois, dans cette circonstance, l'hydrothérapie pourra être utile en préparant l'organisme à subir l'action des médicaments. Si les accidents, réputés syphilitiques, n'étaient que le résultat des remèdes mal administrés, l'hydrothérapie aurait alors un succès

éclatant. On a vu un grand nombre de caries sup-
posées vénériennes, d'ulcères et de tumeurs qui
avaient résisté à tous les traitements, guérir admirablement par les moyens hydrothérapiques.

Quant aux dégénérescences et aux vices de nutrition, tels que les tubercules, le cancer, les lipômes,
etc., on doit prévoir que, produits par une cause
inconnue qui ne détermine que le degré le plus faible
de l'excitation morbide, il y a peu de probabilité
pour que l'eau agisse avec efficacité dans le traitement de ces maladies ; cependant nous n'avons
pas encore sur ce point de données positives.

Il resterait maintenant, pour compléter la thérapeutique de l'inflammation, à parler des remèdes
sédatifs, révulsifs, et des médicaments contre-stimu-
lants ; mais ce sujet s'éloignant de la question principale traitée dans cet ouvrage, je ne l'aborderai pas.

CHAPITRE V.

§. 1.er Effets·généraux du traitement hydriatique.

Il devient facile, après avoir exposé les moyens employés par la méthode hydrothérapique, de comprendre les effets de ce traitement. Il n'a rien qui tienne du mystère et qui exige une confiance aveugle. L'hygiène lui offre ses principales ressources, et la puissance médicatrice de la nature produit les résultats. Ne sait-on pas que la source du plus grand nombre des maladies vient des infractions aux règles de l'hygiène? Qu'y a-t-il donc de plus conséquent que de ramener l'homme aux conditions régulières de son existence! La civilisation porte chaque jour, à tout instant, une atteinte sérieuse aux lois physiologiques qui dirigent notre organisme; nous vivons au milieu d'excitations de toute nature; nous recherchons les émotions, nous prenons les mets les plus nourrissants, nous nous livrons à l'oisiveté, et quand un long abus de toutes les jouissances a troublé la santé, nous venons demander à la médecine de la rétablir en peu de jours, en peu d'heures. L'art de guérir est impuissant à opérer de semblables miracles; il ne peut que faire cesser la cause du mal, et remettre au temps le soin de ramener l'équilibre en se servant habilement des moyens hygiéniques. Heureux encore quand il y parvient! Tous les médecins sont d'accord sur ce point, et depuis les époques les plus reculées jusqu'à ce jour, ils ont reconnu l'influence du régime, de l'air, de l'eau et du mouvement dans le traitement des maladies chroniques. Mais les recommandations générales qu'ils faisaient à ce sujet étaient insuffisantes, encore ne les exécutait-on que très-incomplétement. Les malades, fort souvent, continuaient à vivre au milieu des causes qui avaient troublé leur santé; les affaires et l'ennui de suivre un régime ramenaient bientôt les habitudes et rendaient la guérison impossible. Les établissements hydrothérapiques ayant pour but·de placer les malades dans des conditions meilleures, offrent donc à la médecine une ressource nouvelle contre un grand nombre d'affections chroniques.

Les effets du traitement hydriatique varient selon les formes employées. On croit généralement que la sueur en est une partie obligatoire; c'est une erreur. Elle est souvent inutile; et dans plusieurs cas elle peut être nuisible.

Le traitement hydriatique n'affaiblit pas, lors même que les sueurs sont très-abondantes : la boisson rend rapidement au sang la quantité d'eau qui en a été enlevée, et l'accroissement de l'appétit répare facilement les pertes; aussi le malade retrouve-t-il

bientôt des forces, une légèreté et une vigueur inconnues jusqu'alors.

Les maladies aiguës sont aussi très-heureusement
combattues par l'hydrothérapie. Nous croyons avoir
démontré que les phénomènes inflammatoires sont
traités avec plus de succès par l'eau froide que par
les autres moyens communément adoptés; qu'elle
convient à presque toutes les formes de la maladie,
quelle que soit la cause qui l'a produite, tandis que
la compression et les saignées sont d'un emploi plus
restreint et souvent plus incertain.

Les sciences physiques et chimiques expliquent
parfaitement l'action de l'eau sur notre économie;
elles nous démontrent comment ce liquide, appliqué à une basse température, est un agent frigorifère
qui devient astringent, tonique et révulsif, selon
qu'il est maintenu longtemps en contact avec les
tissus, qu'il n'y reste que momentanément ou qu'il
agit sur des parties éloignées de l'organe malade.
A une douce température l'eau devient émolliente;
administrée intérieurement elle opère une action chimique; elle dissout les corps solubles contenus dans
nos solides et nos liquides; elle les expulse promptement au dehors; enfin elle produit des effets physiques fort utiles quand on l'emploie en douches
ou en injections.

Cette énumération rapide suffit sans doute pour
faire comprendre qu'il n'est pas un seul agent théra-

peutique qui, par la variété et l'importance des services, puisse être comparé à l'eau pure.

Malgré ces avantages on tomberait dans une exagération ridicule, si on prétendait que l'eau pourra à l'avenir remplacer tous les médicaments : l'eau a une efficacité incontestable, mais les médicaments ont aussi leur valeur; c'est au médecin prudent et instruit à savoir faire une association utile ou un emploi successif de ces divers agents thérapeutiques.

Puisque l'eau ne doit pas être employée d'une manière absolue, il importe de connaître les cas dans lesquels il faut en faire usage ou la rejeter.

§. 2. Des indications et des contre-indications.

Si on consulte les écrits de quelques auteurs enthousiastes, l'eau convient dans toutes les maladies; elle guérit la peste aussi bien que la maladie la plus légère. La science n'accepte pas ces assertions hasardées, elle demande des faits bien constatés et souvent confirmés par des hommes éclairés et consciencieux.

L'hydrothérapie réussit parfaitement dans toutes les maladies inflammatoires aiguës spontanées; ainsi les angines, les érysipèles simples ou phlegmoneux, les ophthalmies, les contusions et tous les accidents qui les suivent : elle compte des succès presque constants dans le rhumatisme aigu, la goutte et la sciatique.

Il est prudent et utile, dans le traitement des pneumonies et des pleurésies aiguës, des congestions cérébrales, des hépatites, dans toutes les inflammations violentes des membres, de désemplir les vaisseaux par une ou plusieurs saignées, avant de recourir à l'hydrothérapie.

Quand les accidents inflammatoires tiennent à une cause miasmatique, les résultats sont moins certains ; c'est qu'il est impossible en effet de calculer la résistance vitale et en quelque sorte le degré de l'empoisonnement. Cependant l'hydrothérapie compte de nombreux succès dans le traitement de la scarlatine, de la rougeole, de la variole ; elle a également bien réussi dans le traitement de la fièvre typhoïde, de la dysenterie et du scorbut. L'expérience n'a pas encore fait connaître ce qu'on peut en espérer dans la peste et la fièvre jaune.

Plusieurs maladies chroniques, rebelles aux moyens ordinaires de la médecine, guérissent très-bien sous l'influence de l'hydrothérapie ; il faut surtout citer les affections chroniques de l'estomac, les engorgements du foie, de la rate ; les affections scrophuleuses, les maladies vénériennes mal traitées, surtout celles contre lesquelles on a largement employé le mercure, enfin toutes les affections produites par l'abus des remèdes, et que, pour cela, nous nommons maladies médicamenteuses.

L'hydrothérapie ne convient pas dans les affections chroniques des poumons et du cœur; dans les affections nerveuses qui tiennent à une lésion organique du cerveau ou de la moelle épinière; elle échoue dans le cancer, l'épilepsie, les hydropisies symptomatiques, et dans toutes les circonstances où l'organisme épuisé ne peut plus réagir. L'hydrothérapie ne prévient pas les symptômes secondaires de la syphilis; elle guérit difficilement les dartres, et lors même qu'elle réussit, elle n'en empêche pas toujours le retour.

L'hydrothérapie a aussi des insuccès dans les cas qui semblaient les plus favorables à la réussite; ils peuvent tenir quelquefois à l'indocilité du malade, à son impatience ou à des écarts de régime.

L'hydrothérapie n'est pas également applicable à toutes les constitutions, à tous les âges et dans les divers climats.

Les hommes d'un tempérament lymphatique doivent boire très-peu d'eau; les personnes irritables supportent quelquefois difficilement la douche, l'excitation des couvertures de laine et l'immersion dans l'eau froide. En étudiant les sources de la chaleur animale nous avons vu que les vieillards et les enfants perdent promptement leur calorique; il y aurait

345

donc imprudence à les soumettre à des moyens fri-
gorifères très-prolongés et à leur faire boire beaucoup d'eau.

On est plus disposé à se soumettre au traitement
hydriatique en été, et dans les pays chauds, que
dans les conditions opposées; l'expérience démontre
cependant qu'un froid modéré est plus favorable au
succès du traitement qu'une température atmosphérique élevée.

Enfin, il existe certaines dispositions individuelles
qui résistent aux moyens employés pour provoquer
la sueur; dans ce cas on peut se servir d'un bain
de vapeurs portatif, et faire plonger le malade
dans l'eau froide comme s'il eût sué dans les couvertures.

Quelques personnes éprouvent une répugnance
invincible pour l'eau froide; d'autres en sont si vivement impressionnées qu'il faut, de toute nécessité,
suspendre le traitement. Ce sont là des exceptions
très-rares qu'il suffit d'indiquer.

Pour me résumer je dirai : l'hydrothérapie convient dans toutes les affections aiguës et chroniques
où l'élément inflammatoire se manifeste, et lorsque
la puissance médicatrice de la nature permet d'espérer une réaction favorable, qui souvent se révèle
sous forme de crise.

Il faut s'abstenir d'y avoir recours quand l'excitation morbide a fait naître des altérations profondes

caractérisées par la dégénérescence des tissus. Il en doit être de même quand la maladie, ayant amené la faiblesse générale et l'épuisement de l'organisme, ne laisse plus d'autre chance que de prolonger l'existence par un traitement habile. C'est dans ce cas que la matière médicale doit intervenir et régner sans partage. La variété infinie de ses ressources permet au médecin de calmer les douleurs, de poursuivre chaque symptôme, de modifier les prescriptions, et de soutenir ainsi l'espérance du malade jusqu'au dernier moment.

CHAPITRE VI.

Application de l'hydrothérapie à l'homme sain.

L'homme ne peut conserver sa santé et obtenir une longue existence qu'en observant les lois de l'hygiène. L'hydrothérapie, en empruntant à cette branche des connaissances médicales ses principales ressources, est donc appelée à rendre d'importants services. Déjà nous avons fait connaître l'influence de l'*air*, du *régime*, du *mouvement* sur le corps de l'homme sain ou malade, il nous reste maintenant à indiquer l'usage de l'eau froide dans presque toutes les conditions de la vie.

Personne ne conteste la nécessité d'entretenir la propreté et la souplesse de la peau, dont les fonctions sont tellement importantes qu'elles ne peuvent être modifiées ou suspendues, sans qu'on ne soit menacé de maladies graves. La peau est le principal instrument d'épuration de l'organisme; sa surface laisse échapper à chaque instant des fluides destinés à la lubrifier, à maintenir une température constante et à débarrasser le sang des éléments étrangers à sa composition normale. Si des fautes contre l'hygiène et surtout la malpropreté viennent à troubler ces fonctions, il en résulte bientôt des affections cutanées d'un mauvais caractère.

Le célèbre Hufeland [1] a si bien traité ce sujet que je ne puis faire mieux que de lui emprunter ses propres expressions. «Notre peau, dit-il, est l'organe du toucher, du plus étendu de nos sens, de celui qui multiplie le plus nos rapports avec les corps ambiants, en particulier avec l'atmosphère; de celui enfin dont l'état, par cette raison même, détermine en grande partie le sentiment de notre propre existence et de nos relations avec tout ce qui nous entoure. Le plus ou moins de disposition aux maladies dépend donc aussi beaucoup de la peau. Celui chez qui cet organe est frappé de faiblesse ou d'atonie, l'a aussi trop sensible et trop délicat, ce qui fait que le moindre changement de temps, le plus petit courant d'air, influe de la manière la plus désagréable sur les parties internes, et que l'on finit par devenir un véritable baromètre vivant. C'est là ce qu'on appelle une constitution rhumatismale, qui résulte principalement de l'atonie de la peau. De là naît aussi la disposition à suer pour la plus légère cause; état contre nature, qui nous expose sans cesse à des refroidissements, et qui engendre une foule d'infirmités.

---

1 La macrobiotique ou l'art de prolonger la vie de l'homme, par C. F. Hufeland; trad. de l'allemand par A. J. L. Jourdan. Paris, 1838; un vol. in-8.°; chap. XI, pag. 359 et suiv.

« La peau sert encore à maintenir l'équilibre entre les facultés et entre les mouvements. Plus elle est active et perméable, et plus l'homme est à l'abri des congestions et des diverses maladies des poumons, du canal intestinal et des autres viscères du bas-ventre, moins il est exposé aux fièvres gastriques, bilieuses et muqueuses, à l'hypocondrie, à la goutte, à la phthisie pulmonaire, aux affections catarrhales et aux hémorrhoïdes. Une des causes qui contribuent le plus à rendre ces maladies si communes parmi nous, c'est que nous avons perdu l'habitude d'entretenir notre peau dans un état continuel de propreté et de vigueur, par l'usage des bains.

« La peau est aussi l'une des premières sources de notre restauration, car c'est par sa voie que l'air fait passer en nous une foule de particules éthérées. Ainsi, sans une peau saine, point de restauration complète, c'est-à-dire, absence d'une des conditions les plus indispensables de la longévité. La malpropreté dégrade l'homme au physique de même qu'au moral.

« Enfin, il ne faut pas oublier que la peau est le principal théâtre des crises, c'est-à-dire, des mouvements que la force médicatrice de la nature excite dans les maladies, de sorte qu'un homme chez lequel elle est bien perméable et douée d'une grande activité peut compter sur une guérison plus facile et plus complète, souvent même sans le secours de la médecine, lorsqu'il vient à tomber malade.

«Personne ne disconviendra qu'un organe aussi important ne soit une des colonnes de la vie et de la santé. Aussi conçoit-on avec peine qu'on ait pu en négliger tout à fait le soin parmi les modernes, et jusque chez des peuples fort éclairés. Bien loin même de s'en occuper, on fait dès l'enfance tout ce qu'il faut pour en obstruer les pores, pour la plonger dans l'atonie, dans une sorte de paralysie. La plupart des hommes ne prennent, pendant toute leur vie, d'autre bain que celui du baptême; leur peau est donc obstruée par la sueur et la malpropreté qui s'y accumulent chaque jour; les vêtements trop chauds, les fourrures, les lits de plumes, l'affaiblissent et la relâchent; le mauvais air des appartements renfermés et la vie sédentaire la paralysent. Je crois donc pouvoir avancer, sans exagération, qu'elle est à moitié obstruée et privée d'action chez la plupart des hommes.

«Qu'il me soit permis de signaler une inconséquence, qui n'est d'ailleurs pas la seule de ce genre dont on se rende coupable. Le dernier des hommes a l'intime conviction que l'entretien de la peau est nécessaire à la santé des animaux. Le palefrenier néglige tout pour étriller, bouchonner et laver son cheval; et si l'animal tombe malade, à l'instant même il soupçonne qu'on a bien pu négliger les soins de la propreté. Mais cette idée ne lui vient jamais à l'esprit quand il s'agit de sa propre personne ou de son enfant; si celui-ci est d'une constitution faible et maladive, s'il maigrit et tombe dans le marasme, effets qui résultent tous de la malpropreté, on pensera plutôt à un ensorcellement, ou à quelque autre absurdité semblable, qu'à la véritable cause, qui est le défaut absolu d'entretien de la peau. Puisque nous sommes si clairvoyants pour les animaux, pourquoi ne le sommes-nous pas autant lorsqu'il s'agit de nous-mêmes ? »

Les savantes observations du professeur de Berlin sont loin d'avoir été bien comprises par le public et même par la plupart des médecins. Les reproches qu'il adressait, il y a cinquante ans, sur la négligence générale des soins à donner à la peau, sont encore applicables aujourd'hui. Le luxe et la mollesse nous ont conduits à craindre la plus faible impression du froid; on s'enveloppe, l'hiver, de vêtements très-chauds, on retient la transpiration et la sueur, et on forme ainsi autour de la peau une espèce de bain de vapeurs permanent qui la relâche, lui donne une teinte blafarde et la rend impressionnable à l'excès. J'ai donné, pendant longtemps, des soins à une dame, jeune encore, qui en était arrivée à redouter si fortement les courants d'air que, durant l'hiver, elle ne sortait jamais de son appartement; toutes les ouvertures étaient exactement fermées; un double papier avait été collé au pourtour de chaque vitre, et deux paravents étaient placés près de la porte de la chambre. Malgré ces soins excessifs, cette dame s'apercevait quand la porte d'entrée de la maison était momentanément ouverte. Plusieurs fois, doutant de ses assertions, je voulus faire une expérience positive : je fis ouvrir la porte de la rue pendant que, moi-même, je me trouvai dans la chambre située à un premier étage. Je n'avais entendu ni mouvement ni bruit, et cependant la malade me signalait aussitôt l'entrée de l'air. Elle finit par faire placer un matelas de lit contre sa porte; malgré cette singulière précaution, elle continua à être tourmentée par les courants d'air. Cette dame résista à toute proposition raisonnable de traitement; elle tomba enfin dans une monomanie qui la rendit insupportable à elle-même et aux autres.

Une autre dame, âgée de soixante ans, devenue très-impressionnable, m'interrompit plusieurs fois, pendant que j'étais près d'elle, dans un appartement bien chauffé, pour me dire : *le vent vient de changer.* Je faisais vérifier aussitôt le fait, et la direction prise par la girouette constatait que la malade ne s'était pas trompée.

La sensibilité nerveuse n'arrive pas souvent, fort heureusement, à cette limite extrême; mais il n'est pas rare de trouver des personnes qui s'enrhument pour avoir eu la tête un instant découverte, pour avoir passé rapidement dans un appar-

tement non chauffé, pour avoir omis de porter un
vêtement en apparence inutile, et alors, redoublant
de soins et de précautions, elles tombent dans des
exagérations ridicules et fâcheuses pour leur santé.

La malpropreté est également très-nuisible à la
santé; il faut avoir vu de près les hommes du peuple
et les soldats, pour avoir une idée juste de l'excès
où elle peut être portée. Lorsque ces derniers entrent
dans les hôpitaux, il arrive communément que leur
peau, surtout celle des extrémités inférieures, est
couverte d'une couche épaisse d'une crasse noirâtre
obstruant tous les pores. Cette extrême malpropreté
explique, en partie, la mortalité qui frappe les militaires; il a été démontré que l'armée, quoique composée d'hommes forts et choisis, perd un tiers de
plus que la population civile [1]. Ces résultats déplorables pourraient, très-probablement, être évités, si
les règles de l'hygiène, surtout les soins de propreté,
étaient mieux observés. Les soldats se lavent très-
rarement; ce n'est que pendant l'été qu'on les conduit quelquefois à la rivière, et lorsque cette saison
est passée, ils restent neuf ou dix mois sans se nettoyer.

Il est très-désirable que cette situation change;
l'intérêt de l'État et celui de l'armée réclament des

[1] Moniteur officiel du 23 février 1841. Discours de M. Paixhans
à la chambre des députés

améliorations dans l'hygiène du soldat. Il serait très-facile, en ce qui concerne la propreté, de les faire laver à l'eau froide une ou deux fois par semaine. Il suffirait pour cela de mettre deux ou trois cuveaux dans l'une des salles basses de la caserne, et là, sous les yeux des sous-officiers, chaque homme serait tenu de se frotter le corps avec un linge un peu rude souvent trempé dans l'eau froide. Cette pratique aurait le double avantage de fortifier la peau, et de la débarrasser des impuretés qui la recouvrent.

L'hygiène des soldats faisant campagne en Afrique, demande aussi de grandes modifications : au lieu de couvrir ces hommes de flanelle et de leur faire porter une ceinture de cette étoffe, il serait mieux de chercher à rendre à leur peau, affaiblie par des sueurs abondantes et presque continuelles, la tonicité qu'elle a perdue. L'expérience des Arabes, les sages préceptes de Moïse et de Mahomet auraient dû nous faire comprendre que le premier soin, pour conserver la santé, doit être de tonifier la peau, afin qu'elle puisse supporter la chaleur brûlante du jour et le froid glacial des nuits. Il fallait des ablutions fréquentes d'eau froide et la suppression des liqueurs alcooliques : nous avons fait le contraire; aussi, chaque année, la dysenterie fait éprouver à notre armée des pertes effroyables.

Au moyen âge, les populations conservaient encore un souvenir des usages des Romains. On voyait, tous les samedis, des hommes passer dans les rues, annonçant, au son des cymbales, que l'heure du bain était arrivée. Les artisans se réunissaient, et se rendaient en troupe à des établissements publics, où ils retrouvaient, en se baignant, des forces nouvelles pour supporter les travaux qui allaient recommencer.

L'homme, pris dans les conditions ordinaires de la vie, doit être soumis à des règles hygiéniques qui varieront suivant l'âge, la constitution, l'habitude. Les jeunes enfants seront lavés, tous les jours, avec de l'eau dont la température doit être de 16 à 17 degrés centigrades. Plusieurs médecins, et J. J. Rousseau, ont commis une grave erreur, en prétendant qu'il fallait, immédiatement après la naissance, faire usage d'eau froide. Mieux instruits aujourd'hui des lois physiologiques, nous savons que les enfants se refroidissent très-facilement, et qu'il y aurait imprudence à leur enlever avec rapidité une grande quantité de calorique. Leur peau, extrêmement délicate, affaiblie en outre, pendant toute la grossesse, par le séjour dans l'eau de l'amnios, dont la température est de 37 degrés centigrades, ne pourrait pas, sans inconvénient grave, être resserrée, crispée par de l'eau très-froide. Ce n'est que successivement, et à mesure que l'enfant se fortifie, qu'on doit baisser la température de l'eau; en général, il est prudent, surtout pendant l'hiver, d'attendre que les enfants aient cinq ans, au moins, avant de les laver avec de l'eau sortant de la pompe. A partir de cette époque on ne doit plus hésiter. Il est surtout une précaution très-salutaire et que je recommande, particulièrement à l'entrée de l'hiver, c'est de faire laver, matin et soir, les pieds à l'eau très-froide; on les y laisse pendant deux ou trois minutes, jusqu'à ce que la douleur commence; quand on les retire on les frotte vivement avec un linge un peu rude : on évite ainsi les engelures.

Les adultes doivent se laver fréquemment tout le corps à l'eau froide; il est même avantageux, quand on a une constitution faible ou rhumatismale, d'en faire une habitude journalière; si on ne l'a pas prise dès l'enfance, il faut y arriver graduellement. La température de l'eau sera d'abord de douze ou quinze degrés centigrades, et on descendra en six ou huit jours à huit ou neuf degrés. Voici comment on procédera à ces ablutions. Tous les matins on se fait apporter un baquet contenant quelques litres d'eau à la température convenable, et il sera bien, au début, de la constater avec le thermomètre; puis, trempant une serviette pliée en plusieurs doubles, on se frotte une seule jambe et le pied; ces frictions sont répétées jusqu'à ce que le linge s'échauffe, alors on essuie le membre immédiatement avec une serviette sèche. On passe ainsi, successivement, à l'autre jambe, aux cuisses, et à toutes

les parties du corps, en prenant la précaution de
ne laisser aucune humidité sur la peau.

L'effet de ces frictions humides est de nettoyer
la peau, et de lui donner une finesse et un poli
surprenants. Très-souvent, lorsque la personne est
faible ou maladive, la peau reste pâle, blafarde, elle
glisse facilement sur les tissus sous-jacents; quand,
au contraire, elle rougit, c'est bon signe, cela annonce de la réaction et de la force. Il faut avoir été
en situation de faire de fréquentes observations et
d'apprécier les variétés presque infinies que présente
la surface de la peau, pour comprendre l'origine
d'un grand nombre de maladies. Il y aurait à entreprendre, sur ce sujet, un travail neuf et important.

Lorsqu'on est habitué aux frictions humides, on
peut se laver à grande eau. Pour cela faire, on
prend un petit cuveau, contenant trois ou quatre
litres d'eau, on y plonge un pied, et avec une
éponge ou une serviette, on humecte tout le membre, à partir de la hanche. On renouvelle ces ablutions jusqu'à ce que le pied s'engourdisse; on le
sort alors de l'eau et on essuie exactement la peau
avec une serviette sèche. Toutes les parties du corps
sont ainsi, successivement, lavées et essuyées. La
réaction ne tarde pas à suivre ; elle sera d'autant
plus prononcée que le refroidissement a été plus
profond.

Il est très-utile, après les ablutions de ce genre,

de s'habiller rapidement, de sortir de son appartement et de marcher avec vitesse à l'air libre, quelque temps qu'il fasse.

Ces ablutions peuvent être remplacées par le bain froid ou par les douches concentriques à jets multiples, administrées à l'aide de l'appareil décrit plus haut. [1]

On a prétendu que les lotions froides gâtaient la peau, la rendaient sèche et âpre au toucher. Cette assertion est mal fondée. Ces inconvénients ne pourraient avoir lieu que si l'eau contenait des sels calcaires avec excès. Cette sécheresse accidentelle disparaîtrait promptement, en se frottant tout le corps avec une très-petite quantité d'huile d'amandes douces.

Au printemps et en été, on pourra très-utilement suppléer les ablutions froides par des bains de rivière ou de mer. L'eau de mer stimule la vitalité de la peau; elle donne du ton à tout l'organisme, surtout si l'effet de la vague vient se joindre à celui que produisent la température et la composition du liquide.

Les bains de siége froids sont très-favorables pour faire cesser les congestions à la tête et les douleurs nerveuses si fréquentes chez les femmes délicates. Ils réussissent parfaitement à rappeler les

1 Voy. pag. 233.

menstrues lorsqu'elles sont supprimées, ou à les provoquer chez les jeunes filles parvenues à l'âge de puberté[1]. Il faut, dans ce cas, les employer comme révulsifs, c'est-à-dire, diminuer progressivement la température de l'eau, et quand on arrive à l'époque de la menstruation, les donner tout à fait froids. Quand l'écoulement menstruel existe, mais qu'il se fait mal, les ablutions locales froides conviennent parfaitement; elles réussissent à augmenter la perte du sang, tandis que les ablutions tièdes ou chaudes les suppriment presque toujours.

La conservation de la santé exige souvent que nous cherchions à calmer l'excitation interne provoquée par les aliments, les boissons alcooliques, ou seulement par les émotions morales. Afin de la diminuer, et aussi pour maintenir à l'état normal les éléments du sang, il est utile de boire plusieurs verres d'eau fraîche dans la journée. En adoptant cette habitude salutaire, il faut prendre garde à l'exagération dont les résultats sont toujours fâcheux.

Un homme adulte, bien portant, peut boire deux ou trois verres d'eau, le matin à jeun; mais il faut qu'il se donne immédiatement du mouvement. S'il reste dans son cabinet, il ne devra en boire qu'un ou deux, au plus.

Les enfants, les femmes, les personnes lympha-

---

1 Voy. pag. 223.

tiques, doivent boire avec modération. Il est très-convenable, deux heures après les repas du matin et du soir, de boire un ou deux verres d'eau. On agira ainsi pour calmer l'excitation que la digestion fait naître constamment dans l'estomac.

Les vieillards boiront de l'eau avec modération ; la tendance qu'ils ont à se refroidir exige, qu'ils ne perdent pas rapidement leur calorique, puisqu'ils ne le reproduisent qu'avec lenteur : aussi, lorsqu'il n'y a pas de phlegmasie qui s'y oppose, il convient de permettre un peu de vin aux personnes âgées.

CHAPITRE VII.

Application de l'hydrothérapie à l'homme malade.

§. 1.er Maladies aiguës.

1.re OBSERVATION.

Fièvre typhoïde commençante. — Aggravation progressive des accidents. — Application des moyens hydrothérapiques le cinquième jour de la maladie. — Amélioration le jour même. — Guérison le surlendemain. — Observation écrite par le malade lui-même, élève en médecine.

«Le 29 janvier 1843, je fus pris d'une indisposition subite qui me força à me mettre au lit; j'éprouvais une fatigue, un affaissement général, des douleurs sourdes dans tous les membres, aucun organe n'était affecté en particulier, et je pensais avoir affaire à un de ces malaises qui sont quelquefois le résultat d'un long séjour à l'hôpital; cependant la nuit fut mauvaise, agitée, avec insomnie complète.

«Le 30, à la visite du matin, je me trouvais plus mal; une céphalalgie violente, des douleurs intestinales vagues, de la roideur dans les articulations, tels sont les symptômes que j'éprouvais; la peau était chaude, le pouls fréquent, plein, accéléré, mais très-régulier, la face brûlante, la bouche pâteuse et amère, la langue rouge sur les bords et chargée à son centre. (Prescription : Diète entière, limonade tartrique.)

« Pendant la nuit du 30 au 31, ces symptômes, loin de diminuer, s'accrurent en intensité ; il ne me fut pas possible de dormir ; je ressentais des coliques violentes avec agitation excessive. La céphalalgie était plus vive ; je croyais sentir sur mes paupières un poids considérable qui m'empêchait de les mouvoir sans beaucoup en souffrir : j'étais en proie à des sueurs abondantes et continuelles, qui mouillèrent plusieurs fois mon linge.

« Le 1.er février au matin, M. le chirurgien en chef me prescrivit un grand bain à 28 degrés Réaumur, dans le but d'apaiser cette fièvre ardente ; je fis diète toute la journée : même boisson que la veille.

« Je ne pus rester au bain plus de vingt minutes ; une heure après il me parut que j'étais mieux, mais le calme fut de courte durée, je revins au même état.

« La nuit fut encore plus mauvaise que la veille, je suai abondamment ; le pouls resta au même état, seulement, à de longs intervalles, il me semblait percevoir de petites inégalités dans les pulsations ; elles cessaient, un moment, d'être isochrones.

« Le 2, rien n'était changé dans mon état, j'avais le

ventre dur et tendu par des gaz, l'estomac en très-
mauvais état; j'avais continuellement des éructations
acides, la bouche était sèche et amère, la langue en
mauvais état.

« C'est alors que M. le chirurgien en chef me fit
voir la nécessité d'un traitement prompt et énergique; il me proposa une application de sangsues ou
le traitement hydrothérapique; je choisis ce dernier
moyen. Deux fois dans la journée on m'enveloppa
dans un drap mouillé et deux couvertures de laine;
j'y restai chaque fois deux heures, c'est-à-dire, jusqu'à ce que la chaleur se fût bien prononcée; je
pris trois lavements froids, et je fis diète toute la
journée.

« Le soir je fus agréablement étonné de me trouver
à mon état normal, je passai une nuit excellente
sans sueur, sans fièvre aucune.

« Le 3 je me soumis à une nouvelle épreuve hydrothérapique, qui dura le même temps que la veille;
et, immédiatement après, il ne me resta plus rien
de mes symptômes morbides; la tête était libre et
dégagée, la peau ferme et douce, les douleurs intestinales n'existaient plus, le ventre était à son état
normal; l'estomac paraissait disposé à reprendre régulièrement ses fonctions.

« Le 4 je commençai à manger : la convalescence
n'a été troublée par aucun accident. »

Cette observation vient de nous offrir un exemple de la promptitude avec laquelle les accidents inflammatoires ont cédé devant l'emploi des moyens hydrothérapiques. On peut objecter que la maladie présentait peu de gravité et qu'un autre traitement aurait pu donner un résultat aussi prompt et aussi heureux. Il est donc nécessaire de présenter d'autres faits pour démontrer la valeur du premier.

2.e OBSERVATION.

Fièvre typhoïde au plus haut degré. — Traitement habituel pendant cinq jours. — Aggravation des accidents. — Application du traitement hydriatique. — Cessation prompte des symptômes graves. — Deux crises. — Guérison complète.

G...., soldat au 69.e régiment de ligne, âgé de vingt-deux ans, entra, le 3 octobre 1842, à l'hôpital militaire de Strasbourg pour y être traité d'une arthrite rhumatismale aiguë, qui s'était emparée successivement de toutes les articulations des membres supérieurs et inférieurs. Le médecin prescrivit plusieurs saignées générales et fit appliquer des sangsues à l'articulation tibio-tarsienne du pied droit. Les accidents inflammatoires, qui avaient été très-prononcés, se dissipèrent peu à peu, le malade commença à marcher et à manger; mais les digestions ne tardèrent pas à se déranger ; la diarrhée survint, ce que le malade cacha aussi longtemps qu'il le pût. Elle existait depuis dix jours environ lorsque, le 4 novembre, les phénomènes typhoïdes éclatèrent avec force. La tête était lourde, pesante, les yeux injectés, la soif très-vive, délire commençant. Le médecin ordonna aussitôt quinze sangsues aux tempes ; elles saignèrent abondamment, mais ne produisirent aucun résultat avantageux. Cette situation se prolongea, en s'aggravant, jusqu'au 9 novembre, époque à laquelle je vis le malade et pris la direction de son traitement.

Le matin, à huit heures, le malade était dans l'état suivant : yeux fortement injectés, langue très-sèche, brune ; dents fuligineuses, encroûtées, somnolence continuelle avec rêvasserie, réponses incohérentes et tardives : ventre ballonné, résonnant fortement à la percussion, diarrhée abondante, expulsion de matières verdâtres très-fétides ; peau trèschaude et fort sèche sur le ventre, la poitrine et la tête ; la peau du crâne et des joues était d'un rouge bleuâtre ; la pression y déterminait une marque blanche, qui cessait quelque temps après que le doigt avait été enlevé ; les mains et les extrémités inférieures, depuis les genoux jusqu'aux orteils, étaient froides, glacées, leur couleur violette et comme ecchymosée. Le pouls excessivement fréquent ; les mouvements du cœur tumultueux, impossibles à distinguer nettement; la respiration très-courte et très-fréquente.

Malgré la gravité d'un état morbide qui semblait annoncer une fin prochaine, malgré l'affaiblissement déterminé par l'arthrite et le traitement antiphlogistique, malgré l'existence d'une diarrhée ancienne et qui avait dû produire des désordres graves dans les intestins, je me décidai à recourir aux moyens hydrothérapiques pour essayer de combattre le mal et sauver le malade, convaincu que j'étais, ainsi que plusieurs médecins qui m'environnaient, que les ressources ordinaires de la médecine seraient impuissantes.

Le 9 novembre, à neuf heures et demie du matin, la température extérieure étant à six degrés et celle de la salle à 14 degrés centigrades, le malade fut mis dans un demi-bain d'eau fraîche, à la température de 14 degrés centigrades; il avait de l'eau jusqu'à l'ombilic. Trois hommes furent chargés de lui frotter vivement les membres, le ventre et le dos; ce demi-bain dura un quart d'heure, les frictions furent continuées pendant tout ce temps. Le malade paraissait à peu près indifférent à tout ce qui se passait, il ne parut ni fatigué ni tourmenté par la sensation du froid. Dès qu'il fut retiré de l'eau, on le plaça sur son lit où on avait étendu deux couvertures de laine et un drap ordinaire. Ce drap servit à essuyer le malade, ce qui eut lieu en frottant légèrement la peau du tronc et des membres. Sous l'influence du bain et des frictions, la peau du ventre, de la poitrine, du dos et des cuisses rougit assez fortement, mais les mains, les jambes et les pieds restèrent froids et violacés. Une ceinture humide, recouverte d'une autre ceinture sèche, entoura l'abdomen ; puis tout le corps, excepté la tête, fut enveloppé dans le drap qui avait servi à l'essuyer, et dans deux couvertures de laine dont les extrémités étaient repliées en double sur les pieds : le malade avait ainsi quatre épaisseurs de couverture sur le tronc et les cuisses, et huit sur les jambes. Peu de temps après cet enveloppement, survinrent un frisson général et un tremblement de la mâchoire inférieure : ils durèrent un quart d'heure.

La mauvaise qualité de l'eau de Strasbourg me déterminâ à la suppléer par la tisane de chiendent non édulcorée ; on la donnait, par petites gorgées, de dix minutes en dix minutes. La déglutition était difficile, presque toujours suivie d'un peu de toux.

A midi, retour de la chaleur âcre de la peau ; deux selles involontaires en peu de temps. Pour combattre ces accidents : demi-lavement d'eau fraîche à 12 degrés centigrades ; renouvellement de la ceinture abdominale, enveloppement de tout le corps dans le drap humide et deux couvertures de laine.

A six heures du soir : peau moins sèche ; la langue, les lèvres et les dents aussi fuligineuses que le matin; yeux injectés, tête embarrassée, ventre ballonné. Depuis midi il y a eu une évacuation abondante de matières vertes, fétides. Tous les moyens employés sont administrés de nouveau.

La nuit fut assez calme; le malade buvait chaque fois qu'on lui présentait sa tisane.

10 novembre à sept heures du matin. Le malade est notablement mieux; plus de météorisme; yeux moins injectés, somnolence faible; tout le tronc et les cuisses ont beaucoup de chaleur, tandis que les jambes et les pieds restent très-froids. Il y a eu une évacuation verdâtre, involontaire, vers quatre heures du matin. Prescription : A sept heures et demie, demi-lavement à 12 degrés centigrades. A neuf heures et demie, demi-bain, à 14 degrés, d'un quart d'heure de durée; pendant tout ce temps, frictions faites par deux infirmiers sur les membres inférieurs, la poitrine et le dos. Le malade se ranime dans le bain, sa face est moins colorée, ses yeux moins injectés et moins abattus. — Après le bain : enveloppement général dans deux couvertures de laine et un drap sec, avec lequel on essuie négligemment le malade; ceinture abdominale mouillée. — A une heure de l'après-midi : amélioration encore plus prononcée; la langue s'humecte; le malade commence à prononcer quelques mots mal articulés et presque inintelligibles; la peau conserve encore de la chaleur. — Enveloppement dans le drap mouillé

et deux couvertures de laine; demi-lavement à 12 degrés centigrades.

A six heures et demie du soir : retour de quelques accidents sans cause appréciable; excitation vive, chaleur très-prononcée à la tête; teinte violacée de la peau, du front et des joues; somnolence continuelle; yeux très-injectés, pieds excessivement froids : afin de les réchauffer, on place, entre les deux couvertures, un oreiller de plumes s'étendant depuis les genoux jusqu'aux extrémités des orteils; quart de lavement et nouveau drap mouillé. — Nuit assez calme.

11 novembre à sept heures et demie du matin : amélioration très-marquée, langue humide, blanche, muqueuse; le malade répond aux questions, mais il se rendort avec facilité; déjections alvines peu abondantes et moins verdâtres. Les jambes se sont réchauffées, surtout la droite, mais les pieds sont encore totalement froids, violets et comme ecchymosés. Prescription : à huit heures, demi-lavement à 12 degrés; à dix heures du matin, demi-bain d'un quart d'heure, à 15 degrés; frictions sur le tronc, les cuisses et les jambes. Après le demi-bain, enveloppement dans un drap sec et deux couvertures de laine; ceinture abdominale; oreiller chauffé sur les jambes et les pieds. — A midi, enveloppement dans le drap mouillé; tous les quarts d'heure une gorgée de tisane.

À trois heures : évacuation alvine verdâtre, peu abondante. — À quatre heures, le mieux se soutient, mais la peau est chaude et le pouls donne cent pulsations par minute. Afin de combattre ces accidents, nouveau drap mouillé et ceinture abdominale.

À six heures et demie, les pieds, restant toujours très-froids, sont plongés dans de l'eau à 10 degrés; ils y restent dix minutes, et, pendant ce temps, ils sont frictionnés avec force par deux infirmiers. — Nuit calme; quelques quintes de toux suivies d'expectoration de mucosités blanches.

12 novembre à sept heures et demie du matin : les pieds sont brûlants; la teinte ecchymosée de la peau a disparu; la chaleur du tronc a diminué, mais elle persiste dans l'abdomen; la tête est libre, les réponses nettes; le malade ne répond plus par monosyllabes; il commence à prononcer une phrase entière; la langue est très-humide, elle est même débarrassée des mucosités. — Demi-lavement à 12 degrés. — L'amélioration obtenue fait changer la prescription : au lieu du demi-bain, bain de siége, à 14 degrés centigrades, pendant vingt-cinq minutes, afin de faire baisser la température du ventre; frictions sur les parties qui plongent dans l'eau. Quand le malade sortit du bain, la température de l'eau avait augmenté de 4 degrés centigrades; il est essuyé avec un drap sec, puis enveloppé dans les couvertures. L'oreiller est placé sur les pieds.

A une heure après midi, évacuation alvine peu abondante, intelligence très-nette, langue humide, yeux naturels, somnolence rare; les pieds, surtout celui du côté droit, moins chauds que le matin. — Réapplication de la ceinture et du drap mouillé; boisson de quart d'heure en quart d'heure.

A six heures et demie du soir : chaleur de l'abdomen, peau du tronc un peu sèche; disposition à la somnolence. — Bain de siége à 14 degrés centigrades pendant une demi-heure; l'eau du bain s'élève de nouveau à 18 degrés. En sortant du bain le malade conserve, pendant longtemps, les yeux ouverts; il s'occupe de ce qui se passe dans la salle : il est dans une situation très-satisfaisante.

A onze heures du soir, le malade éprouve, sans cause connue, une forte agitation; une heure après il commence à suer sur la poitrine; un peu plus tard la sueur est générale; de grosses gouttes coulent sur le front et les joues : c'était une crise qui venait d'éclater; elle dura, dans toute sa force, jusqu'à trois heures du matin. Le calme se rétablit lentement. La sueur fut si abondante que les couvertures et le matelas en étaient imprégnés. Il est à remarquer que, malgré cette perte considérable de fluide, les urines coulèrent aussi très-abondamment.

A quatre heures du matin, la sueur ayant à peu près cessé, le malade fut mis dans le drap mouillé, afin de diminuer la soif qu'il éprouvait.

13 novembre à sept heures et demie du matin. Le malade est calme; mais la langue est sèche, ce que j'attribue à la perte des fluides par la sueur et les urines. La jambe gauche présente, à quatre travers de doigt au-dessus de la malléole interne, une petite vésicule de la grosseur et de la forme d'un grain de blé; elle est transparente, entourée d'une légère auréole rougeâtre; elle contient un liquide grisâtre. Cette vésicule est un signe confirmatif de la crise de la nuit précédente. — Prescription : elle est dictée par la nécessité de réintroduire promptement des liquides dans l'économie. — Quatre petits lavements à 12 degrés, à trois heures d'intervalle; ceinture abdominale renouvelée trois fois; deux draps mouillés, un à onze heures, le second à cinq heures; boisson fréquente, par petite gorgée; point de demi-bain ni de bain de siége.

A une heure de l'après-midi deux vésicules nouvelles viennent d'apparaître sur la partie externe de la jambe droite; elles sont semblables, en tous points, à celle de la jambe gauche. A six heures et demie du soir le malade se trouve très-bien; la langue est humide; il y a eu vers quatre heures une petite évacuation alvine d'un jaune verdâtre.

14 novembre, à sept heures et demie : amélioration complète; la convalescence commence; la langue est tout à fait humide, sans mucosité; le pouls calme; il ne reste qu'un peu de chaleur vers l'ab-

domen, sans météorisme ni douleur. Les trois vésicules des jambes ont augmenté de volume; elles ont
la grosseur d'un haricot; elles sont entourées d'une
auréole d'un rouge très-vif; le liquide contenu est
grisâtre; il semble mêlé à des flocons albumineux
d'un aspect nacré. Ces vésicules ressemblent beaucoup à celles du pemphigus. — Il n'y a eu dans la
nuit qu'une évacuation alvine très-faible.

A huit heures, demi-lavement à 12 degrés; à neuf
heures et demie, demi-bain à 14 degrés; le malade
y reste dix minutes : il est, aussitôt après, essuyé et
enveloppé d'un drap sec et de couvertures de laine.
A dix heures et quart on lui donne quatre cuillerées
d'une panade faite avec du pain, du beurre, un
jaune d'œuf et du lait; après chaque cuillerée on
lui fait boire une petite gorgée de tisane pour faciliter le glissement des aliments. Dix minutes après
avoir mangé, le malade fait des efforts pour se mou-
cher; il expulse du nez des mucosités desséchées,
entourées de quelques petites stries sanguines; symptôme excellent, annonçant le retour des sécrétions.

A une heure et demie de l'après-midi, la digestion est faite complétement; le malade se trouve très-
bien; il demande de nouveaux aliments. Mais avant
de céder à ce désir, on change la ceinture abdominale, on renouvelle l'enveloppement dans le drap
mouillé et les couvertures de laine, afin d'éviter le
retour de la chaleur à la peau. — A trois heures,

le malade mange les deux tiers d'un œuf à la coque et une forte mouillette de pain ; il boit une gorgée de tisane après chaque morceau ; à trois heures et demie il s'assoupit un instant.

La digestion paraît avoir provoqué une légère réaction ; le pouls s'accélère et donne 90 pulsations, la peau est un peu chaude. — A huit heures et demie, renouvellement de la ceinture et du drap mouillé. — Nuit bonne, mais vers minuit réapparition de la sueur ; elle s'arrête d'elle-même à deux heures du matin.

15 novembre, à sept heures du matin. Le malade est très-bien, son pouls est calme, sa langue humide ; les yeux sont faiblement injectés ; une évacuation alvine volontaire à quatre heures du matin ; abdomen un peu chaud, sans météorisme. Les vésicules des jambes ont augmenté de volume ; elles sont plus larges et plus élevées que la veille ; l'épiderme qui les recouvre est très-mince. — Prescription : Bain de siége de 25 minutes, afin de faire disparaître l'injection des yeux et la chaleur du ventre ; ceinture abdominale. — A dix heures, douze cuillerées de panade à l'œuf et au lait ; à midi, drap mouillé. — La vésicule de la jambe gauche se rompt spontanément. Toux passagère, expectoration facile de crachats blancs et spumeux. — A deux heures évacuation volontaire de matière jaune foncée, semi-liquide — A trois heures et demie le malade mange un œuf

à la coque et plusieurs mouillettes de pain. — A
cinq heures il s'assoupit et dort tranquillement. —
A six heures et demie son pouls s'élève. — Demi-
lavement à 10 degrés. — A sept heures, bain de
siége de 25 minutes à 11 degrés; frictions, pendant
tout ce temps, sur les parties qui plongent dans
l'eau; la température du liquide ne s'élève que de
deux degrés. — A huit heures et demie, enveloppement dans le drap mouillé; le malade y passe la
nuit; elle fut excellente.

16 novembre, le malade est parfaitement bien;
aussi un seul petit lavement, à huit degrés, constitua
toute la médication de la journée. Les aliments furent
semblables à ceux de la veille. — Dans l'après-midi
les deux vésicules de la jambe droite se rompent
spontanément. La nuit fut bonne.

Le 17, le pouls s'est élevé, la peau est un peu
chaude, la face est colorée, ce que j'attribue à la
suspension des moyens hydrothérapiques dans la
journée d'hier : ils sont repris immédiatement. —
A sept heures et demie, demi-lavement froid à huit
degrés, ceinture mouillée; à dix heures, bain de siége
à douze degrés pendant vingt minutes; point d'enveloppement; à onze heures le pouls est redevenu
calme et la peau fraîche, le malade mange un riz
au lait; à une heure il est enveloppé dans un drap
mouillé et deux couvertures de laine; deux heures
après on l'en fait sortir pour l'habiller, et, pour la

6

première fois, il commence à marcher à l'aide du
bras d'un infirmier; bientôt il s'assied et il reste ainsi
pendant une heure; on saisit cet instant pour lui
donner un riz au lait : une demi-heure après il
éprouve le besoin d'aller à la garde-robe; il rend
une matière brune, semi-liquide; immédiatement
après il est remis au lit; à huit heures et demie,
le malade est enveloppé de nouveau dans le drap
mouillé et les couvertures : c'est ainsi qu'il passe la
nuit. Elle fut un peu agitée; vers une heure du
matin le malade éprouva un peu de malaise, puis
de la sueur et de la soif : ces phénomènes se calmèrent vers quatre heures du matin.

Le 18, le malade est bien, mais on remarque au
poignet gauche une tumeur furonculeuse, rouge et
douloureuse. C'est une nouvelle crise, moins forte
que la première, qui vient d'éclater; c'est elle qui
a provoqué le mouvement fébrile de la nuit. Le
poignet est immédiatement enveloppé d'une compresse mouillée recouverte d'une compresse sèche.

Les vésicules des jambes sont remplacées par une
escarre rouge, pulpeuse, laissant échapper un ichor
sanguinolent; le frottement ou la pression détermine
de la douleur. Ces parties sont aussi enveloppées
de compresses humides recouvertes de compresses
sèches : c'est le seul moyen employé depuis leur
apparition.

Le 19, le malade est bien : il n'a eu qu'une éva-

cuation dans ces vingt-quatre heures : on lui administre un petit lavement à huit degrés, et, à une
heure de l'après-midi, il est enveloppé, mais une
seule fois, dans le drap mouillé et les couvertures;
il y reste trois heures. La tumeur du poignet a augmenté; les escarres des jambes se sont détachées et
il reste trois plaies oblongues, dont les bords sont
taillés comme s'ils eussent été formés par un emporte-pièce.

La nuit a été un peu agitée; il y a eu encore de
la sueur, quoique le malade ne fût pas enveloppé;
elle s'est arrêtée d'elle-même vers trois heures du
matin.

Le 20, à la visite, je remarque un nouveau furon-
cle, développé au niveau de l'articulation de la première phalange du pouce avec la seconde; il est
très-douloureux, et le malade s'en plaint beaucoup.
La toux a sensiblement diminué, mais il y a encore
eu une évacuation alvine semi-liquide. Les digestions
se font bien et les forces augmentent très-rapidement. Les plaies des jambes continuent à suppurer.
Je les fais recouvrir d'un emplâtre de diachylon
gommé, afin d'éviter le déchirement, qui a souvent
lieu lorsqu'on enlève les compresses sans prendre
la précaution de les humecter. La cicatrisation de
l'ulcère de la jambe gauche eut lieu le 30 novembre,
et celle des deux ulcères de la jambe droite le 3 décembre. Les fonctions digestives se sont rétablies

parfaitement, l'appétit a toujours été actif, mais les évacuations alvines sont restées grises et incomplétement moulées jusqu'au 15 décembre.

Les furoncles du poignet et du pouce se sont guéris à peu près spontanément; enfin, le malade ayant retrouvé des forces suffisantes pour se promener seul, pendant plusieurs heures de suite, dans les cours de l'établissement, a quitté l'hôpital le 24 décembre 1842 sans que la convalescence ait été entravée par le plus léger accident.

———

Il serait difficile de rencontrer un cas de fièvre typhoïde dans lequel les accidents fussent plus graves que chez le sujet dont l'observation vient d'être rapportée : et cependant, malgré ces conditions mauvaises, malgré une maladie antérieure et l'affaiblissement considérable des forces, une amélioration rapide se prononce peu de temps après l'application de la méthode hydrothérapique, et, chose presque incroyable, le malade passe en cinq jours, d'un état qui semblait mortel, à la convalescence. J'ai traité beaucoup de fièvres typhoïdes chez des hommes placés dans toutes les conditions sociales, et je déclare que, malgré les secours mis à ma disposition, je n'ai jamais obtenu des résultats comparables à celui que je viens de présenter.

Je ne dois pas laisser passer inaperçus les efforts

critiques qui se sont manifestés chez notre malade ; ils se sont répétés trois fois, en présentant des caractères différents. C'est encore là un fait d'un haut intérêt, mais que nous étudierons plus tard, après en avoir groupé un certain nombre du même genre.

3.ᵉ OBSERVATION.

Fièvre typhoïde très-grave. — Traitement antiphlogistique et révulsif pendant vingt-trois jours. — Aggravation des accidents. — Emploi des moyens hydrothérapiques dans la dernière période de la maladie. — Amélioration très-prompte. — Convalescence le troisième jour.

M. J..., chirurgien élève, âgé de 21 ans, grand, bien constitué, mais peu robuste, n'avait jamais été malade, lorsqu'il fut atteint d'une diarrhée violente, qu'il négligea pendant quatre jours. L'aggravation du mal le décida enfin, le 24 décembre 1842, à réclamer les soins du médecin en chef de l'hôpital militaire de Strasbourg.

Le malade présentait alors tous les symptômes de la fièvre typhoïde : dents encroûtées ; langue très-sèche, brune, lèvres noires, surtout l'inférieure ; pouls très-fréquent, facile à déprimer, yeux injectés, joues colorées, soif très-vive, peau sèche, très-chaude ; point de délire. (Prescription : saignée générale ; limonade gommeuse, demi-lavement émollient.)

Cette médication n'ayant pas entravé les accidents, on fit appliquer vingt sangsues sur l'épigastre;
elles ne produisirent, dans la journée, qu'un soulagement momentané. Le 26, au matin, le ballonnement du ventre ayant augmenté, on ordonna une
application de vingt sangsues sur l'hypogastre. Ce
traitement n'apporta aucun soulagement. On cherchait cependant à en seconder les effets en mettant
des cataplasmes émollients sur l'abdomen, en administrant des lavements adoucissants et des demi-bains
tièdes.

Le dixième jour du traitement (le quatorzième
de la maladie) le médecin prescrivit une friction,
sur l'abdomen, avec la pommade émétisée; elle détermina l'apparition d'un grand nombre de boutons,
mais ils ne procurèrent aucun soulagement. Le quinzième jour du traitement on plaça deux vésicatoires,
fort larges, à la partie supérieure et interne des cuisses.
Malgré l'activité de tous ces remèdes, la position de
M. J... devenait chaque jour plus alarmante; le médecin traitant jugea nécessaire, le 17 janvier 1843,
de provoquer une consultation, à laquelle assistèrent
quatre professeurs de l'hôpital militaire d'instruction
de Strasbourg. On fit connaître avec détail toutes les
circonstances qui avaient précédé l'état fâcheux dans
lequel se trouvait le malade; on signala la persistance du météorisme abdominal, qui, depuis vingt
jours résistait à tous les moyens mis en usage: on

fit remarquer que la langue était constamment brune, sèche et fendillée, que le dévoiement, momentanément suspendu, avait reparu depuis deux jours, et qu'enfin, à tous ces accidents graves, s'était ajouté, depuis trois jours, un délire qui, vers le soir, augmentait d'une manière notable. Tous les consultants reconnurent, avec le médecin traitant, le danger qui menaçait, dans un temps peu éloigné, les jours du malade ; ils examinèrent attentivement la valeur des différents moyens thérapeutiques dont on pouvait encore faire usage, et ils furent d'avis que les plus actifs ayant été employés, il restait peu de chose à faire. C'est alors que M. le professeur Champouillon et moi proposâmes d'avoir recours aux moyens hydrothérapiques les plus simples, c'est-à-dire, à l'application sur l'abdomen de la ceinture mouillée, renouvelée toutes les deux heures, à l'administration de quatre petits lavements d'eau fraîche à 14 degrés centigrades, en les espaçant de deux heures en deux heures, enfin, pour boisson, de l'eau pure ou de la tisane de chiendent froide et par petite gorgée de quart d'heure en quart d'heure. La majorité des consultants ayant adopté cette proposition, le malade fut enveloppé, peu d'instants après, dans un bandage de corps de trois mètres cinquante centimètres de longueur, replié en trois épaisseurs. La moitié de la longueur de ce bandage fut plongée dans l'eau froide, puis exprimée et bien tordue : ce bandage fut disposé de façon que la partie mouillée se trouvait en double sur la partie antérieure de l'abdomen ; la partie sèche vint ensuite recouvrir le tout. Un quart d'heure plus tard on administra le petit lavement d'eau fraîche. Le renouvellement de tous ces moyens fut surveillé avec soin. Peu d'heures après leur application le malade devint plus calme, et déjà le soir, à cinq heures, la langue était sensiblement plus humide que le matin ; le délire se dissipa et ne reparut pas une seule fois pendant toute la nuit ; il n'y eut pas d'évacuation alvine.

Le lendemain matin, 18 janvier, le ballonnement du ventre, qui était énorme, avait diminué de moitié ; la langue était tout à fait humide, la soif avait presque totalement disparu, le pouls était beaucoup moins fréquent. L'ensemble général du malade annonçait un mieux surprenant. On continua les petits lavements d'eau fraîche de trois heures en trois heures et la ceinture mouillée renouvelée toutes les deux heures.

La journée fut excellente ; la langue se dépouilla complétement ; la salive était fraîche et abondante ; tous les lavements furent conservés ; il n'y eut pas une seule évacuation alvine ; le pouls était à peu près à l'état naturel, la tête parfaitement libre.

Le 19, au matin, disparition du météorisme ; pouls calme, un peu faible, la langue est nette ; la convalescence commence. Le malade, se trouvant parfaitement bien, prend quatre cuillerées de semoule, on les renouvelle le soir.

Le traitement hydriatique fut encore continué les 20, 21 et 22 janvier; mais, ne voyant reparaître aucun accident typhoïde, on le suspendit définitivement le 23 de ce mois.

Dès ce moment la convalescence marcha rapidement, les forces revinrent et le malade put se lever. Cependant une douleur très-vive se développa tout à coup et sans cause connue à la jambe gauche; tout le membre devint dur et gonflé. On appliqua d'abord des cataplasmes, qui n'apportèrent aucun soulagement, quoiqu'ils fussent renouvelés trois fois dans les vingt-quatre heures; les douleurs furent assez fortes pour ramener la fièvre. Le malade, très-inquiet, voulut avoir mon avis; je lui conseillai de remplacer les cataplasmes par des compresses mouillées, bien tordues, recouvertes de compresses sèches, et de les renouveler quatre fois par jour. Le lendemain toutes les douleurs avaient disparu; le surlendemain le membre était revenu à son volume naturel. Peu de jours après, c'est-à-dire le 4 février, le malade était assez fort pour quitter la ville et faire un voyage de quarante lieues, afin de passer sa convalescence dans sa famille.

———

Cette troisième observation de fièvre typhoïde

présente un fait des plus remarquables et qui, seul, devrait suffire pour appeler sur l'hydrothérapie la plus sérieuse attention des hommes qui n'ont pas pris le parti de résister à toute démonstration.

Ici tous les remèdes ordinaires, employés par les médecins de l'école physiologique, avaient échoué; la maladie s'aggravait, et, de l'avis de cinq professeurs, la mort était imminente. En désespoir de cause on accepte l'emploi de quelques moyens hydrothérapiques, non pas que la plupart des consultants fussent convaincus de leur efficacité, mais parce qu'ils n'avaient à leur disposition aucun remède convenable à administrer. Et cependant à peine a-t-on appliqué quelques-uns des procédés hydrothérapiques les plus simples, que le mieux se prononce : le météorisme qui, depuis plusieurs semaines, persistait avec ténacité, cesse, les lèvres s'humectent, la fièvre tombe, le délire disparaît, et en trois jours le malade arrive à la convalescence. Si ces faits n'avaient pas eu pour témoins un très-grand nombre de personnes, on les croirait à peine, et j'avoue que moi-même, avant de les avoir vus, je les aurais mis en doute.

Voilà donc trois observations qui se corroborent l'une l'autre, et qui nous prouvent que l'hydrothérapie est favorable à toutes les époques de la fièvre typhoïde ; nous en avons, en effet, présenté un exemple au début, un autre à la période moyenne la plus prononcée, et un troisième dans une situation presque désespérée.

Ces faits pourraient déjà paraître suffisants pour prouver l'utilité de l'hydrothérapie; ils vont encore être appuyés par les observations personnelles de M. le docteur Champouillon.

Note remise par M. le docteur Champouillon, professeur à l'hôpital militaire d'instruction de Strasbourg.

« Dans les essais que j'ai tentés, je dois dire que je n'ai pas osé appliquer la méthode hydrothérapique en grand : ainsi, par exemple, je n'ai jamais fait usage du grand bain, ni du drap mouillé. Les mauvaises qualités de l'eau de la ville m'ont également empêché de gorger mes malades de ce liquide, appréhendant pour eux une de ces diarrhées interminables dont nous enregistrons journellement la funeste terminaison. De sorte que, privé par inexpérience et nécessité des grands moyens de l'hydrothérapie, je ne puis parler que des effets obtenus de son application partielle.

« Dans mon expérimentation j'ai agi principalement sur des cas de fièvre typhoïde. Rien n'est moins assuré dans ses effets que le traitement de ces affections. Puisque les méthodes de thérapeutique ordinaires ne donnent que des résultats mé-

25

diocrement satisfaisants, j'ai pensé qu'il était permis d'essayer d'un moyen nouveau ou au moins inusité.

« Pendant les mois de janvier, février et mars 1843, j'ai traité 38 hommes atteints d'entérite folliculeuse. L'affection ne s'est pas montrée chez tous mes malades avec les mêmes symptômes; j'ai, au contraire, noté dans les proportions suivantes les formes principales de la maladie:

Forme inflammatoire franche 17
Idem ataxo-adynamique 6
Idem catarrhale. 5
Idem bilieuse. 6
Idem pneumonique avec diarrhée. . . 4
_____
38

« Chacune des variétés de l'affection typhoïde a été combattue par les méthodes classiques qui lui sont systématiquement applicables; mais, de plus, j'ai employé de petits lavements d'eau froide, répétés cinq ou six fois par jour, en même temps que je faisais envelopper l'abdomen d'une ceinture imbibée d'eau à la température de 12 à 15 degrés, suivant la spécialité des cas; quatre de mes malades seulement ont été mis à l'usage de l'eau froide comme boisson.

« J'ai remarqué, comme effets à peu près constants de ces moyens auxiliaires, une diminution

considérable du météorisme abdominal. Il m'est
arrivé plusieurs fois, dans les cas d'entérite folliculeuse franchement inflammatoire, de voir le ballonnement disparaître entièrement au bout de vingt-
quatre heures, surtout lorsque les malades pouvaient
garder les lavements froids. La langue, les lèvres et
les dents, se dépouillaient aussi très-promptement
de leur enduit fuligineux ; chez deux de mes malades
présentant la forme catarrhale, ces croûtes, à mesure
qu'elles se détachaient, se reproduisaient et ont persisté jusqu'à la mort. Huit fois sur douze, le délire
a diminué de violence : dans la généralité des cas le
pouls, en devenant régulier, perdait en même temps
de sa fréquence.

« Cinq de mes malades sont morts pendant le
premier septénaire, huit autres ont succombé pendant la convalescence, victimes de leur intempé-
rance et de leur indocilité. Tous les autres se sont
rétablis parfaitement : ainsi j'ai perdu environ un
malade sur trois.

« Je sais que beaucoup de médecins, sans faire
usage de l'eau froide, proclament des résultats plus
consolants. Plusieurs praticiens de la capitale, et
des plus notables, accueilleraient sans doute ce
modeste succès avec une sorte de compassion, eux
qui ne comptent qu'un mort, les uns sur quatre,
les autres sur cinq typhoïdes. Et moi aussi je pouvais me glorifier d'un pareil avantage, lorsque j'étais

médecin-adjoint à l'hôpital militaire de Lille; eh bien, depuis que je suis attaché à celui de Strasbourg avec les mêmes fonctions, j'ai perdu, à peu près constamment la moitié de mes malades frappés d'entérite folliculeuse, et pourtant mon système thérapeutique a été partout le même; il n'y a que le lieu de la scène qui ait changé.

« Or donc, si en appelant aujourd'hui à mon secours l'hydrothérapie dans le traitement de la fièvre typhoïde, j'ai obtenu une diminution notable dans la mortalité, faut-il en attribuer l'honneur à l'usage de l'eau froide? Je n'hésite pas à le croire, puisque je ne trouve pas à ce succès d'autre explication légitime.

« Dans les expériences que j'ai faites, j'ai été moins frappé des guérisons obtenues, que des phénomènes critiques qui les ont précédées. Lorsque les symptômes avaient perdu toute leur gravité, au moment où les malades entraient pleinement en convalescence, j'ai vu apparaître plusieurs fois, sur différentes régions du corps, des abcès ou des furoncles phlegmoneux, avec mortification du derme et du tissu cellulaire sous-cutané. Le pus qui s'en écoulait avait un aspect boueux sanguinolent, mais sans odeur. Ces lésions se remarquaient principalement dans les formes ataxo-adynamiques et catarrhales. Lorsque ces abcès se multipliaient, le malade succombait presque toujours à l'abondance de la

suppuration. L'observation la plus curieuse de ce
genre a été celle du nommé S..., entré à l'hôpital
pour une fièvre adynamique qui fut combattue par
l'eau froide. Au moment de son décès, on comptait
vingt-deux de ces abcès gangréneux, tant sur la tête
que sur la poitrine, le dos et les jambes.

« Chez un autre malade atteint de la même affection et traité par le même procédé, je fus fort surpris de voir apparaître, sur la face externe de chaque jambe, huit bulles de la largeur d'une pièce
d'un franc, parfaitement analogues à celles du pem-
phygus. La portion d'épiderme soulevée contenait
un liquide séreux, transparent, qui devint bientôt
lactescent, puis enfin se solidifia sous forme d'une
croûte noirâtre. Ces espèces de phlyctènes étaient
entourées d'un cercle rosé; le derme qui en formait
la base se mortifiait ensuite, et il en résultait des
ulcères à bords aussi nets que si la peau avait été
incisée avec un emporte-pièce. Je regrette bien sin-
cèrement de n'avoir pas songé à m'inoculer la matière de ces éruptions, afin d'en observer les effets :
j'attends avec impatience la première occasion qui
s'offrira pour faire cette expérience.

« J'ai rencontré dans ma pratique cinq cas de
rhumatisme articulaire; je les ai tous combattus par
l'eau froide, et, terme moyen, au bout de six jours,
et sans autre traitement, la guérison était complète.
C'est contre cette maladie surtout que l'eau froide

a des effets prompts et infaillibles. C'est pour avoir été plusieurs fois témoin de son action bienfaisante que je me suis dépouillé de mes préventions contre l'hydrothérapie, pour suivre la voie de l'expérience et de l'observation, etc. »

———

Les remarques de M. le docteur Champouillon auront sans doute, aux yeux de tous les médecins consciencieux, une grande importance; on doit regretter que cet habile professeur n'ait pas fait un usage plus large de la méthode hydrothérapique; mais il est probable que ses succès, et ceux relatés précédemment, inspireront aux praticiens la pensée de faire de nouvelles tentatives, et que bientôt eux-mêmes proclameront des guérisons qui mettront hors de doute la supériorité de l'hydrothérapie sur tous les autres moyens dans le traitement des fièvres typhoïdes.

4.ᵉ OBSERVATION.

Diarrhée violente. — État saburral de la langue. — Douleur à l'épigastre. — Vingt-quatre évacuations alvines dans un jour. — Traitement hydrothérapique. — Sueur critique. — Guérison rapide.

———

M... est un homme robuste, d'un tempérament sanguin : il est âgé de 24 ans : il jouit habituellement d'une bonne santé, mais depuis dix jours il éprouve de fréquentes coliques suivies d'évacuations liquides et fétides, au nombre de douze à quinze dans la journée. Le 2 décembre 1842, après avoir mangé, la maladie s'exaspère et force M... à se mettre au lit. Le 4 décembre, le malade réclame mes soins. Je le trouve dans l'état suivant : céphalalgie violente, soif vive, langue blanche à sa partie moyenne et rouge à la pointe et sur les bords, peau sèche, pouls fréquent, 95 pulsations par minute ; douleur épigastrique augmentant à la pression ; abdomen tendu, gargouillements fréquents ; selles abondantes et nombreuses ; vingt-deux évacuations pendant la nuit précédente.

Je prescris un quart de lavement d'eau à 12 degrés centigrades, enveloppement dans le drap humide et deux couvertures de laine ; diète complète, et tisane de chiendent.

A une heure de l'après-midi, renouvellement de tout l'enveloppement et second petit lavement. A six heures du soir, répétition des mêmes moyens. Le malade passe la nuit enveloppé dans le drap et les couvertures. Trois évacuations alvines dans la journée.

5 décembre. — Nuit assez calme, peu de sommeil : la céphalalgie a disparu ; point d'évacuation depuis hier soir à cinq heures. Prescription : à neuf heures du matin, quart de lavement à 12 degrés, enveloppement dans le drap humide et les couvertures de

laine jusqu'à midi. — Renouvellement des mêmes moyens de cinq heures du soir jusqu'à neuf heures. — Tisane de chiendent, et pour aliment, panade légère à dix heures du matin et à quatre heures de l'après-midi.

6 décembre. — Nuit calme, sommeil tranquille; transpiration abondante, commençant à dix heures du soir et durant jusqu'à six heures du matin. A sept heures évacuation alvine demi-solide; c'est la seule depuis trente-six heures. Plus de soif ni de douleur à l'abdomen; cessation complète des borborygmes. Prescript.: un seul enveloppement depuis huit heures du matin jusqu'à onze heures. — Ceinture mouillée, renouvelée trois fois pendant tout le reste de la journée. — Un quart de lavement à 10 degrés. — Tisane de chiendent et panade à l'œuf matin et soir.

7 décembre. — Le mieux se soutient; la nuit a été excellente; plus de trace de diarrhée. — Évacuation moulée à six heures et demie du matin. — Prescript.: un seul enveloppement dans la matinée. — Ceinture mouillée dans la journée. — Quart de lavement à 10 degrés, et un second, le soir à sept heures. — Même tisane, deux œufs à la coque et quelques mouillettes de pain.

8 décembre. — Nuit excellente, point d'évacuation. — Prescript.: un enveloppement pendant trois heures; la ceinture et deux quarts de lavement. Le

malade mange du pain et une omelette, puis il sort et va se promener pendant une heure.

Le 9, le 10 et le 11 décembre, continuation des mêmes moyens; plus de diarrhée. — Le malade est très-bien. Le 12, la guérison me paraissant bien assurée, je fis cesser tout traitement.

———

L'application des divers moyens hydrothérapiques s'explique très-aisément; l'enveloppement dans le drap mouillé avait pour but de faire cesser la sécheresse de la peau, de diminuer la soif, de faire tomber la fièvre : le succès a été très-rapide. La ceinture abdominale permanente est devenue indispensable pour remplacer le drap mouillé et faire cesser l'inflammation intestinale.

La persistance dans l'emploi des moyens hydrothérapiques, après la cessation des accidents inflammatoires, est une nécessité démontrée par l'expérience : si on s'arrête trop tôt, l'inflammation reparaît et il devient alors beaucoup plus difficile d'arrêter la maladie.

J'ai traité un grand nombre de personnes atteintes de diarrhée, plus ou moins violente, et les résultats heureux ont toujours été très-prompts. Je crois inutile de rapporter avec détails de nouvelles observations de cette maladie.

5.ᵉ OBSERVATION.

Lumbago violent. — Fièvre très-forte. — Traitement hydrothérapique. — Guérison en vingt-quatre heures.

M. B..., officier de cavalerie, âgé de 25 ans, est un homme robuste, grand et d'un tempérament sanguin : il était atteint d'une orchite aiguë pour laquelle j'avais fait faire deux applications de quinze sangsues, et le mieux commençait à se manifester lorsque, sortant d'un bain de siége tiède, il fut pris, le 3 février 1843, à neuf heures du soir, de frissons et peu de temps après d'une forte douleur dans les reins. La souffrance devint tellement vive qu'il ne pouvait faire aucun mouvement dans son lit et qu'il lui fut impossible de dormir; les yeux étaient brûlants et la tête en feu; les artères battaient avec force, la peau était très-chaude. Lorsque je vis le malade, le 4 février, à sept heures du matin, je le trouvai dans une anxiété extrême; les traits de la face étaient fortement altérés; la fièvre très-violente; le pouls large et dur. Le traitement commença immédiatement. Quand M. B... fut guéri, il me remit l'histoire de sa maladie, écrite par lui-même : je la copie textuellement :

« Le vendredi soir, 3 février, j'eus vers neuf heures « des frissons. Peu de temps après je sentis une dou-

«leur très-vive dans les reins, et je souffrais telle-
«ment que je ne pouvais plus me retourner dans
«mon lit et qu'il me fut impossible de m'endormir.
«Je passai la nuit dans une insomnie complète,
«éprouvant de très-grandes douleurs dans les reins
«et dans les jambes; les yeux brûlants et la tête en
«feu; agité par une fièvre violente. M. Scoutetten
«me proposa de me mettre des ventouses ou de
«suivre le traitement hydrothérapique. Ayant été
«témoin de la guérison d'un de mes camarades
«atteint de rhumatisme et de celle d'un jeune chi-
«rurgien élève ayant, comme moi, une fièvre très-
«forte, quoique sans doute d'une autre nature,
«j'adoptai avec confiance ce dernier traitement.

«Lorsqu'il fallut me lever pour laisser placer sur
«mon lit le drap mouillé, mes efforts furent inu-
«tiles; les douleurs étaient telles que je ne pouvais
«me soutenir. J'eus en même temps des nausées.
«L'on m'entoura les reins d'une ceinture de toile
«mouillée et je fus placé dans le drap. J'y restai
«une heure et demie seulement; l'infirmier vint me
«retirer plus tôt qu'il n'avait été prescrit. Cependant
«en sortant de là les douleurs et la fièvre avaient
«diminué : je fus enveloppé de nouveau de midi à
«deux heures et demie; je commençais à entrer en
«transpiration. Je sortis de là n'ayant plus de fièvre
«et n'ayant plus que la faiblesse dans les reins. De
«six heures à neuf heures du soir je fus enveloppé;

«je dormis près de deux heures, et en me réveillant
«je me sentis parfaitement bien, n'éprouvant aucune
«douleur, n'ayant pas la moindre fièvre. La nuit
«fut très-bonne; j'avais la tête tout à fait libre le
«matin. De huit à onze heures, le dimanche, je fus
«encore enveloppé.

«Depuis lors ma santé a été parfaite. L'orchite,
«qui était revenue à son point de départ par suite
«de la fièvre, a été guérie par des applications de
«compresses mouillées, sans qu'il ait été besoin de
«revenir aux sangsues ni même aux bains de siége.»

6.ᵉ OBSERVATION.

Rhumatisme aigu envahissant toutes les articulations des
   membres. — Traitement antiphlogistique pendant vingt-
   six jours. — Persistance des accidents. — Application
   de l'hydrothérapie. — Guérison très-rapide.

M. B..., officier d'artillerie, âgé de 29 ans, d'un
tempérament lymphatico-sanguin, fut atteint, au
mois de février 1839, de douleurs rhumatismales
légères, fixées à quelques articulations des membres;
elles cédèrent dans l'espace de vingt jours, à des
frictions faites avec une pommade opiacée.
Le 25 décembre 1842 M. B... ressentit des douleurs rhumatismales aux articulations des genoux et
des pieds; la maladie fit de rapides progrès et bien-

tôt elle envahit toutes les articulations des membres, sévissant alternativement sur l'une ou l'autre d'entre elles, sans en laisser aucune parfaitement libre.

Le malade essaya, pendant plusieurs jours, les frictions opiacées qui lui avaient réussi autrefois, mais n'en éprouvant aucun soulagement, il réclama mes soins huit jours après l'invasion de la maladie. M. B... était alors dans l'état suivant : souffrance générale, traits affaissés, pouls large, fréquent, facile à déprimer; peau chaude, halitueuse; langue blanche, muqueuse; gonflement douloureux des poignets et des genoux; impossibilité de se mouvoir ou de rester debout; point de bruits anormaux dans la région du cœur; évacuations alvines faciles et à peu près régulières; sommeil rare et agité, augmentation des douleurs par le séjour au lit, ce qui détermine le malade à passer une grande partie des nuits sur un fauteuil.

Je crus devoir faire connaître à M. B... que la médecine possède plusieurs méthodes de traitement, mais que la plus efficace était l'hydrothérapie. Il me répondit qu'il ne doutait nullement de ce que j'avançais, qu'il avait entière confiance en ma personne, mais qu'il pensait que l'expérience ne s'était peut-être pas encore suffisamment prononcée en faveur de l'hydrothérapie, pour qu'il crût devoir s'y soumettre. Je respectai cette disposition d'esprit et j'adoptai aussitôt le traitement antiphlogistique : je pres-

crivis une saignée de 500 grammes, frictions légères
sur toutes les articulations douloureuses avec la
pommade d'acétate de morphine; une émulsion ano-
dine, l'eau gommeuse acidulée et la diète.

La saignée soulagea momentanément le malade,
mais elle le jeta dans un si grand état de faiblesse
qu'il fut impossible de la réitérer; les douleurs reparurent bientôt avec leur intensité première, elles se
fixèrent enfin aux épaules, aux genoux et aux pieds.

Le 5 janvier 1845, c'est-à-dire le onzième jour
de la maladie, une diarrhée abondante survint dans
la nuit; elle augmenta l'affaiblissement du malade
sans diminuer ses douleurs: j'ordonnai la tisane de
riz gommée, des quarts de lavement amilacés et opia-
cés, des frictions huileuses sur le ventre, l'application de la flanelle sur cette région et autour de
toutes les articulations souffrantes. Après huit jours
de ce traitement une amélioration assez notable se
manifesta dans l'état général du malade, mais les
douleurs persistèrent aux épaules et aux membres
inférieurs. Je fis faire, sur le dos, des frictions avec
la pommade émétisée; elle provoqua le développement d'un grand nombre de gros boutons, qui
occasionnèrent beaucoup de gène et de souffrance,
sans diminuer la douleur du rhumatisme.

M. B... persista vingt-six jours à faire un usage
rigoureux du traitement habituel du rhumatisme;
mais, reconnaissant qu'il l'affaiblissait, il me demanda

spontanément à employer l'hydrothérapie. Voici la situation dans laquelle se trouvait le malade : douleurs à toutes les articulations des membres ; gonflement au poignet droit et au genou gauche ; sueurs abondantes se renouvelant chaque matin, langue blanche, muqueuse, appétit très-faible, alternative de diarrhée et de constipation ; amaigrissement notable, peau blafarde ; impossibilité de se maintenir debout sans le secours de béquilles.

Le 21 janvier, à 6 heures et demie du matin, M. B... fut enveloppé d'un drap mouillé, fortement tordu, et de trois couvertures de laine : la première sensation fut désagréable ; bientôt après le malade se trouva bien ; à 8 heures légère moiteur, puis transpiration assez abondante ; à 10 heures le malade sort de l'enveloppement, il est frotté sur toutes les parties du corps, pendant dix minutes, avec des serviettes humides : immédiatement après, abattement et sommeil d'une demi-heure.

La nuit fut assez calme ; le malade ne se réveilla que trois fois. Le 22, au matin, répétition des moyens employés la veille ; de plus, un quart de lavement d'eau froide et deux litres de tisane de chiendent dans toute la journée. — A 4 heures de l'après-midi le malade se trouve beaucoup mieux, il peut se promener dans la chambre, n'ayant qu'une seule canne pour appui.

Le 23, nuit tranquille ; mouvements plus libres

que la veille; les membres inférieurs peuvent se mouvoir dans toutes les directions sans provoquer de douleur; la figure est meilleure, l'appétit se prononce. — Même traitement que la veille. — A 2 heures après midi le malade se trouve très-bien; il descend de sa chambre et va se promener dans la cour, au grand étonnement de tous ceux qui connaissaient sa position.

Dix jours de ce traitement ont remis M. B... dans une situation très-satisfaisante; ses forces ont augmenté rapidement, il a repris de l'embonpoint et il a pu, peu de temps après, se mettre en route pour aller à Calais, où il voulait passer sa convalescence.

Le résultat obtenu chez ce malade est d'autant plus remarquable, que les moyens généralement employés contre le rhumatisme n'avaient eu aucun succès. L'hydrothérapie, au contraire, a agi avec tant de rapidité, qu'on serait parfaitement en droit de douter de l'exactitude du récit, si ce fait n'avait pour témoins un grand nombre de médecins : aussi le rétablissement de M. B... fit-il quelque sensation dans la ville de Strasbourg. Depuis cette époque des guérisons nombreuses, mais moins surprenantes cependant que celle qui vient d'être rapportée, ont mis hors de doute la supériorité de l'eau froide sur toutes les autres méthodes dans le traitement du rhumatisme. L'hydrothérapie, appliquée à cette affection, renverse toutes les idées médicales admises en ce moment; on ne manquait jamais, dans ce genre de maladie, d'envelopper les parties souffrantes de flanelle et quelquefois de duvet : il est bien vrai que le malade se plaignait alors de l'augmentation des douleurs, mais on passait outre, tant était grande la certitude que le froid serait nuisible.

7.ᵉ OBSERVATION.

Rhumatisme aigu général. — Traitement hydriatique dès le début. — Amélioration prompte. — Suspension des moyens hydrothérapiques. — Rechute. — Nouvelle application du traitement. — Guérison rapide. — Crise sous forme d'eczéma.

Z..., Charles, est un homme âgé de 27 ans, d'un tempérament lymphatique, sujet à des indispositions passagères, sans caractère grave; il fut pris, le 12 mars 1843, de douleurs dans les membres inférieurs. Il put encore continuer à faire son service militaire pendant deux jours; mais dans la nuit du 14 au 15 mars, il éprouva un violent frisson, des douleurs articulaires vives, une agitation extrême.

Le 15, quand je vis le malade, le genou droit était très-tuméfié, douloureux à la plus faible pression; le pouls large, fréquent, la peau chaude; aucun trouble dans les fonctions du cœur : le malade ne pouvait marcher, ni se tenir debout. Voyant que la maladie était fixée à une seule articulation, je me bornai à faire envelopper le genou de compresses humides, recouvertes de compresses sèches : on les renouvela six fois dans la journée.

16 mars. Le gonflement et la douleur ont envahi les deux genoux, le plus faible mouvement est impossible; insomnie, pouls fréquent. Prescription : diète complète, un quart de lavement froid, enveloppement d'une heure et demie dans le drap mouillé et deux couvertures de laine, matin et soir; compresses mouillées et sèches autour des genoux, renouvelées six fois dans la journée; tisane de chiendent par petite gorgée, de quart d'heure en quart d'heure.

17 mars. Amélioration très-prononcée, nuit calme; genoux moins volumineux, les mouvements sont devenus possibles; même prescription que la veille.

Le 18, le malade est très-bien; il se lève et se promène dans la chambre; il me demande à rester libre toute la journée: j'y consens.

Le 19, le mieux se soutient : le malade mange deux œufs frais.

Le 20. Retour des douleurs pendant la nuit; elles ont envahi les deux épaules et l'articulation du coude droit; la fièvre a reparu.

Prescription: un seul enveloppement général dans

le drap mouillé et deux couvertures de laine; application des compresses sur les parties douloureuses.

Le 21, réapparition des douleurs dans les genoux, avec tumeur et rougeur; face terreuse, peau chaude, pouls très-fréquent, langue blanche à sa base, rouge à la pointe, inappétence; toux légère, crachats muqueux. Prescription: diète, eau de gomme, deux potions gommeuses; quatre enveloppements d'une heure dans le drap mouillé et les couvertures de laine; compresses froides sur toutes les articulations envahies.

Le 22, amélioration très-sensible; continuation des mêmes moyens.

Le 23, toutes les articulations sont libres: deux enveloppements dans la journée.

Le 24, le malade se lève et se promène dans la chambre; la toux s'est affaiblie, mais n'a pas disparu complétement.

Le 5 avril la guérison du rhumatisme paraît consolidée; le malade mange avec plaisir; il a pu sortir et se promener à l'air libre: mais un malaise intérieur, dont je ne me rendais pas bien compte, rappelle la toux, et le lendemain un eczéma se montre sur le bras droit; peu de jours après les plaques apparaissent sur le bras gauche. Dès ce moment l'irritation de la poitrine diminue et bientôt la toux disparaît complétement. Considérant l'éruption survenue à la peau comme une sorte de crise, je la respectai pendant quinze jours; et comme alors elle commença à avoir moins d'intensité, le malade prit plusieurs bains généraux tièdes, c'est-à-dire à 30 degrés centigrades, et il fut purgé deux fois par le sulfate de soude; la guérison fut complète trente-cinq jours après la première apparition des accidents.

Rhumatisme inflammatoire fixé au poignet. — Traitements divers employés sans succès pendant trois mois. — Application locale des moyens hydrothérapiques. — Amélioration prompte. — Guérison.

Mme S..., forte, bien constituée, est mère de plusieurs enfants; ses couches sont les seules indispositions qu'elle ait éprouvées: elle habite la petite ville de Benfeld. Le six janvier 1843, après avoir coupé quelques morceaux de pain, elle ressentit tout à coup des douleurs très-vives dans le poignet droit; bientôt elle eut des frissons, elle se coucha et fit appeler le médecin. Il ordonna l'application immédiate d'un vésicatoire sur le bras, et des frictions d'huile camphrée sur la main. Le lendemain les douleurs étaient plus fortes; on fit une saignée le matin et on appliqua vingt-deux sangsues le soir. Le troisième jour purgation avec l'eau de Saidschütz. Le quatrième jour la main et l'avant-bras étaient prodigieusement enflés, et les douleurs si violentes que la malade eut trois faiblesses dans la journée. On renouvela la saignée et l'application des sangsues. Le même traitement fut continué durant trois semaines; c'est-à-dire, qu'on fit encore une saignée du bras et une application de vingt-deux sangsues; trois purgatifs furent administrés; les frictions camphrées furent remplacées par des frictions mercurielles; puis on donna des bains de vapeurs locaux, et pendant dix jours, douze gouttes de laudanum toutes les quatre heures.

Tous ces remèdes n'ayant apporté aucune amélioration, un second médecin fut demandé en consultation. Il fit continuer l'usage de l'eau de Saidschütz, et il proposa la compression sur la main et l'avant-bras. Des bandes enveloppèrent ces parties en les comprimant avec force; on les renouvelait chaque jour : cette opération, qui fut continuée pendant trois semaines, occasionnait beaucoup de douleur à la malade, et la forçait souvent à pousser des cris. Ce moyen n'ayant pas réussi, les médecins ordonnèrent alors des frictions avec les spiritueux et le savon camphré; puis des bains d'eau de mauve et de vin aromatique.

La malade, n'éprouvant aucun soulagement, prit le parti de venir à Strasbourg; les médecins qu'elle y vit, lui conseillèrent d'appliquer quinze sangsues, toutes les semaines, de faire des frictions mercurielles, de mettre la main sur une palette, et d'attendre ainsi la belle saison pour aller aux eaux thermales.

Trois mois s'étaient écoulés au milieu des souffrances, quand je fus appelé. La main était alors rouge, chaude, gonflée; les doigts immobiles; tous les plis répondant aux articulations effacés; le poignet était très-chaud et fort douloureux à la moindre tentative de mouvement; le gonflement de l'avant-bras s'étendait jusqu'au coude. Les douleurs augmentaient beaucoup pendant la nuit, et souvent la malade, ne pouvant garder le lit, se levait dans l'espoir d'obtenir un peu de soulagement.

Je prescrivis immédiatement quatre bains locaux, d'une heure chaque, à la température de 16 degrés centigrades; puis application de compresses humides, faiblement tordues, recouvertes de compresses sèches : ces compresses étaient aussi renouvelées quatre fois dans la journée; elles s'étendaient depuis l'extrémité des doigts jusqu'au coude. L'eau du bain couvrait tout l'avant-bras et le tiers inférieur du bras.

Le lendemain, la chaleur du membre avait sensiblement diminué; la douleur était moins forte. Le troisième jour du traitement, l'amélioration était prononcée, le sommeil calme; les dernières phalanges commençaient à fléchir, et la malade avait pu porter, seule, la main à la tête. Le huitième jour plus de douleur, les doigts fléchissent, mais le poignet conserve beaucoup de roideur; cependant Mme S... peut se servir de sa main pour écrire, tenir un verre plein d'eau ou bien une cuillerée de soupe.

Le quinzième jour du traitement, continué sans autre modification que l'abaissement de la température de l'eau, qui descendit à 12 degrés centigrades, la malade se trouvant très-bien, quitta Strasbourg pour retourner à Benfeld. Depuis cette époque jusqu'à ce jour (30 mai 1843) la guérison s'est parfaitement soutenue, et Mme S... a retrouvé l'usage d'une main dont la perte paraissait imminente.

———

Je supprime toutes les réflexions que cette observation peut faire naître; le lecteur appréciera parfaitement dans ce cas les effets de l'eau comme moyen antiphlogistique et sa supériorité sur les autres remèdes. Je possède l'histoire de vingt-deux autres faits non moins concluants que les précédents, mais que je crois inutile de rapporter.

Le dixième jour du traitement de Mme S... il se présenta un petit accident que je n'ai pas raconté, mais que je ne veux pas, cependant, passer sous silence. La malade, au moment de prendre son bain, manquait d'eau chaude; elle crut pouvoir se servir de l'eau sortant de la pompe, c'est-à-dire, à 8 degrés centigrades; elle sentit bientôt de l'engourdissement dans la main, et peu de temps après un commencement de douleur; elle suspendit le bain, la main devint chaude et elle en souffrit pendant toute la journée. Ce résultat, qui s'explique très-bien, était dû à la réaction provoquée par l'eau trop froide.

9.ᶜ OBSERVATION.

Angine aiguë datant de sept jours. — Accidents locaux
et généraux très-prononcés. — Fausses membranes sur
l'amygdale et le voile du palais. — Traitement hydriatique très-simple. — Guérison en quatre jours.

———

G..., canonnier au 9.ᵉ d'artillerie, entre le 3
mars 1843 à l'hôpital militaire de Strasbourg; il
est atteint d'une angine très-intense. Cet homme est
fort, bien constitué; il est âgé de 29 ans, et il a
plusieurs fois éprouvé le même accident. Sa physionomie est profondément altérée, les yeux sont abattus, les lèvres sèches et brunâtres; le pouls fréquent
et élevé. L'amygdale droite est fort volumineuse,
ainsi que le voile du palais, elle est recouverte
d'une fausse membrane d'un blanc grisâtre; la déglutition est presque impossible; le malade éprouve
un malaise profond et un affaissement semblable à
celui du début d'une fièvre typhoïde.

Prescription : Diète complète. — Deux bains de
siége à 14 degrés centigrades, d'une demi-heure de
durée, un le matin, l'autre vers le soir; compresses
humides autour du cou, recouvertes de compresses
sèches; gorgées d'eau froide tenues fréquemment
dans la bouche, et renouvelées dès que le liquide
s'échauffe.

Le 4. L'amygdale est beaucoup moins tuméfiée; la déglutition est possible; le pouls ne bat plus que soixante-dix pulsations par minute. — Continuation des mêmes moyens.

Le 5. Le malade est très-bien; il mange le quart de pain en panade. — Même prescription que la veille.

Le 6. Toutes les fausses membranes sont détachées; il ne reste à l'amygdale qu'un peu d'engorgement résultant des inflammations antérieures. Trois jours plus tard, la guérison étant bien consolidée, G... quitta l'hôpital.

———

Quoique ce traitement soit d'une grande simplicité, il m'est arrivé fréquemment, dans des cas légers, de me borner à l'application des compresses froides, à l'introduction de l'eau dans la bouche, et les guérisons ont été très-promptes, c'est-à-dire, obtenues en un, deux ou trois jours : je possède douze observations qui pourraient confirmer cette assertion.

10.ᵉ OBSERVATION.

Pneumonie aiguë. — Crachement de sang. — Guérison
en trois jours.

———

M. Gr..., jeune Polonais, âgé de 22 ans, grand, robuste et bien constitué, était venu à Græfenberg pour des douleurs à la jambe déterminées par une blessure d'arme à feu. Vers le milieu du mois de décembre 1841 il éprouva tout à coup, vers le soir, une petite toux fatigante et une douleur au côté gauche de la poitrine, près de la région mammaire. Il crut d'abord que c'était un rhume produit par le bain froid qu'il avait pris dans la journée, et il s'administra sur-le-champ un bain de siége froid et un bain de pieds, puis il fit du mouvement dans la chambre pour se réchauffer. Mais bientôt les douleurs devinrent plus vives et la respiration très-difficile. Le malade passa une nuit fort mauvaise; il ne dormit que très-peu, et le matin, vers six heures, à la suite d'un accès de toux, il cracha plusieurs gorgées d'un sang rouge et spumeux: une demi-heure après il eut un frisson très-violent; les extrémités devinrent froides comme glace, la soif était très-vive et une forte chaleur intérieure se faisait sentir. Le malade fit aussitôt chercher Priessnitz, mais avant son arrivée, qui fut retardée de plus d'une heure, il cracha encore cinq fois du sang.

Priessnitz demanda aussitôt au malade s'il avait eu des douleurs à la poitrine, puis il toucha les pieds, les mains et les aisselles, et comme il était interrogé sur ce fait, il répondit que, ayant trouvé toutes ces parties froides, il en concluait que le sang s'était retiré dans la poitrine : Priessnitz ajouta que la maladie était sérieuse, qu'il n'y avait pas de temps à perdre, et qu'il était fâché qu'on ne l'eût pas appelé plus tôt. Il se mit à l'instant en devoir de commencer le traitement. Le malade fut enveloppé, depuis le cou jusqu'aux genoux, d'un drap mouillé et de deux couvertures en laine; les jambes et les pieds étaient entourés d'une fourrure et recouverts, en outre, d'un duvet. Priessnitz fit renouveler le drap mouillé toutes les dix minutes, il s'arrêta après le huitième; le malade fut alors porté dans un demi-bain à 20 degrés centigrades. L'eau ne s'élevait pas au-dessus des hanches; pendant que le malade était dans ce bain, il était constamment frotté par les mains de deux hommes, et un troisième lui versait sans cesse de l'eau du bain sur les épaules.

Tous les quarts d'heure on jetait de l'eau froide dans le bain; on parvint ainsi à faire descendre la température à 15 degrés. Priessnitz ordonna de laisser le malade dans le bain aussi longtemps que les douleurs de poitrine ne seraient pas dissipées; il y resta une heure; au bout de ce temps il se sentit si bien, qu'il put sortir lui-même de la baignoire, où il avait été porté peu de temps auparavant. Le corps fut bien essuyé et frotté, puis on enveloppa la poitrine et l'abdomen d'une ceinture mouillée; le malade garda la chambre.

Une demi-heure après, Priessnitz vint le voir, il le trouva assez bien et il lui permit de manger un dîner composé d'une soupe, d'un morceau de bœuf bouilli, et de légume; mais il déclara qu'il craignait

que le mal ne revînt, parce que le malade n'était pas
resté assez longtemps dans le bain. En effet, vers
trois heures après midi les douleurs reparurent au
lieu où elles existaient auparavant, mais elles étaient
moins fortes que la première fois. Priessnitz fit répéter exactement le même traitement, c'est-à-dire
huit draps de lit mouillés et changés toutes les dix
minutes, les couvertures de laine, les fourrures aux
pieds et un demi-bain d'une heure; la douleur et la
toux cédèrent rapidement : cette seconde attaque ne
fut pas accompagnée de crachement de sang.

Le second et le troisième jour le traitement fut
exactement le même que le premier; dans la nuit du
troisième au quatrième jour le malade éprouva de
la chaleur dans l'intérieur de la poitrine et du froid
à la peau : Priessnitz, averti, le fit couvrir immédiatement de deux pelisses fourrées et de deux duvets;
il le fit rester ainsi plus d'une demi-heure, puis il
lui ordonna de prendre un bain d'une heure et à
20 degrés centigrades; deux hommes frictionnèrent
constamment le malade, et un troisième lui versait
de l'eau froide sur les épaules tous les quarts
d'heure.

Priessnitz prévint que, si le malade éprouvait trop
de peine à résister aux frissons déterminés par l'eau
froide, il pouvait sortir de la cuve tous les quarts
d'heure, se faire couvrir d'une couverture de laine,
et faire du mouvement dans la chambre pendant

cinq minutes, puis rentrer dans le bain et continuer ainsi jusqu'à ce que l'heure soit écoulée.

Le même jour, à cinq heures de l'après-midi, le malade fut enveloppé de nouveau, et successivement, dans quatre draps de lit mouillés et des couvertures; il restait dix minutes dans chacun d'eux; puis il prit un nouveau bain, comme le matin : il y éprouva des frissons violents qui le forcèrent à en sortir quatre fois.

A partir de ce moment le malade n'éprouva plus aucun accident, et il remarqua avec surprise qu'il n'avait nullement perdu de ses forces.

Pour éviter tout retour de la maladie, Priessnitz conseilla de continuer pendant quelques jours l'enveloppement du corps dans quatre draps de lit mouillés, deux le matin et deux le soir, et un bain de vingt minutes à 20 degrés : la ceinture mouillée était maintenue constamment sur la poitrine et le ventre, et chaque soir le malade se lavait la partie antérieure de la poitrine avec de l'eau tout à fait froide. Il n'a jamais ressenti aucune atteinte de cette maladie.

Malgré ce succès, que j'ai voulu présenter comme un exemple du mode de traitement de Priessnitz, je n'hésite pas à répéter que, dans les pneumonies aiguës, il sera toujours plus prudent de recourir à la saignée, qu'à tout autre moyen.

11.e OBSERVATION.

Gastro-entérite chronique. — Mélancolie. — Accès subit
d'aliénation mentale avec frénésie violente. — Demi-
bain froid de neuf heures. — Guérison rapide.

M. L..., âgé de 44 ans, commissaire de l'un des
cercles d'Autriche, est un homme fort, bien constitué, d'un caractère habituellement gai. La mort
de sa femme et de ses enfants, arrivée à peu de distance, détermina de vifs chagrins, qui ne tardèrent
pas à être suivis de plusieurs maladies graves, qui
laissèrent un état habituel de tristesse et de mélancolie. Après plusieurs traitements infructueux, M. L...
fut envoyé à Græfenberg, au mois de juin 1841.
Il y était depuis deux mois lorsque, tout à coup,
sans motif connu, il fut pris, le matin, d'aliénation
mentale : il se croyait capitaine; il donnait des ordres avec force et emportement.

Ses parents alarmés voulurent le faire coucher,
mais le malade entra en fureur, la frénésie la plus
violente éclata, et on eut la plus grande peine de
l'empêcher de sauter par la fenêtre.

Priessnitz, appelé aussitôt, fit mettre le malade dans
un demi-bain d'eau fraîche, à 15 degrés centigrades.
Il fallut six hommes pour l'y maintenir. Pendant
qu'il était dans le bain on le frottait vivement sur

toutes les parties du corps, on lui versait sur la tête, de minute en minute, un verre de l'eau du bain; lorsque l'eau se réchauffait, on en retirait une certaine quantité, qui était immédiatement remplacée par de l'eau froide. Le malade fut soumis à ce traitement pendant neuf heures : plusieurs fois il eut des frissons, qui se dissipèrent d'eux-mêmes; dans la neuvième heure son corps se réchauffa, et il commença à reconnaître les assistants. Priessnitz ayant remarqué que la température extérieure était à peu près égale partout, ordonna de sortir le malade de l'eau et de le mettre dans le lit; il s'endormit bientôt et le sommeil, qui était très-calme, continua jusqu'au lendemain matin à dix heures : lorsque le malade se réveilla, il ne se rappelait rien de ce qui s'était passé la veille.

Trois jours après l'accident M. L... put sortir et se mettre à table avec les autres malades; bientôt il reprit son traitement habituel, qui amena la guérison de sa maladie première.

12.ᵉ OBSERVATION.

Variole confluente. — Traitement hydriatique. — Guérison.

M. P. O..., Polonais, âgé de 29 ans, s'était rendu à Græfenberg, pour y être traité d'une maladie syphilitique ancienne, compliquée d'un rétrécissement du canal de l'urètre; il y était arrivé depuis quatre jours lorsqu'il fut pris, le 6 février 1842, d'une fièvre violente et de douleurs de tête très-vives; ces accidents furent immédiatement suivis d'une éruption confluente de boutons varioliques. Priessnitz ordonna aussitôt l'enveloppement dans les draps mouillés et une seule couverture de laine; ces enveloppements étaient renouvelés six fois le matin et six fois l'après-midi; des compresses humides, recouvertes de compresses sèches, entouraient toute la tête; elles ne laissaient libres que les yeux et les narines. Un demi-bain, à 16 degrés, était donné, pendant un quart d'heure, matin et soir après les enveloppements. Le malade buvait une très-grande quantité d'eau fraîche; il resta à la diète complète pendant huit jours. Les portes et les fenêtres étaient fréquemment tenues ouvertes, pour faire baisser la température de la chambre qui était chauffée.

Le neuvième jour le malade mangea, de très-bon appétit, de la soupe, du pain et de la viande, que Priessnitz lui fit donner sans hésitation.

Le traitement indiqué fut continué sans modification pendant dix jours; le onzième jour il n'y eut plus que cinq enveloppements, matin et soir, au lieu de six.

Le vingtième jour le malade quitta sa chambre pour la première fois; il était maigre et très-faible; peu de jours après deux abcès sous-maxillaires survinrent, ils furent abandonnés à eux-mêmes et, lorsqu'ils s'ouvrirent, ils donnèrent beaucoup de pus. Les croûtes des boutons varioleux persistèrent encore pendant quinze jours; elles étaient fort nombreuses, surtout sur la figure, où l'éruption était si abondante qu'elle avait rendu le malade aveugle pendant trois jours.

Le nombre des enveloppements journaliers diminua progressivement; à la sixième semaine il n'y en avait plus que deux dans la journée : à cette époque le malade prenait un bain froid d'une minute en sortant de l'enveloppement du matin; il continua cette même opération pendant deux mois, et le traitement de la petite vérole fut alors complétement terminé.

M. P. O... communiqua la petite vérole à huit personnes de l'établissement : le sellier, la blanchisseuse et un domestique de bain furent atteints en même temps. Le traitement fut le même pour tous, et tous furent guéris.

———

Il est bien difficile de juger la valeur d'un moyen thérapeutique d'après une ou plusieurs observations; cependant je suis disposé à croire que le traitement hydriatique n'a pas modifié sensiblement la marche de la variole chez M. P. O... La durée de la maladie n'a pas différé de ce qu'elle est habituellement; la seule chose qui m'ait frappé, c'est que le malade a conservé peu de traces de l'éruption. Est-ce dû au hasard ou à l'influence de l'eau? C'est ce que je ne déciderai pas.

Je ne pense point que la méthode hydriatique doive être adoptée comme base du traitement de la variole et appliquée dès le début de la maladie; il faut la réserver pour les cas où l'inflammation des organes digestifs est trop violente, ou quand il y a menace d'accidents sympathiques vers la tête.

La variole, ainsi que la rougeole et la scarlatine, sont des maladies critiques dont il faut respecter la marche en la réglant, cependant, de manière que l'existence du malade ne soit pas compromise par le travail de la nature.

13.° OBSERVATION.

Rougeole et scarlatine.

Je n'ai pas eu occasion de traiter moi-même ni de voir traiter par l'hydrothérapie des personnes atteintes de rougeole; mais voici ce que j'ai recueilli, à Græfenberg, sur la méthode suivie par Priessnitz quand le cas s'est présenté.

Trois enfants d'une même famille, habitant Freywaldau, étant atteints de scarlatine, tout le corps, excepté la tête, fut enveloppé dans un drap mouillé, mais bien tordu; on le renouvelait dès qu'il com-

mençait à se sécher; ce qui avait lieu à peu près
toutes les demi-heures : lorsque la fièvre commençait à faiblir, on faisait transpirer légèrement, dans
le dernier drap, pendant une demi-heure. Immédiatement après on mettait le malade dans un demi-
bain à 20 degrés centigrades pendant huit ou dix
minutes, et durant tout ce temps des frictions étaient
faites avec la main. Après le bain on habillait le malade et on le laissait promener dans la chambre si ses
forces le lui permettaient, mais il ne devait pas aller
à l'air libre : si l'appétit le demandait, on donnait un
peu de lait et de pain; la viande était défendue.

Ce traitement fut continué, sans modification,
pendant quatre, cinq ou six jours, jusqu'à la disparition complète de la fièvre. A cette époque Priessnitz permit aux malades de sortir en plein air. Pour
combattre l'inflammation de la gorge, il fit mettre
des compresses mouillées et tordues autour du cou,
enfin il fit boire très-fréquemment, et par petites
gorgées, de l'eau fraîche sortant de la source.

Les trois enfants, traités de cette manière, ont guéri
complétement. Depuis ce moment beaucoup d'autres
ont été soumis aux mêmes moyens, et il paraît que,
jusqu'à présent, il n'y a pas eu un seul insuccès;
toutefois il a toujours fallu six ou huit jours pour
obtenir un guérison complète.

Pour compléter l'histoire des maladies aiguës dans lesquelles j'ai vu réussir le traitement hydriatique, je devrais ajouter les ophthalmies, les hémorrhoïdes et les fluxions à la joue. Mais les moyens à employer sont tellement simples que je me dispense de rapporter des observations particulières.

J'ai fait usage contre l'ophthalmie aiguë simple de compresses mouillées, souvent répétées, de bains de siége d'une demi-heure et quelquefois de bains de pieds froids. Les fluxions à la joue étaient traitées de la même manière.

Les hémorrhoïdes douloureuses ont été calmées par des quarts de lavement à 12 degrés centigrades, des bains de siége à 18 et 20 degrés centigrades et par l'application locale de compresses trempées dans l'eau tout à fait froide.

§. 2. Maladies chroniques.

14.ᵉ OBSERVATION.

Inflammation chronique du foie. — Développement énorme
de cet organe. — Malade âgé de soixante-dix ans. —
Traitements nombreux et infructueux. — Application de
l'hydrothérapie. — Trois crises. — Guérison complète.

Le général K...., le compagnon d'armes de presque tous les officiers généraux de l'empire, fut atteint, en 1798, au siége de Mantoue, d'une fièvre intermittente, qu'on traita par des doses considérables
de quinquina en poudre. La fièvre résista longtemps
aux remèdes, enfin elle disparut et le foie devint
douloureux : peu à peu cet organe augmenta de
volume; il était extrêmement dur; il descendait de
plus de trois travers de doigt au-dessous de l'ombilic.
Le malade consulta une foule de médecins, il prit
des remèdes innombrables, il se rendit aux eaux les
plus célèbres, notamment à celles de Tœplitz, de
Carlsbad, de Marienbad; et tout fut sans succès. Enfin
on lui dit que, s'il voulait aller en Asie, il trouverait
au Caucase des eaux thermales infaillibles contre les
affections anciennes du foie. Le général, malgré son
âge avancé, eut le courage d'entreprendre ce long
voyage, mais il revint sans avoir obtenu de soula-

gement. Fatigué de tous les remèdes, il s'était retiré dans une de ses terres près de Varsovie, où il attendait la mort avec résignation, lorsqu'il entendit parler des cures opérées à Græfenberg. Un reste d'espérance le décida à faire une nouvelle tentative : il s'y rendit lorsqu'il était dans un état qui semblait annoncer une fin prochaine. Les digestions étaient très-difficiles, le sang se portait souvent à la tête et occasionnait des étourdissements qui faisaient craindre une apoplexie imminente : le malade ne pouvait marcher qu'à l'aide de deux hommes qui le soutenaient sous les épaules; la maigreur était squelettique, le teint d'un jaune verdâtre, presque livide : les lavements restaient constamment sans résultat, et, pendant quinze ans, le malade n'a pas eu de selles sans recourir à des pilules purgatives : le système nerveux était fort ébranlé, le moindre bruit occasionnait des mouvements involontaires, l'impression du froid ou de la chaleur était insupportable et d'anciennes blessures déterminaient de vives douleurs.

C'est dans cet état que le général arriva à Græfenberg, au mois de novembre 1839. Priessnitz craignait d'accepter ce malade, mais il s'y décida sur les instances de plusieurs personnes qui lui portaient de l'intérêt. Voici le traitement qui lui fut prescrit. En sortant du lit, un demi-bain d'eau tiède à 20 degrés centigrades : le malade y restait cinq minutes; pendant ce temps on lui frottait le corps

avec les mains et on lui versait sur la tète de l'eau
qui était dans la baignoire : la ceinture mouillée,
mais bien tordue, était appliquée sur le ventre et
changée toutes les trois heures ; le malade buvait
dix-huit verres d'eau par jour, la plus grande partie
à jeun. Ce n'est qu'après un mois de ce traitement
que Priessnitz a prononcé qu'il pourrait le soulager ;
il modifia alors le traitement de la manière suivante.
Au réveil le malade était enveloppé dans des couvertures de laine ; il y transpirait pendant une demi-
heure, puis on le plongeait dans le demi-bain à
20 degrés, où il demeurait cinq minutes. A onze
heures il prenait un bain de siége à 20 degrés ; il
y restait une demi-heure : la même opération recommençait à quatre heures après midi. Cette forme
de traitement fut employée durant tout le deuxième
mois ; c'est alors que le malade commença à marcher sans le secours des aides.

Pendant le troisième mois la durée de la transpiration, dans les couvertures, fut portée à une heure,
et le demi-bain de cinq minutes était tout à fait
froid : il en était de même du bain de siége, qui
durait une demi-heure. Après chaque opération le
malade sortait et se réchauffait en marchant : il buvait
la même quantité d'eau.

Le quatrième mois, la durée de la transpiration
ne fut pas augmentée, mais le malade, au lieu de
se jeter dans le demi-bain froid, descendait, étant

tout en sueur, se plonger dans le grand bassin, où il restait deux minutes à peu près. Il faut remarquer qu'à cette époque (mois de février) la surface de l'eau était gelée et qu'il fallait casser la glace avant que le général pût prendre son bain. Lorsqu'il en sortait, et avant d'être essuyé, il était frotté par les mains de deux hommes, sorte de friction que Priessnitz aime beaucoup, et qu'il appelle *Leben mit Leben* (vie avec vie) : enfin le malade était essuyé avec un drap sec. Cette opération, loin de lui être pénible, lui faisait beaucoup de bien, et il sentait se développer une chaleur si vive que, plusieurs fois, il lui est arrivé de se rejeter dans la cuve avant d'être complétement frotté et essuyé. Pendant le quatrième mois le général buvait vingt ou vingt-quatre verres d'eau par jour.

A partir de cette époque l'appétit reparut et les fonctions du ventre se faisaient à l'aide d'un lavement froid. Les forces avaient tellement augmenté, que le malade pouvait monter et descendre les montagnes avec facilité.

Ce traitement fut continué pendant neuf mois consécutifs. Priessnitz avait voulu essayer les douches, mais il dut les suspendre, parce qu'elles irritaient beaucoup le malade.

Au mois d'août 1840 le général quitta Græfenberg; sa situation s'était beaucoup améliorée, mais le foie n'avait pas sensiblement diminué de volume, cependant il s'était amolli. Priessnitz ordonna de continuer en partie le traitement à la maison, c'est-à-dire de porter constamment la ceinture sur l'abdomen, de faire des ablutions d'eau froide tous les matins, mais de ne transpirer que quand des douleurs se feraient sentir au foie.

Dans le courant du cinquième mois une crise se manifesta sur le bas-ventre; elle fut caractérisée par un grand nombre de boutons, analogues à ceux de la petite vérole; plus tard, il survint plusieurs ampoules sur les cuisses; elles se transformèrent en ulcères, qui mirent beaucoup de temps à guérir. Cependant ils n'arrêtèrent pas le traitement et ils étaient cicatrisés quand le général retourna à Græfenberg.

Il y revint, au mois d'août 1841, n'ayant rien perdu de ce qu'il avait gagné, se trouvant au contraire mieux et souffrant surtout beaucoup moins souvent des congestions à la tête.

Le général recommença le traitement qu'il faisait l'année précédente, c'est-à-dire, transpirer une fois par jour pendant une heure, se jeter dans la grande cuve d'eau froide, deux bains de siége par jour et la ceinture abdominale constamment appliquée. Cependant Priessnitz voulut revenir à l'emploi de la douche, pendant cinq minutes, une fois tous les deux jours. Le malade alla très-bien jusqu'au mois de novembre; mais alors il ressentit des accès de fièvre qui durèrent vingt jours. A cette époque apparurent aussi des douleurs aux mains, elles furent bientôt suivies de plaies aux doigts, qui occasionnaient des souffrances excessives. Ces accidents se sont affaiblis quant à leur intensité, mais ils ont duré fort longtemps, ils n'ont cessé que neuf mois après leur apparition; les ongles sont tombés et ils ont été remplacés par des ongles nouveaux.

Quant à la fièvre, Priessnitz a ordonné, pour la calmer, six draps mouillés le matin et le soir; on les changeait tous les quarts d'heure, excepté le dernier, dans lequel le malade restait jusqu'à ce qu'il fût bien réchauffé; alors on le portait dans un demi-bain tiède à 22 degrés, où on le laissait dix minutes en lui frottant le corps. Quant aux doigts, on s'est borné à les envelopper de compresses mouillées et bien tordues.

Le malade quitta Græfenberg au mois de mars 1842; le volume du foie avait diminué de moitié; il continua, en partie, le traitement à la maison : il buvait de l'eau, et chaque matin, en sortant du lit, il se faisait frotter tout le corps, pendant deux minutes, avec un drap mouillé dont il était enveloppé.

Le général revint de nouveau à Græfenberg à la fin du mois d'août 1842. Il était très-bien, aussi Priessnitz se borna à lui ordonner de s'envelopper le matin dans le drap mouillé et deux couvertures de laine; après une heure il sortait de ses couvertures pour être enveloppé d'un autre drap mouillé.

dans lequel il était frotté pendant deux minutes, puis il était essuyé avec un drap sec. On recommençait le frottement avec le drap mouillé à onze heures, à quatre heures et à six heures du soir. La ceinture était constamment portée le jour et la nuit. Au mois d'octobre 1842, époque à laquelle je vis le général, le foie était revenu à son volume ordinaire; il existait cependant encore un petit gonflement vers la région épigastrique, mais les autres parties étaient tout à fait saines; j'ai enfoncé mes doigts sous les côtes droites et je n'ai rien reconnu d'anormal. Les digestions se font parfaitement, l'appétit est excellent, le sommeil très-bon; le général monte à cheval tous les jours, il parcourt la montagne et s'en trouve très-bien.

Un jour, le général ayant été frotté devant moi, le domestique qui essuyait les jambes me fit remarquer une petite lame, d'un aspect métallique, brillant comme de l'argent; bientôt il m'en montra une seconde sur la jambe. J'enlevai cette petite lame, je la mis sur ma main, mais un mouvement me la fit perdre. Le général m'assura que, depuis son dernier séjour à Græfenberg, cette particularité s'est présentée assez souvent.

Pendant les neuf premiers mois de son traitement le général a observé un phénomène très-curieux. Lorsque les ceintures qui l'avaient enveloppé étaient sèches, il en sortait, au moment où on déplissait le linge rapidement et dans l'obscurité, des étincelles électriques nombreuses : il a renouvelé cette expérience très-souvent en présence de plusieurs personnes, et elle s'est constamment représentée avec les mêmes caractères.

Enfin, et ceci n'est pas le fait le moins remarquable, ce vénérable général a vu disparaître, depuis le traitement qu'il a fait à Græfenberg, les douleurs qu'il ressentait fréquemment à des blessures anciennes et nombreuses, car il avait reçu, au service de la France, deux coups de lance dans la région hypocondriaque droite, plusieurs coups de sabre sur la tête, d'où était résultée l'impossibilité de la lever sans éprouver à l'instant des étourdissements : une balle avait traversé la cuisse droite et une autre avait frappé la partie inférieure de la cuisse gauche ; enfin il avait eu, en 1812, les pieds et les mains gelés en Russie.

15.e OBSERVATION.

Engorgement chronique de la rate. — Traitement antiphlogistique très-énergique. — Persistance et aggravation des accidents. — Application de l'hydrothérapie. — Amélioration prompte.

M. B. B..., sous-lieutenant au 5.e régiment de chasseurs à cheval, âgé de 37 ans, d'une bonne constitution, cheveux et barbe très-noirs, de mœurs régulières, éprouva, sans cause connue, le 12 novembre 1842, une douleur très-vive qui, partant de la partie moyenne du côté gauche de la poitrine, s'étendit bientôt à l'épaule du même côté. Dès ce moment il fut dans l'impossibilité de continuer son service; il se mit au lit et il fit appeler un médecin de Sierentz, petite ville du département du Haut-Rhin, où il se trouvait en garnison. Le médecin diagnostiqua une hypertrophie de la rate, et prescrivit l'application de trente sangsues vers le rebord des fausses côtes; l'écoulement de sang procura du soulagement : à ce moyen on ajouta des cataplasmes émollients sur le côté malade, renouvelés de deux heures en deux heures; la tisane de tilleul, le bouillon de veau et le laitage.

Le lendemain, application de huit ventouses scarifiées et continuation des autres moyens. — Le surlendemain, potion purgative composée de 25 grammes de magnésie et de rhubarbe délayés dans un verre d'eau sucrée. Cette potion purgative fut renouvelée tous les jours pendant un mois; elle procurait ordinairement trois selles le matin. Ces différents remèdes n'amenant aucune amélioration, le médecin prescrivit des pilules d'iodure de potassium à prendre tous les matins, en augmentant la dose progressivement depuis une jusqu'à quatre, et des frictions sur le côté gauche de l'abdomen, avec la pommade d'hydriodate de potasse iodurée.

Le 25 décembre, les douleurs ayant repris de

l'intensité, nouvelle application de vingt sangsues ; le lendemain douze ventouses scarifiées : point de soulagement. Cet état de souffrance persista jusqu'au premier janvier 1843, époque à laquelle le malade fut pris, vers deux heures du matin, d'un grand malaise, bientôt suivi de vomissements d'un sang vermeil et écumeux. Le médecin prescrit l'application de trente-cinq sangsues sur le côté gauche et la suspension des pilules d'iodure : peu de soulagement jusqu'au 10 du même mois ; mais alors amélioration marquée, le malade peut se lever, sortir, et peu de temps après il essaie de reprendre son service, en s'abstenant cependant de monter à cheval.

Le 12 février les douleurs reparaissent avec leur intensité première. Le 16, nouveaux vomissements de sang, pour lesquels on pratique une énorme saignée de douze cents grammes. Le lendemain, nouvelle application de dix ventouses scarifiées : dès ce moment les symptômes se prononcent avec plus de force ; il y a perte absolue de sommeil et d'appétit, prostration extrême, découragement moral profond. C'est alors que le malade se décide à venir réclamer mes soins : il arriva à Strasbourg le 20 février 1843.

A ma première visite le malade présentait l'état suivant : amaigrissement notable, faiblesse générale, peau grise, terreuse, surtout à la face ; langue légèrement muqueuse, inappétence, céphalalgie légère et presque continuelle, tristesse; pouls fébrile, cent pulsations à la minute; insomnie habituelle, constipation suivie de diarrhée passagère, abdomen assez souple, tumeur volumineuse, s'étendant depuis la région hypocondriaque gauche jusqu'à la hauteur de l'épine antérieure et supérieure de l'os des îles : cette tumeur, formée par la rate, est bosselée; elle présente, sur son bord antérieur, deux échancrures très-prononcées.

M. B..., interrogé sur les causes probables de sa maladie, répond qu'il n'a pas reçu de coup sur la région splénique, qu'il n'a pas fait de chute, ni jamais eu de fièvre intermittente. Malgré la dernière partie de cette déclaration, plusieurs circonstances portent à croire que cet officier, dont le régiment tenait garnison dans une petite ville des bords du Rhin, a éprouvé l'influence des miasmes, et qu'ils auront produit une fièvre intermittente larvée, qui ne se manifestait que par de l'insomnie, de l'agitation et une accélération du pouls pendant la nuit.

L'administration énergique du traitement antiphlogistique ne me permettant plus d'y avoir recours, je proposai de suite au malade les moyens hydrothérapiques; il les accepta avec empressement. Il fut aussitôt enveloppé dans un drap humide et deux couvertures de laine : il y resta jusqu'au moment où la sueur semblait s'annoncer. Je lui avais recommandé de s'arrêter à ce point et de se faire frotter aussitôt, sur tout le corps, avec une serviette mouillée, puis avec une serviette sèche; il s'agissait, en effet, de calmer avant tout l'excitation générale et de procurer du repos au malade. Dès la première nuit le malade éprouva une amélioration, il dormit pendant deux heures de suite. Ces enveloppements humides, suivis de frictions avec le linge mouillé, durèrent quinze jours. Les seuls effets produits furent le calme des nuits, le retour d'un peu d'appétit et de force.

Le 6 mars, M. B... est enveloppé dans le drap humide et trois couvertures, et il commence à suer; puis en sortant de l'enveloppement il est frictionné avec des serviettes froides et mouillées. — Le 12 mars le malade éprouve, le soir à sept heures, des frissons promptement suivis de chaleur. Cet accident se renouvelle huit jours de suite. Loin de suspendre le traitement, je prescrivis au malade de suer long-temps et abondamment pendant l'apyrexie, et de remplacer les frictions humides par le bain froid. Pour cela une baignoire, à demi remplie d'eau froide, se trouvait à côté du lit, et le malade s'y plongeait immédiatement après l'enveloppement : il y restait une minute ou une minute et demie; deux hommes l'essuyaient, et il sortait aussitôt de sa chambre pour faire une promenade à l'air libre. Les accès de fièvre cessèrent bientôt pour ne plus reparaître.

Le 12 mars, la peau du front présente, au-dessous

de la racine des cheveux, une ligne blanche de la largeur du doigt faisant contraste avec la teinte grise du reste de la figure. Ce changement de la peau était le commencement du retour à l'état normal; bientôt, en effet, la face s'éclaircit, et dix jours suffirent pour effacer la coloration grise qui existait sur tout le corps. — La rate a sensiblement diminué de volume. L'appétit augmente et le malade reprend des forces.

Depuis le 15 mars jusqu'au 16 mai 1843, M. B... a été enveloppé, chaque matin, dans un drap humide et trois couvertures, puis plongé, pendant deux minutes, dans l'eau froide, où il se frictionnait activement. La sueur était souvent assez abondante pour percer les couvertures de laine et le premier matelas; et pour l'augmenter et éviter toute excitation intérieure, le malade buvait pendant l'enveloppement, qui durait de trois à quatre heures, un litre ou un litre et demi de tisane de chiendent. Malgré ces sueurs abondantes, M. B... a repris de l'embonpoint; il a retrouvé toutes ses forces, il est gai, il mange de très-bon appétit et la rate a diminué des deux tiers. Cette amélioration, qu'il qualifiait de guérison, le décida à quitter Strasbourg le 17 mai, pour se rendre à Belfort, avec l'intention de continuer le traitement hydriatique.

16.ᵉ OBSERVATION.

Gastrite et cystite chroniques. — Traitements infructueux
pendant vingt ans. — Guérison après deux ans et trois
mois de traitement hydriatique. — Quatre crises successives très-violentes.

M. R...., de Stettin, âgé de 56 ans, grand, bien
constitué, avait commencé à souffrir du bas-ventre
vers l'âge de 36 ans ; les digestions étaient difficiles ;
des gaz s'échappaient abondamment de l'intestin par
le haut et le bas ; il y avait affaiblissement général
et maigreur très-grande. Pendant dix ans il employa
une foule de remèdes conseillés par les médecins les
plus distingués de Stettin et de Berlin : il n'en obtint
aucun soulagement ; il vit au contraire survenir des
hémorrhoïdes non fluentes, et, peu de temps après,
des douleurs sciatiques qui éclatèrent au retour des
eaux de Carlsbad. Les médecins, pour guérir le malade de cette nouvelle affection, l'envoyèrent aux
eaux thermales de Franzisbad, et en dernier lieu à
celles de Tœplitz, où il prit des bains, presque brûlants, d'eau et de boue : tous ces moyens ne produisirent aucun effet avantageux. Un an après avoir
été aux eaux de Tœplitz, le malade éprouva de la
difficulté à uriner, des contractions spasmodiques
de la vessie, des douleurs intolérables, quelquefois
suivies, pendant la nuit, de pollutions involontaires ;

enfin, il y eut une fois rétention complète d'urine et nécessité de pratiquer le cathétérisme. Pendant la durée de ces accidents le ventre était ballonné, très-douloureux, les gaz sortaient constamment par la bouche, et le sommeil fut presque impossible pendant deux mois. Les urines restèrent troubles, sédimenteuses, plusieurs fois il y eut des pertes de sang par le canal de l'urètre, enfin le malade était tellement appauvri que sa vie était évidemment en danger.

Après vingt ans de souffrances et de traitements inutiles, M. R...., découragé et se croyant tout à fait perdu, prit la résolution de se traiter par l'hydrothérapie; il avait lu quelques livres écrits sur cette matière et il avait vu plusieurs malades qui étaient revenus guéris après avoir subi le traitement de Græfenberg. Il remercia son médecin, et il commença aussitôt à faire usage des moyens hydriatiques; il prit des demi-lavements froids, des bains de siége d'un quart d'heure et il s'appliqua une ceinture mouillée autour de l'abdomen. Ces moyens ayant produit une amélioration prompte, le malade, enchanté, se décida aussitôt à se rendre à Græfenberg. Il y arriva le 12 juillet 1840 et Priessnitz lui fit commencer le traitement dès le lendemain. Il consistait en un demi-bain à 15 degrés centigrades. Le malade y restait dix minutes, et, pendant tout ce temps, deux hommes lui frottaient le corps avec les mains; puis il s'habillait, sortait et buvait six à sept

verres d'eau. A midi il prenait, durant une demi-
heure, un bain de siége froid; à cinq heures, drap
de lit mouillé et frotté sur tout le corps pendant
trois minutes; à huit heures, nouveau bain de siége
froid d'une demi-heure. Dans la journée le malade
prenait encore quelques verres d'eau; il en buvait
en tout douze ou quatorze. Ce traitement fut continué, chaque jour, sans modification, jusqu'au 20
septembre. Priessnitz ordonna alors deux enveloppements, par semaine, dans les couvertures de laine;
le malade devait y suer abondamment pendant une
heure, boire deux ou trois verres d'eau, se jeter
ensuite dans la grande cuve d'eau froide, et y rester
deux minutes. Le bain de siége du matin fut supprimé et remplacé par une douche de trois minutes
sur le dos, les cuisses et les jambes.

Deux mois après cette modification du traitement
une crise éclata; elle fut caractérisée par du gonflement aux pieds et aux jambes, une rougeur inflammatoire et une foule de petits boutons, qui suppu-
rèrent et fournirent une excrétion jaunâtre teignant
le linge. Cette crise dura neuf mois; elle occasionna
de violentes douleurs qui empêchèrent souvent le
sommeil; mais l'appétit se soutenait et les digestions
se faisaient bien.

Pendant cette crise le traitement fut modifié comme
il suit : enveloppement dans le drap mouillé et les
couvertures de laine deux fois par jour; le malade

y restait une heure; à dix heures demi-bain à 18 degrés pendant cinq minutes avec friction sur tout le corps, excepté les pieds et les jambes, qui, avant d'entrer dans l'eau, étaient exactement enveloppés de compresses mouillées et froides; précaution qu'on doit toujours prendre lorsqu'on entre dans le bain ayant une crise. La douche fut supprimée, ainsi que le grand bain froid. Quand les douleurs avaient été très-fortes dans la nuit, Priessnitz faisait suer, mais cela est arrivé rarement.

Pendant les deux premiers mois de cette crise, il y eut souvent de la fièvre, un grand malaise et impossibilité de sortir du lit. Le troisième mois le malade put sortir de sa chambre, les douleurs diminuèrent; mais il n'en fut tout à fait débarrassé que dans le neuvième mois.

Ces accidents critiques étaient à peine terminés qu'il survint, sur le dos, un abcès volumineux qui fournit beaucoup de pus : cette nouvelle crise dura trois semaines; pendant ce temps le dernier traitement fut continué; on appliqua constamment sur l'abcès des compresses mouillées, faiblement tordues, recouvertes de compresses sèches.

Six semaines après parut une troisième crise, ayant une grande analogie avec la première; elle éclata sur les doigts des deux mains; ils devinrent rouges, gonflés, très-douloureux, ils se couvrirent d'une foule de petits boutons blancs qui sécrétaient un

pus d'un blanc jaunâtre. Cette crise dura sept mois ;
pendant tout ce temps le malade fut dans l'impossibilité de s'habiller lui-même et de se servir de ses
doigts pour les plus faibles travaux. Le traitement
précédent fut continué sans avoir jamais recours
aux sueurs ; mais au moment des plus fortes douleurs des doigts, Priessnitz fit plonger, chaque jour,
les coudes dans l'eau froide, afin d'y attirer l'inflammation, ce qu'il obtint, en effet, après avoir employé ce moyen pendant dix jours.

Le malade, complétement débarrassé de ses crises,
commençait à se féliciter de l'amélioration générale
qu'il éprouvait, lorsqu'une quatrième crise éclata ;
elle commença vers la fin du mois de mai 1842.
Elle fut caractérisée par une douleur vive au genou
gauche, bientôt suivie de gonflement et d'inflammation dans la région poplitée, et plus tard jusqu'au
tiers inférieur de la jambe. La chaleur y était excessive, la fièvre survint ; il y eut bientôt impossibilité
de quitter le lit. Ces accidents furent combattus lo-
calement par des compresses froides, légèrement
tordues, puis par les demi-bains dégourdis, l'enveloppement dans les draps mouillés et les couvertures de laine pendant une heure, les demi-lavements froids et par l'eau prise intérieurement à la
dose de douze à quatorze verres.

Cette dernière crise dura deux mois ; pendant
tout ce temps, et malgré les douleurs, le malade

avait bon appétit; il mangeait tout ce qu'on lui présentait, et plusieurs fois il fit usage, sans inconvénient, de fruits crus, de concombres, etc.

Lorsque la crise fut complétement éteinte, le
malade se trouva débarrassé de tous ses maux; il
digérait à merveille; il était très-rare qu'il eût encore
quelques éructations; les fonctions du ventre se
faisaient avec liberté, ce n'était que par exception
qu'il devait recourir à un demi-lavement froid;
enfin les forces et la gaieté étaient revenues; sa
peau, autrefois sèche, était douce et perspirable.
Je me suis assuré, en palpant le ventre, qu'il était
très-souple et qu'il ne restait aucune trace d'inflammation chronique.

Le malade quitta Græfenberg à la fin d'octobre
1842, après deux ans et trois mois d'un séjour non
interrompu.

17.ᵉ OBSERVATION.

Gastrite chronique. — Mélancolie habituelle. — Constipation opiniâtre. — Guérison en deux mois et demi sans
crise.

M. M...., capitaine d'infanterie en Prusse, âgé
de 46 ans, bien constitué, large poitrine, éprouvait
depuis quelques années un dérangement notable de
la digestion; le mal s'aggrava et il s'ensuivit une
constipation opiniâtre qui, quelquefois pendant huit
jours, empêchait toute évacuation; puis perte de

mémoire, tête lourde, habituellement embarrassée, idées tristes, profondément mélancoliques; amaigrissement général.

Tous les remèdes prescrits par les médecins n'ayant amené que des améliorations passagères, M. M... se décida à aller à Græfenberg; il y arriva le 25 juillet 1842, et il fut mis en traitement le lendemain.

Priessnitz lui ordonna, le premier jour, un demi-bain dégourdi d'un quart d'heure, et des frictions sur le corps durant tout ce temps. Le lendemain matin enveloppement dans un drap mouillé et les couvertures de laine; le malade devait y rester jusqu'à ce que la sueur commençât à se manifester; immédiatement après immersion dans le bain froid pendant deux minutes; la ceinture abdominale renouvelée trois fois par jour; promenade sur la montagne et six verres d'eau le matin. Une heure et demie après le déjeuner, c'est-à-dire vers dix heures du matin, une douche de trois minutes; une heure après la douche, un bain de siége d'un quart d'heure et nouvelle promenade d'une heure. A quatre heures de l'après-midi nouvelle douche de trois minutes; à six heures du soir, bain de siége d'un quart d'heure. La ceinture abdominale est conservée toute la nuit. Ce traitement fut continué sans modification pendant la durée du séjour à Græfenberg. Bientôt l'appétit reparut, la constipation cessa, la mémoire se rétablit et M. M... retourna chez lui, le 14 octobre 1842, très-satisfait, et ayant repris son embonpoint et ses forces premières.

18.ᵉ OBSERVATION.

Diarrhée chronique. — Traitement adoucissant pendant sept mois. — Persistance de la maladie. — Application de l'hydrothérapie. — Amélioration rapide. — Guérison. — Point de crise.

————

M. F...., âgé de 38 ans, capitaine du génie, en résidence à Haguenau, département du Bas-Rhin, a passé quelques années en Afrique, où sa santé a été plusieurs fois dérangée. Revenu en France, il éprouva, au mois d'avril 1842, une inflammation du tube digestif, accompagnée de dévoiement. Cette maladie fut combattue par la diète, l'eau gommeuse, les lavements amylacés et anodinés avec huit gouttes de laudanum. Comme le mal persistait, je conseillais à M. F... de porter une ceinture de flanelle, de boire tiède et de prendre dans la journée de l'eau de riz mêlée à un peu de vin de Bordeaux. Ce traitement parut produire un assez bon effet, mais le malade eut une rechute pour avoir voulu abandonner le régime et reprendre les habitudes d'un homme en santé.

Au mois d'août 1842 les exigences du service militaire ayant forcé fréquemment M. F... d'aller de Haguenau à Strasbourg, il éprouva, sous l'influence de ces courses, une amélioration dans sa santé; mais elle fut de courte durée. Trois semaines s'étaient à peine écoulées que, sans cause connue, le mal reparut plus violent que jamais; l'amaigrissement, la pâleur et la faiblesse générale furent poussés assez loin pour donner des inquiétudes sur l'issue de cette maladie. M. F... se soumit à un régime rigoureux; il mangeait peu et ne prenait que des fécules, du riz au lait et des légumes frais et légers.

Au mois de novembre, après mon retour d'Allemagne, M. F... vint réclamer de nouveau mes conseils contre la diarrhée chronique qui l'épuisait. Je l'engageai à abandonner les moyens précédemment employés et à recourir à l'hydrothérapie. Je prescrivis des lotions sur tout le corps avec de l'eau à 14 degrés centigrades, et de descendre progressivement à 9 ou 10 degrés; de porter constamment sur l'abdomen une ceinture humide, de la renouveler cinq fois par jour, de prendre le même nombre de petits lavements d'eau pure à 12 degrés, et de marcher rapidement, dans la campagne, pendant une heure matin et soir. En même temps j'ordonnai de changer le régime, de prendre de la viande, des œufs, et de continuer le lait et les fécules.

Après douze jours de ce traitement un mieux sensible se manifesta; mais sous l'influence d'une température froide et humide il y eut une petite rechute de diarrhée : elle persista encore pendant quinze jours. Depuis cette époque la guérison s'est définitivement consolidée. La diarrhée, les coliques et les borborygmes ont disparu. M. F... a pu passer fréquemment des nuits au bal, dîner en ville trois et quatre fois dans la même semaine, sans en éprouver le moindre dérangement. Il a abandonné successivement la ceinture mouillée, les lavements et les lotions générales ; il se borne à se frotter, chaque jour, pendant deux minutes, l'abdomen et les extrémités inférieures avec une serviette mouillée, et à prendre de loin en loin un quart de lavement froid.

19.ᵉ OBSERVATION.

Irritation de la moelle épinière et du cerveau. — Troubles nerveux. — Marche difficile. — Traitements infructueux. Amélioration très-grande après deux mois de traitement hydriatique.

M. G. de D..., capitaine de la garde impériale en Russie, âgé de 34 ans, robuste, cheveux noirs, avait toujours joui d'une bonne santé jusqu'en 1836. Pendant un séjour prolongé qu'il fit en Turquie, où son service l'appelait, il fut atteint d'une fièvre intermittente pernicieuse, qui fut combattue par des doses considérables de quinquina. La fièvre disparut, mais il survint un gonflement du foie, compliqué de dérangement de la digestion, de vertiges et d'une disposition très-prononcée aux congestions cérébrales. Dans le but de combattre ces divers accidents le malade fut envoyé, en 1838, aux eaux de Carlsbad et de Tœplitz; il n'en retira qu'une amélioration passagère, qui se fit principalement remarquer vers le foie, toutefois les hémorrhoïdes non fluentes persistèrent et le trouble nerveux ne tarda pas à revenir avec plus de force. Quelquefois la langue était comme paralysée, dans d'autres moments des lypothimies survenaient sans motif, les pieds étaient constamment faibles et le malade y ressentait des fourmillements : le bruit et la lumière lui étaient insupportables; la fréquentation des réunions, des soirées, des spectacles était impossible. Pendant deux ans on employa sans succès des médicaments nombreux. Au printemps de 1841 le malade prit les eaux de Marienbad; elles le soulagèrent momentanément, mais en hiver les dérangements nerveux devinrent plus forts. Alors M. G... consulta à Saint-Pétersbourg M. Arend, médecin de l'empereur; il lui fit appliquer des sangsues le long de l'épine dorsale, principalement vers la troisième et la quatrième vertèbre du dos, puis il prescrivit un vésicatoire, qui ne fut pas mis. Peu de temps après l'application des sangsues, dont l'effet fut nul, le malade, ayant entendu parler des bons résultats obtenus par les ablutions d'eau froide, voulut en faire usage; il les essaya sur le dos, la tête et les membres supérieurs : il s'en trouva bien; cependant cette amélioration ne fut encore que passagère :

le mal reparut au printemps. D'après l'avis de
M. Arend, le malade se rendit à Berlin pour y consulter M. Schœnlein, médecin du roi de Prusse. Ce
professeur lui conseilla d'avoir recours au traitement
par l'eau froide dans un établissement hydrothérapique, mais d'aller auparavant à Kissingen, en Bavière, afin d'y prendre les eaux pendant trois semaines, pour rétablir les fonctions du ventre.

Ces conseils furent suivis exactement. Le malade se
soumit au traitement hydriatique, dont l'application
fut principalement dirigée sur la tête; comme il ne
s'en trouvait pas bien, il quitta l'établissement où
il s'était placé pour se rendre à Græfenberg; il y
arriva le 13 août 1842, et présenta tous les accidents nerveux précédemment décrits, portés à un
haut degré.

Voici le traitement prescrit par Priessnitz. A cinq
heures du matin le malade est enveloppé dans un
drap de lit mouillé et une couverture de laine, un
lit de plumes couvre tout le corps; mais auparavant
le malade se place à la nuque une compresse froide,
pliée en plusieurs doubles et bien tordue. Il reste
ainsi trois quarts d'heure ou une heure jusqu'à ce
qu'il soit bien réchauffé, en évitant de suer. Alors
il se débarrasse des enveloppes, et, après avoir
mouillé préalablement la tête et la poitrine, il se
jette dans une cuve pleine d'eau froide, où il reste
deux minutes, en plongeant trois fois et en se frot-

tant fortement le ventre et la poitrine pendant que
le garçon de bain lui frotte l'épine dorsale avec la
main mouillée et fréquemment trempée dans l'eau.
Lorsque le malade sort du bain, il est essuyé vivement avec un drap sec; il met la ceinture abdominale, qu'il ne quitte ni le jour ni la nuit; il s'habille à la hâte, puis va se promener en s'appuyant
sur un bâton et le bras d'un aide; enfin il boit six
verres d'eau avant de déjeuner. Après ce repas, promenade nouvelle : Priessnitz recommande au malade de fumer fort peu.

A midi il est enveloppé dans un drap mouillé,
frotté pendant cinq minutes, bien essuyé, et, lorsqu'il a chaud, il prend un bain de siége froid pendant vingt minutes; les parties du corps qui ne sont
pas dans l'eau sont bien couvertes; celles qui plongent sont frottées par le malade et par le garçon de
bain. Aussi longtemps que dure cette opération le
malade conserve sur la tête une compresse froide et
mouillée, et une seconde, pliée en plusieurs doubles, est appliquée le long de l'épine dorsale. Après
le bain de siége le malade se promène la tête découverte, et il boit un ou deux verres d'eau. A une
heure il dîne; puis il se promène la tête nue; à
quatre heures il est enveloppé de nouveau dans le
drap mouillé, la couverture de laine et le plumon;
lorsqu'il est bien réchauffé, sans cependant arriver
jusqu'à la sueur, il est débarrassé de toutes ses cou-

vertures, et, au lieu d'un bain froid, il est enveloppé immédiatement d'un drap mouillé avec frottement; enfin, il est essuyé avec un drap sec, et il sort pour se promener. Dans cette nouvelle promenade le malade boit encore deux ou trois verres d'eau. La ceinture abdominale est changée cinq ou six fois par jour, selon qu'elle se dessèche plus ou moins, et pendant la nuit, le malade ajoute une longue compresse mouillée, qui reste appliquée sur la colonne vertébrale.

Dans le cours de la troisième semaine, une quantité considérable de petits boutons, dont l'extrémité est pleine de pus, apparurent sur la poitrine; ils durèrent huit jours. Un mois après, il en revint d'autres, en tout semblables aux premiers; ils occupaient la partie antérieure de l'abdomen.

Après deux mois de ce traitement, continué sans modification aucune, le malade éprouve une amélioration très-marquée : il marche seul et avec facilité; il supporte le bruit; il peut lire et écrire; ce qui lui était tout à fait impossible autrefois; enfin, il a retrouvé des forces et de la gaieté.

20.ᶜ OBSERVATION.

Gastro-entérite chronique. — Irritabilité nerveuse très-développée. — Amélioration prompte.

M.ᵐᵉ la comtesse G...., âgée de 56 ans, d'une constitution délicate, souffrait depuis plusieurs années de douleurs à la tête et de vertiges. Les digestions étaient difficiles ; l'appétit irrégulier et faible ; les fonctions du ventre se faisaient mal ; il y avait constamment des alternatives de dévoiement ou de constipation. L'irritabilité nerveuse devint si grande, que la malade était obligée de fuir toute espèce de bruit ; depuis plusieurs années elle ne pouvait plus aller à la messe, car le mouvement des personnes et les sons de l'orgue lui occasionnaient un mal intolérable.

Cette maladie fut combattue longtemps par tous les moyens que la médecine peut offrir : les eaux thermales de Tœplitz, de Carlsbad, etc., furent inutilement employées. Mme G.... ne croyait plus à la possibilité de sa guérison, lorsqu'elle se rendit à Græfenberg, sur les instances de sa famille. Elle y arriva à la fin du mois d'août 1842. Le traitement prescrit par Priessnitz fut très-simple : il lui ordonna d'abandonner tous les mets délicats, sucrés ou apprêtés avec soin qu'elle prenait habituellement ; il voulut qu'elle mangeât du pain bis, très-peu de viande, des légumes et du lait froid ; il lui fit enlever progressivement toutes les flanelles dont elle était enveloppée ; ce qui s'effectua en quinze jours. Chaque matin elle prenait un demi-lavement froid ; elle était enveloppée, à dix heures du matin et à quatre heures de l'après-midi, dans un drap mouillé, puis, frottée activement par deux femmes ; la malade s'essuyait bien exactement, mettait une ceinture abdominale, s'habillait et sortait pour gravir la montagne; à chaque promenade elle devait boire trois verres d'eau et plusieurs autres dans la journée; en tout elle en prenait dix ou douze.

Après sept semaines de ce traitement, les douleurs de tête avaient disparu; la sensibilité s'était émoussée; la malade supportait le mouvement et le bruit des orgues sans en être fatiguée; les fonctions du ventre étaient redevenues normales et les forces du corps s'étaient remarquablement accrues; enfin, la gaieté et le désir de vivre avaient succcédé à la tristesse et aux pensées de suicide.

2 1.ᵉ OBSERVATION.

Scrophules pendant douze ans. — Carie du pied droit. — Expulsion de plusieurs esquilles. — Guérison après deux ans de traitement. — Trois crises.

M. Étienne T...., Hongrois, âgé de 29 ans, d'une constitution lymphatique et scrophuleuse, a le nez épaté, les lèvres grosses, les cheveux blonds, les favoris roux, cependant il a conservé une assez bonne santé jusqu'à l'âge de 17 ans. A cette époque il fut atteint, au pied droit, d'un gonflement avec rougeur. Le médecin déclara que la maladie était un érysipèle; mais comme le mal ne cédait pas, que la partie devenait chaque jour plus gonflée, et qu'on paraissait craindre la gangrène, on fit venir un médecin distingué de Presbourg. Il fit de suite une incision sur la tumeur; il s'en écoula peu de pus; et comme celle-ci n'avait pas beaucoup diminué, il fit appliquer des sang-sues; quelques jours après il ordonna d'administrer des bains sulfureux généraux. Ces bains furent conti-nués, chaque jour, pendant cinq mois; ils amenèrent une amélioration passagère, qui permit à la plaie de se cicatriser; mais la partie supérieure du pied restait toujours rouge et enflée. Plusieurs années se passè-rent en alternatives de mieux et de plus mal, et en traitements infructueux. En 1835, le malade se rendit à Pesth, pour y consulter le docteur Sthaly, dont la réputation est très-étendue dans le pays. Ce chi-rurgien, voyant une nouvelle tumeur, fit une inci-sion latérale sur le premier métatarsien; elle laissa échapper un peu de pus et de sang. Après deux mois de séjour à Pesth, le malade retourna à Tolna, sa ville natale; il y reprit des bains de soufre, mais sans succès; bientôt, le mal augmentant, il se vit forcé de se rendre de nouveau à Pesth, pour y consulter le docteur Sthaly qui, pendant vingt-huit jours, sonda la plaie; à la fin il découvrit la carie des os du métatarse, et il proposa de couper la jambe à la partie supérieure. Le malade ne voulant pas y con-sentir, quitta Pesth pour rentrer dans sa famille. Bien-tôt on lui parla d'une vieille femme, qu'il fit venir; elle lui promit de le guérir en quatre semaines. Il se soumit au traitement qu'elle ordonna; voici ce qu'elle fit : chaque matin le malade était mis dans une grande cuve vide, recouverte d'un drap qui passait par-dessus la tête; un morceau de fer rouge était introduit dans cette cuve, et on versait sur lui une décoction de salsepareille, qui entrait aussitôt en vapeurs et que le malade respirait. Quelques jours après, cette femme employa un autre moyen; elle jeta sur des charbons ardents une poudre rouge, qu'on reconnut être du cinabre, et dont la fumée devait être aspirée par le nez. Cette dernière opération fut répétée dix-huit fois; mais le pied allant beaucoup plus mal, il fallut la suspendre. En 1836, M. T.... se rendit aux eaux sulfureuses de Harkany : là, il trouva un médecin qui pensa que c'était à tort qu'on avait voulu couper la jambe, et il conseilla de prendre des bains alcalins, composés avec deux grammes de potasse caustique, dissous dans un seau d'eau chaude; il y faisait baigner le pied et la jambe deux fois par jour. L'usage de ces bains fit sortir des plaies une grande quantité de pus d'un jaune verdâtre. Ces bains furent continués durant trois mois, et ils furent remplacés par des bains d'eau froide; le malade prenait en même temps une décoction de salsepareille, de pissenlit et de réglisse, et des pilules d'assa-fœtida.

Ce traitement produisit un très-bon effet; le malade put marcher sans béquilles, quoique les plaies ne fussent pas fermées; mais il le continua pendant trois ans sans obtenir le résultat qu'il en attendait. Tour-

menté de ne pouvoir pas guérir, il se rendit à Græfenberg, où il arriva au mois de septembre 1840.

Priessnitz ordonna le traitement suivant : à cinq
heures du matin, enveloppement dans les couvertures de laine; sueur abondante pendant une heure;
bain dans la cuve à l'eau froide et courante pendant
trois minutes; se bien essuyer avec un drap sec;
puis promenade. A dix heures, bain de siége d'une
demi-heure; à onze heures, bain de pied jusqu'à la
cheville dans l'eau froide pendant une demi-heure;
compresses mouillées et froides, recouvertes de compresses sèches, enveloppant toute la jambe et le pied;
à cinq heures, nouveau bain de siége d'une demi-
heure; à sept heures, bain de pied jusqu'à la cheville;
enfin, vingt verres d'eau par jour, et la ceinture
abdominale renouvelée plusieurs fois. Ce traitement
fut continué sans modification pendant trois mois;
il survint alors un grand nombre de boutons blancs
sur le ventre et la jambe; mais ils n'interrompirent
pas le traitement; au contraire, Priessnitz y ajouta la
douche, que le malade devait prendre à huit heures
du matin pendant trois minutes, sur tout le corps
et le pied souffrant. Le septième mois du traitement,
une esquille, grosse comme une lentille, sortit du
pied. Les mêmes moyens furent continués pendant
dix-huit mois; pendant ce temps plusieurs petits os
sortirent encore du pied.

Au mois de mai 1842, M. T.... quitta Græfenberg

pour se rendre à Pesth. A peine arrivé, il éprouva
une crise violente sur les jambes, les cuisses et le
ventre; elle était caractérisée par des espèces de furoncles qui jetèrent beaucoup de pus. Le malade retourna à Græfenberg au mois de juin; il voulut
reprendre son traitement; mais bientôt se développèrent des abcès furonculeux sur les deux bras, le
ventre, la poitrine et la jambe malade; il fallut tout
suspendre, excepté les demi-bains à 20 degrés centigrades, pendant un quart d'heure matin et soir. Cette
crise dura trois mois; à cette époque, c'est-à-dire,
au mois de septembre 1842, il sortit du pied un os
long de deux centimètres, assez gros et criblé d'une
foule de petits trous. Depuis ce moment la plaie du
pied a marché rapidement vers la cicatrisation. Le
malade se promène longtemps et sans appui; les
fonctions digestives se font parfaitement. Malgré la
longueur de cette maladie et la perte des pièces os-
seuses du métatarse, le pied a peu de difformité; il
est constamment chaud; la circulation s'y fait très-
bien.

Un ulcère scrophuleux existant sous l'oreille
et qui s'étendait sur la face, a été également guéri
pendant le premier séjour à Græfenberg; le malade
douchait fréquemment cette partie.

22.ᵉ OBSERVATION.

Enfant de cinq ans. — Tumeur blanche du genou droit
avec rétraction des tendons de la cuisse. — Amélioration
très-prononcée.

M.ˡˡᵉ Élisabeth St...., de Hambourg, âgée de cinq
ans, d'une faible constitution, souffrait depuis un
an et demi d'une inflammation chronique du genou
droit, contre laquelle on avait vainement employé
des vésicatoires et de nombreuses ventouses scarifiées. Voyant qu'on n'obtenait aucune amélioration,
les parents se décidèrent à conduire la jeune Élisabeth à Græfenberg. Elle y arriva le 12 février 1842.
A cette époque la jambe était à demi fléchie; les tendons de la partie postérieure de la cuisse étaient ré-
tractés, tendus et saillants sous la peau; la pointe
du pied touchait à peine le sol, tandis que le talon
en était fort éloigné. L'enfant ne pouvait marcher
qu'avec beaucoup de peine, et à l'aide de béquilles.

Priessnitz ordonna un demi-bain, à quinze degrés,
pendant un quart d'heure, avec friction. Les jours
suivants l'enfant fut enveloppé, le matin, dans des
couvertures de laine; il y suait pendant une demi-
heure, et se jetait immédiatement dans l'eau froide
pendant une minute; puis il était bien essuyé avec
un drap sec; le genou était enveloppé de compresses
humides, fortement tordues et recouvertes de com-

presses sèches. A midi, la petite malade prenait une douche de trois minutes sur le corps et les parties environnant la tumeur, mais jamais sur la tumeur elle-même. Ce ne fut que beaucoup plus tard, et lorsque toute douleur locale eut disparu, que la douche fut administrée sur la partie souffrante. A quatre heures après midi, bain de siége de douze minutes. La ceinture abdominale était portée constamment et les compresses du genou étaient renouvelées cinq ou six fois par jour. Comme la petite malade ne pouvait pas marcher beaucoup, elle ne buvait que six à sept verres d'eau dans toute la journée.

Ce traitement fut continué invariablement pendant dix mois : à cette époque, c'est-à-dire, le 14 octobre 1842, la jambe était totalement étendue; la malade marchait sans béquilles, ses forces avaient sensiblement augmenté; son teint était excellent; enfin, il ne restait autour du genou qu'un peu d'empâtement indolore. — Il n'y a pas eu de crise.

23.ᵉ OBSERVATION.

Goutte chronique. — Perte du mouvement des membres supérieurs et inférieurs. — Traitement infructueux pendant sept ans. — Hydrothérapie pendant cinq mois. — Amélioration considérable.

———

M.ᵐᵉ la comtesse P....., âgée de 55 ans, d'une bonne constitution, mais un peu nerveuse et dis-

posée aux congestions sanguines à la tête et à la
poitrine, vit sa santé s'altérer vers l'âge de 48 ans,
époque à laquelle les règles se supprimèrent tout à
coup. Peu de temps après apparurent des hémorrhoïdes et des douleurs au doigt indicateur de
chaque main. Ce dernier symptôme, d'abord léger,
augmenta successivement pendant sept ans; les doigts
ne pouvaient plus se mouvoir, toutes les articulations étaient gonflées et roides : quelques mois plus
tard les pieds éprouvèrent les mêmes accidents; enfin
les genoux et les coudes se prirent à leur tour.
La malade ne pouvait plus se tenir debout, par
conséquent la marche était impossible; toutes les
parties gonflées étaient douloureuses; enfin la santé
générale éprouva une atteinte sérieuse, les digestions
étaient difficiles, le dévoiement continuel, les matières expulsées, souvent sanguinolentes, occasionnaient à leur passage à travers l'anus un sentiment de
brûlure; la maigreur était extrême, le sommeil rare
et pénible.

La malade consulta beaucoup de médecins; elle
prit abondamment de la décoction de gayac et de
salsepareille; elle employa la poudre d'aconit, les
frictions mercurielles, les saignées, les sangsues par
milliers; elle se rendit aux eaux de Baden, près de
Vienne, puis à celles d'Ems, de Tœplitz et enfin à
Abano, dans la Lombardie autrichienne; tous ces
traitements furent sans succès, le mal semblait faire

des progrès invincibles. Mme P..., désespérée, abandonna pendant quelque temps l'usage de tout remède. Le hasard l'ayant mise en rapport avec une personne qui avait été à Græfenberg, et qui s'en était bien trouvée, elle résolut aussitôt d'entreprendre ce voyage. Elle se mit en route au mois de mai 1842; elle n'atteignit Græfenberg qu'après avoir supporté des douleurs inouïes. A son arrivée, la malade était dans l'état suivant : toutes les articulations des doigts étaient roides, douloureuses, gonflées; la rétraction des tendons fléchisseurs du bras empêchait l'extension complète de l'avant-bras; les pieds étaient gonflés, d'une grande sensibilité; les genoux volumineux, à demi fléchis, avec impossibilité d'étendre les jambes; maigreur extrême, la peau d'un blanc jaunâtre; il y avait alternativement constipation opiniâtre ou diarrhée très-forte. Voici le traitement prescrit par Priessnitz.

A cinq heures du matin, enveloppement de tout le corps dans un drap mouillé et la couverture de laine pendant une heure, afin d'arriver à la moiteur, mais jamais jusqu'à la sueur. Immédiatement après l'enveloppement demi-bain à 24 degrés centigrades, et frictions sur tout le corps par quatre personnes pendant dix minutes. La température du bain a diminué progressivement, et au bout de deux mois, elle n'était plus que de 14 degrés. En sortant du bain, ceinture abdominale, renouvelée trois fois par jour; compresses mouillées et fortement tordues sur les genoux, les pieds, les coudes et chaque doigt isolément; les compresses mouillées sont recouvertes de compresses sèches; on les renouvelle trois fois par jour. Comme la marche était impossible, la malade devait scier du bois trois fois par jour, et durant trois quarts d'heure chaque fois : au commencement elle approchait les deux mains contre la scie et une domestique soutenait l'instrument; cet exercice fatiguait beaucoup, mais il développait de la chaleur dans les bras et tout le corps. La domestique était encore chargée de remuer les jambes et les pieds deux fois le matin et une fois l'après-midi. A sept heures du soir la malade était enveloppée dans un drap mouillé et frottée jusqu'à ce que toute la peau devînt rouge. Enfin, elle prenait un petit lavement d'eau froide le matin; elle buvait trois verres d'eau à jeun, et quatre verres dans le reste de la journée : comme la malade ne pouvait pas marcher, elle devait boire peu.

Le régime alimentaire était très-simple : au déjeuner du lait, du pain et du beurre; le soir exactement la même chose; à dîner, de la soupe, un plat de viande et des légumes; la salade, le vinaigre, la limonade et tous les acides étaient proscrits.

Ce traitement a été suivi invariablement, sans aucune modification, jusqu'au moment où je vis la malade (12 octobre 1842). A cette époque des changements très-remarquables s'étaient opérés : les forces avaient reparu, l'embonpoint était revenu ; les phalanges fléchissent, excepté celle du doigt indicateur droit, qui paraît définitivement ankylosée ; les avant-bras s'étendent complétement, ainsi que les jambes. Mme P.... soulève les pieds, elle peut les croiser ; elle rapprend à marcher en se servant d'une chaise assez semblable à celle qu'on emploie pour y placer de jeunes enfants ; enfin la plus grande joie de cette pauvre femme qui, pendant de longues années ne pouvait plus manger seule, ni travailler, est de se trouver en état de se servir d'une cuiller, de pouvoir tricoter, écrire, couper ses aliments et jouer du piano.

Lorsque Mme P... est arrivée à Græfenberg, son corps était couvert de flanelle de la tête aux pieds ; aujourd'hui ce vêtement est tout à fait abandonné, et la malade, autrefois très-frileuse, ne redoute plus le froid.

24.e OBSERVATION.

Goutte depuis douze ans. — Retour annuel de la maladie. — Douleurs très-vives. — Traitement hydriatique. — Réapparition d'anciens ulcères syphilitiques. — Guérison.

—————

M. E..., capitaine autrichien, souffrait de la goutte depuis douze ans, et chaque année il éprouvait des

attaques qui le retenaient au lit pendant six semaines
ou deux mois. Dans les intervalles des accès les pieds
restaient douloureux et un peu gonflés. Le malade employa inutilement beaucoup de remèdes; il alla à différents bains minéraux de l'Autriche et de la Hongrie;
il n'en obtint que des améliorations passagères. Tourmenté par la souffrance et surtout voyant sa carrière
compromise, M. E... se décida à faire le voyage de
Græfenberg; il y arriva au mois de mai 1842. Priessnitz ordonna, le matin à cinq heures et le soir à
quatre heures, l'enveloppement dans un drap mouillé
et deux couvertures de laine; la sueur pendant une
heure et, immédiatement après, le bain froid dans
la cuve, pendant deux minutes. A onze heures du
matin, bain de siége d'un quart d'heure; à midi,
bain de pieds jusqu'à la cheville, pendant dix minutes, et dans lequel on frotte constamment les pieds
et les jambes. A trois heures après midi, douche de
cinq minutes sur le corps; enfin six ou sept verres
d'eau dans la matinée et autant l'après-midi.

Après quatre mois de ce traitement une crise
apparut sur les deux jambes; elle était caractérisée
par de nombreux boutons rouges et des plaques
d'un rouge bleuâtre également recouvertes de boutons; les douleurs furent très-vives, surtout au moment de l'éruption, le malade pouvait à peine marcher; il n'y avait pas de fièvre, l'appétit était bon.
Depuis cette éruption, qui a duré quinze jours, les

douleurs goutteuses des pieds ont complétement cessé.

Aussi longtemps que l'éruption a persisté, le malade portait sur les jambes, jour et nuit, des compresses mouillées et fortement tordues, recouvertes de compresses sèches.

Des ulcères syphilitiques, traités par le mercure et guéris depuis plusieurs années, ont reparu sous l'influence du traitement hydriatique.

———

Le retour des accidents syphilitiques, sous l'influence du traitement hydriatique, est un fait fort remarquable. Plusieurs fois, dans ma pratique, j'avais vu ce phénomène se produire chez des personnes faisant usage des eaux thermales, et il n'avait pas arrêté mon attention. Il m'arriva même de douter de l'exactitude du récit, quand on m'affirmait qu'on n'avait eu aucun rapport qui pût expliquer la réapparition des ulcères syphilitiques. Aujourd'hui le doute ne m'est plus permis; j'ai constaté, soit à Græfenberg, soit depuis mon retour en France, que le traitement hydriatique rappelle fréquemment les symptômes d'une maladie qu'on devait croire complétement détruite. Comment expliquer ce résultat? La science ne s'est pas encore prononcée, mais on ne serait probablement pas éloigné de la vérité, en admettant que l'eau, par son action sur l'économie, venant à expulser les principes médicamenteux restés dans les tissus, remet en liberté le principe de la syphilis et lui permet de ramener des accidents. Cette question mérite une attention sérieuse; car, si elle pouvait être résolue, elle expliquerait l'efficacité de quelques médicaments dans les maladies miasmatiques, et elle conduirait à la recherche de nouveaux spécifiques.

2 5.ᵉ OBSERVATION.

Irritation de la moelle épinière. — Tremblement des membres. — Crise à la tête, ressemblant à la teigne. — Traitement pendant deux ans. — Guérison incomplète.

M. L...., noble polonais, âgé de trente-huit ans, grand, robuste, mais ayant souvent fait des excès, éprouva, au printemps de 1840, des douleurs dans la région lombaire; elles augmentaient quand il se courbait, et bientôt elles furent suivies de difficulté dans la marche.

Après plusieurs mois de souffrance, les médecins consultés furent d'avis que la maladie dépendait d'une irritation de la moelle épinière. M. L.... ne voulut entreprendre aucun traitement; il se décida de suite à partir pour Græfenberg, où il arriva au mois de septembre 1840.

Priessnitz ordonna immédiatement la transpiration dans la couverture pendant une demi-heure le matin; puis le bain froid pendant deux minutes; à onze heures, un bain de siége de vingt-cinq minutes; à trois heures, la douche, pendant cinq minutes, sur les parties latérales de l'épine dorsale; à cinq heures, un second bain de siége de vingt-cinq minutes; la ceinture abdominale jour et nuit, et dix verres d'eau dans la journée. En peu de jours il y eut une amélioration sensible; mais vers la fin du second mois, le mal augmenta beaucoup; la marche était impossible, et M. L.... était obligé de se faire conduire à la douche en voiture. Cette exacerbation dura peu de temps; elle fut suivie d'un mieux très-sensible. Au mois de janvier 1841, les douleurs revinrent une seconde fois; elles étaient faibles, et cessèrent tout à fait au mois de mai 1841. Le malade, se croyant bien guéri, quitta Græfenberg pour retourner chez lui; au moment de son départ, il éprouvait une irritation à la tête qui semblait annoncer une crise; en effet, elle éclata peu de jours après son arrivée; elle envahit tout le cuir chevelu, descendit sur le front et l'oreille gauche, et détermina un peu de surdité de ce côté. M. L.... voulut continuer le traitement hydriatique à la maison; mais il le fit très-incomplétement. Plus tard, au mois de septembre, les douleurs des reins recommencèrent, et le malade retourna à Græfenberg au mois d'octobre 1841; il n'y resta que cinq semaines. Priessnitz recommanda la transpiration et le bain

froid tous les deux jours, le jour intermédiaire l'enveloppement, matin et soir, dans le drap mouillé
et la couverture de laine; chaque jour douche de
cinq minutes sur les parties latérales de l'épine dorsale; bain de siége, matin et soir; ceinture abdominale; douze verres d'eau dans la journée. Les
douleurs cessèrent, et l'éruption de la tête guérit
presque complétement. Le malade quitta Græfenberg
à la fin de novembre 1841.

Il était chez lui depuis quinze jours à peine, lorsqu'il éprouva une inflammation gastro-intestinale,
qui dura un mois; elle fut traitée par les draps
mouillés et l'eau fraîche bue en petite quantité.

Lorsque M. L.... fut rétabli de cette dernière maladie, le souvenir de ses souffrances provoqua un de
ces moments de découragement qui poussent quelquefois à des excès; il dîna copieusement et but
une bouteille de vin de Champagne. Quelques jours
après il ressentit des tremblements dans les membres
supérieurs et inférieurs; ils lui paraissaient produits
par des mouvements nerveux qui partaient de l'épine
dorsale. Déjà plusieurs fois il avait éprouvé ces
symptômes, mais ils étaient légers et de peu de durée. Comme ils se prolongeaient et qu'ils devenaient
plus forts, le malade alla à Varsovie consulter un
médecin, qui lui ordonna des poudres ferrugineuses:
elles produisirent beaucoup de bien, firent cesser les
mouvements des membres, mais elles n'eurent aucune

action sur l'éruption de la tête, qui avait aussi reparu.

M. L.... prit de nouveau la résolution de retourner à Græfenberg; il y arriva au mois de mai 1842. Le traitement employé fut exactement le même que celui adopté avant le dernier départ : bientôt quelques douleurs revinrent dans la région lombaire; elles furent de courte durée, et au mois d'octobre 1842, époque à laquelle je vis le malade, elles n'avaient pas reparu. L'éruption de la tête s'était concentrée sur le côté gauche; elle avait la plus grande analogie avec la teigne crustacée. M. L.... était assez satisfait de sa position; mais la maladie me sembla encore éloignée de la guérison définitive.

26.ᵉ OBSERVATION.

Ulcères syphilitiques. — Cautérisation. — Cicatrisation. — Taches consécutives à la peau. — Inflammation de la gorge. — Traitement hydriatique durant six mois. — Insuccès.

Le comte P...., âgé de trente ans, officier de cavalerie au service de l'Autriche, grand, bien constitué, éprouva, en 1840, des douleurs sciatiques, contre lesquelles furent dirigées les ventouses, les sangsues, des pommades anodines, et enfin, les eaux thermales de Pœstyény, en Hongrie; ce dernier moyen réussit parfaitement, et la maladie disparut sans retour. Avant cet accident, M. P.... avait eu plusieurs gonorrhées très-rebelles. Au mois de novembre 1841 il eut un ulcère syphilitique sur le gland. Cet ulcère, cautérisé plusieurs fois avec le nitrate d'argent, se cicatrisa en trois semaines. Pendant ce temps le malade commença un traitement avec le mercure, qu'il abandonna après douze jours, car il redoutait singulièrement l'action de ce médicament. Au commencement du mois de décembre il voulut faire usage du traitement hydriatique, n'ayant d'autres guides que les conseils donnés par quelques amis et les livres très-imparfaits écrits sur cette matière. Le matin, de bonne heure, il se faisait suer; puis se jetait dans l'eau froide; à onze heures, il prenait un bain de siége d'une demi-heure, buvait vingt verres d'eau dans la journée, et mangeait, sans ménagement aucun, tout ce qui se présentait. Après un mois de ce traitement, apparut un nouvel ulcère syphilitique; il était petit et d'un bon aspect. Trois semaines s'écoulèrent encore, et les glandes de l'aîne droite enflèrent; le malade, un peu inquiet, recourut aux conseils d'un médecin, qui lui ordonna de continuer le traitement hydriatique et de faire des frictions mercurielles, matin et soir, sur les ganglions et à la partie interne de la cuisse malade. Quinze jours après avoir employé cette forme de traitement, l'ulcère secondaire se ferma, mais les ganglions, devenus indolents, conservèrent leur vo-

lume. Un mois s'était à peine écoulé depuis la disparition de l'ulcération, que des taches syphilitiques
se montrèrent sur la poitrine, le ventre et le dos.
Le médecin, consulté de nouveau, laissa au malade
le choix d'un traitement mercuriel complet, ou d'un
traitement hydriatique régulier. Le comte P.... se
décida pour ce dernier moyen, et se rendit à Græfenberg le 15 avril 1842.

Priessnitz n'hésita pas à promettre la guérison;
mais il annonça que les taches augmenteraient notablement, qu'elles deviendraient des ulcères qui
guériraient à leur tour, que c'est ainsi que la maladie se terminerait; mais qu'il faudrait cinq ou six
mois pour la cure complète.

Le traitement suivant fut prescrit : le premier jour,
un seul drap mouillé et frotté; le lendemain, enveloppement dans un drap mouillé et des couvertures;
sueur commençante, demi-bain à 20 degrés centigr.;
immédiatement après, promenade et six verres d'eau;
à onze heures du matin, bain de siége de vingt-cinq
minutes; à cinq heures, enveloppement nouveau
dans le drap mouillé et les couvertures de laine,
commencement de sueur, demi-bain dégourdi de
cinq minutes; huit verres d'eau dans l'après-midi.
Cette forme de traitement fut continuée jusqu'au
22 avril : le malade s'aperçut alors qu'il éprouvait
une douleur sous la langue, et qu'il avait des aphthes
dans la bouche. A partir de ce moment il est enve-

loppé deux fois matin et soir dans le drap mouillé
et les couvertures de laine; il y reste jusqu'à ce
qu'il soit bien réchauffé, mais sans suer; à trois
heures, un bain de siége de vingt-cinq minutes. Le
24 avril, l'état de la bouche ne permet plus de
fumer. Le malade prend alors pour la première fois,
à trois heures après midi, la douche sur le corps,
pendant cinq minutes, et il est soumis à trois enveloppements, matin et soir : il restait dix minutes
dans le premier, un quart d'heure dans le second et
une demi-heure dans le dernier.

Le 25, il survint un peu de toux; la douche fut
immédiatement supprimée; mais Priessnitz augmenta
le nombre des enveloppements dans le drap mouillé
et les couvertures; il en ordonna quatre, matin et
soir, et, après le dernier, demi-bain dégourdi et
frottement prolongé pendant dix minutes, avec
les mains de deux hommes. Le malade éprouvait
un peu d'altération dans l'après-midi; mais elle cessait après l'enveloppement dans deux ou trois draps
mouillés.

Le 28 avril le malade se réveille brusquement à
deux heures du matin; il éprouve un mal de gorge
violent, qui lui fait craindre la suffocation; ne sa-
chant que faire, il ordonne à son domestique de
lui frotter la partie antérieure du cou avec la main
trempée fréquemment dans l'eau froide; il se fait
donner un demi-lavement froid et prend un bain

de siége à 12 degrés pendant une heure et demie ; alors le frisson ayant commencé à se faire sentir, le malade s'est essuyé et s'est mis à marcher rapidement dans la chambre jusqu'au retour de la chaleur. Ce résultat obtenu, il se mit sur la gorge une compresse humide, recouverte d'une compresse sèche ; il prit un second lavement, qui provoqua une selle ; puis il se fit envelopper dans un drap mouillé et une couverture de laine, et envoya chercher Priessnitz. Il faut ajouter que le malade conserva constamment de l'eau fraîche dans la bouche aussi longtemps qu'il resta dans le bain de siége. Priessnitz, ne pouvant pas venir de suite, approuva tout ce que le malade avait fait, il ajouta la recommandation de transpirer, pendant deux heures, dans le drap mouillé qui l'enveloppait, de prendre ensuite un demi-bain dégourdi pendant quinze minutes, et de s'y faire frotter constamment le corps par deux hommes. L'après-midi le malade a pu se lever, se promener ; il a mangé de bon appétit ; c'était à peine s'il conservait le souvenir des douleurs de la nuit. Cependant une petite toux, qui existait préalablement à cet accident, a persisté ; elle a même un peu augmenté.

Les symptômes syphilitiques n'éprouvèrent aucune modification ; seulement quelques petits ganglions se montrèrent à la partie postérieure du cou.

Le 4 du mois de mai, la bouche n'était plus douloureuse; la toux avait presque totalement disparu; les taches de la peau avaient un peu pâli. A cette époque Priessnitz prescrivit quatre enveloppements dans le drap mouillé et les couvertures, matin et soir, et tous les deux jours, transpiration d'une heure dans la couverture de laine seulement, un bain froid de cinq minutes, et l'après-midi, quatre enveloppements dans le drap mouillé et la couverture. Les douches furent définitivement supprimées.

Au mois de Juin la toux revint de nouveau avec plus de force que précédemment; la poitrine en était fatiguée et en ressentait de la douleur. Le malade, redoutant une maladie de poitrine, fit part de ses craintes à Priessnitz, qui le rassura complétement et lui affirma que cela n'était jamais arrivé; pour lui prouver qu'il n'avait aucune inquiétude, il lui ordonna des demi-bains prolongés, avec frictions par les mains de deux hommes, et une ceinture mouillée sur la poitrine. En effet, la toux se calma bientôt, mais la gorge resta malade. On y remarquait plusieurs taches blanches, qui ont persisté pendant quatre mois. Le comte P.... fit souvent la remarque que la diète était favorable à sa maladie; mais le besoin qu'il éprouvait et l'ennui de s'imposer des privations la lui firent souvent négliger.

Depuis le milieu du mois de juillet jusqu'au 15 octobre 1842 le traitement n'a plus varié. Le malade transpirait deux jours de suite dans les couvertures

de laine sans drap mouillé; après la sueur venait le
bain froid; l'après-midi quatre enveloppements dans
le drap mouillé et les couvertures. Le jour intermédiaire quatre enveloppements matin et soir; à
midi bain de siége de vingt minutes : chaque jour,
gargarismes fréquents avec l'eau fraîche.

Malgré l'activité de ce traitement, continué avec
exactitude depuis six mois, les taches syphilitiques
n'ont pas disparu; les amygdales sont encore gonflées et la langue est légèrement ulcérée sur le côté
droit. Le malade, tourmenté de cet insuccès, se dis-
posait à quitter Græfenberg à la fin du mois d'octobre 1842, pour se soumettre à un autre genre de
traitement.

Les insuccès de ce genre sont très-fréquents à la
suite du traitement hydriatique. Le docteur Fritz,
qui, depuis plusieurs années a formé un bel établissement près d'Inspruck, dans le Tyrol, m'écrivait
le 21 décembre 1842 : « J'ai appris par ma propre
« expérience que, par rapport aux maladies véné-
« riennes, un traitement par l'hydrothérapie est in-
« capable de prévenir le développement ultérieur de
« la syphilis secondaire, et que les symptômes de
« cette dernière ayant résisté à un traitement de six
« mois et d'un an, ont guéri plus tard, et très-
« promptement, par des moyens pharmaceutiques. »

J'ajouterai que j'ai constaté des résultats analogues à ceux du docteur Fritz; mais dans le cas où les accidents sont entretenus par l'usage abusif des médicaments, ce qui est très-fréquent, l'hydrothérapie réussit parfaitement.

Je crois inutile de joindre, aux observations qui précèdent, des exemples de guérison de rhumatismes chroniques, de sciatiques très-anciennes, de dartres et d'eczéma; je dirai cependant que cette dernière maladie cède rapidement sous l'influence de l'eau appliquée extérieurement; mais qu'on doit craindre la répétition de l'affection sur d'autres points de la peau, ou le développement d'accidents internes fort graves. L'expérience m'a fait connaître qu'il est prudent, dans le traitement de cette dernière maladie, d'associer les purgatifs à l'hydrothérapie.

§. 3. Maladies chirurgicales.

27.ᵉ OBSERVATION.

Plaie par déchirement à la jambe gauche. — Accidents
graves. — Application de l'hydrothérapie. — Amélioration prompte. — Imprudence. — Commencement
d'érysipèle phlegmoneux. — Fausse crise. — Guérison.

J..., François, canonnier au 9.ᵉ régiment d'artillerie, rentra à la caserne, le 7 février 1843, étant
ivre. Lorsque les portes furent fermées, il voulut
s'échapper, et dans ce but il monta sur une grille
dont chaque barreau est terminé par un fer de lance.
Au moment où ce malheureux voulait s'élancer, il
trébucha, et, tombant la tête en bas, il resta accro-
ché par la jambe gauche. Cet homme fit des efforts
incroyables pour se dégager, mais il n'y parvint
qu'à l'aide de plusieurs personnes qui accoururent à
son secours.

Le chirurgien du régiment fit un pansement très-
simple et il envoya le blessé à l'hôpital militaire de
Strasbourg. En examinant la plaie, je reconnus que
le fer avait pénétré obliquement à la partie inférieure
et interne du mollet gauche, en divisant les tissus
dans l'étendue d'un décimètre, sans cependant les
traverser de part en part.

Le membre avait alors acquis un volume très-considérable; il était rouge, douloureux, ecchymosé depuis la plaie jusqu'à la malléole interne; le pouls large, dur et fréquent. Quand je vis le blessé pour la première fois, il y avait huit heures que l'accident était arrivé. Je fis mettre aussitôt la jambe dans un baquet contenant de l'eau à 18 degrés centigrades; le malade y resta une heure : quand le membre fut retiré de l'eau, on l'essuya légèrement et on l'enveloppa aussitôt de compresses mouillées, faiblement tordues, qu'on renouvelait de demi-heure en demi-heure : le bain fut répété de trois heures en trois heures. Les douleurs diminuèrent progressivement; au quatrième bain le malade s'endormit la jambe étant dans l'eau, et il resta ainsi pendant deux heures et demie. A son réveil il se trouve très-bien : les fomentations froides sont immédiatement réappliquées et renouvelées plusieurs fois dans la nuit.

9 février. — Diminution notable du volume du membre; douleurs faibles; point de fièvre. Quatre bains de jambe à 16 degrés centigrades; fomentations froides de demi-heure en demi-heure; demi-lavement froid; deux litres de tisane de chiendent; pommes cuites matin et soir.

Le cinquième jour de ce traitement, continué sans modification, le malade se trouve parfaitement, et sans en avoir demandé l'autorisation, il se lève et marche dans la salle; il néglige l'application de ses

compresses froides et ne les renouvelle pas pendant
la nuit.

14 février. — A ma visite, je trouve le malade
très-agité; les traits sont tirés, la langue rouge à la
pointe, le pouls très-fréquent; la jambe est gonflée,
très-rouge; un érysipèle s'est développé aux environs de la plaie. — Prescription : Diète; quatre
bains de jambe à 18 degrés centigrades, d'une heure
et demie chaque; fomentations humides recouvertes
de compresses sèches, renouvelées de demi-heure
en demi-heure.

15 février. — Amélioration très-grande; le malade
souffre peu; la dureté inflammatoire des tissus est
remplacée par un gonflement œdémateux. — Continuation des mêmes moyens.

18 février. — L'œdème a disparu; la plaie marche
vers la cicatrisation. — Trois bains de jambe de trois
quarts d'heure à 14 degrés; fomentations froides.

12 mars. — La plaie est à peu près cicatrisée; le
malade s'est fatigué à marcher; les douleurs reparaissent et l'érysipèle revient. — Quatre bains de
jambe à 16 degrés centigrades; fomentations froides.
Le lendemain cessation des accidents.

16 mars. — La jambe est très-bien; mais tout le
membre vient de se couvrir de petits boutons blancs
contenant un peu de pus qui s'amasse sous l'épiderme. Ces boutons, d'abord distincts, deviennent
confluents le deuxième et le troisième jour; ils oc-

casionnent une démangeaison fatigante. — Trois bains locaux d'une demi-heure à 15 degrés centigrades. Fomentations froides.

Le 29 mars la plaie est cicatrisée; l'éruption a cessé; l'épiderme de la jambe s'est détaché. — Suppression des bains et des compresses; bandage légèrement compressif depuis les orteils jusqu'au genou.

Le 4 avril 1843 le malade sort de l'hôpital, n'éprouvant plus qu'un peu de faiblesse dans la jambe malade.

———

Dans le même moment un homme à qui j'avais enlevé une petite esquille du tibia à la suite d'une fracture ancienne, est pris tout à coup des accidents les plus graves. Toute la jambe se gonfle, devient très-douloureuse et présente une rougeur érysipélateuse qui s'étend depuis le genou jusqu'aux orteils. En même temps, vomissements glaireux et bilieux, traits de la face tirés, abattement général; pouls fort et très-fréquent; délire passager. J'ordonnai sur-le-champ d'envelopper le malade dans le drap mouillé et deux couvertures, et de l'y laisser jusqu'à ce qu'il fût réchauffé. Quatre bains de jambe d'une heure et demie à 18 degrés centigrades, des compresses froides après le bain local, trois lavements froids, la tisane de chiendent et la répétition de l'enveloppement à cinq heures du soir. Le lendemain, amélioration notable; plus de vomissements, peu de fièvre; douleurs moins vives à la jambe et au pied, qui sont cependant encore très-rouges. Tous les moyens hydrothérapiques indiqués, à l'exception de l'enveloppement, furent continués et les accidents inflammatoires finirent par céder : ils avaient été si graves que la gangrène paraissait imminente, et déjà plusieurs vésicules s'étaient développées sur le cou-de-pied. Ce qu'il y eut encore de remarquable, c'est que l'action de l'eau ne s'étant pas étendue jusqu'aux tissus profonds, le travail inflammatoire n'y fut pas éteint : vers la fin de la maladie, on vit se former un petit abcès indolent au-dessus de la malléole interne; il fut ouvert et il donna issue à un pus phlegmoneux de bonne nature.

Trois semaines après l'apparition de ces redoutables accidents la guérison était complète, mais il restait de la faiblesse et de la gêne dans les mouvements du membre.

28.ᵉ OBSERVATION.

Blessure profonde à la cuisse gauche. — Cicatrisation de la plaie. — Douleurs intolérables pendant sept ans. — Traitement infructueux. — Guérison obtenue après quatre ans de séjour à Græfenberg. — Deux crises.

———

Le prince de L... est âgé de 45 ans; il est grand, bien fait, très-robuste, et si l'on excepte quelques accès de fièvre intermittente survenus en Hongrie

avant son départ pour l'Italie, il s'était toujours bien
porté. A l'âge de 34 ans il reçut dans ce dernier
pays, au moment de l'insurrection de 1831, une
blessure profonde à la cuisse gauche, s'étendant
depuis le tiers inférieur du membre jusqu'au grand
trochanter. Le prince était à cheval et le coup de
feu fut tiré de bas en haut; il paraît que la balle
était armée d'une lame de fer-blanc qui s'y trouvait
enchâssée dans une fente faite dans le milieu du
projectile : cette supposition est appuyée sur ce
qu'on a trouvé plusieurs balles ainsi disposées dans
le sac des soldats faits prisonniers. La blessure était
très-profonde, les tissus semblaient divisés par une
arme tranchante et non par un corps lancé par la
poudre à canon; ils faisaient saillie hors de la plaie;
le fémur n'avait pas été atteint, mais il était à nu;
la perte de sang fut très-considérable.

Le chirurgien qui accourut, homme habile à ce
qu'il paraît, explora de suite la plaie; il y introduisit
la main avec facilité, chercha avec soin, mais il
ne découvrit aucun corps étranger. Le pansement
fut simple; on rapprocha avec exactitude les bords
de la division, et, après deux mois, la cicatrisation
était opérée. Mais tout le membre resta gonflé et
douloureux, surtout la partie inférieure de la jambe
et le pied; peu à peu le gonflement gagna toute la
jambe; elle finit par être extrêmement volumineuse,
dure, froide et tout à fait insensible au toucher.

Tous les moyens employés pour la réchauffer restaient sans succès; on la mettait quelquefois durant une heure dans l'eau chaude sans obtenir une modification durable dans sa température. Les changements de temps déterminaient de très-vives douleurs, et souvent il se développait sur la jambe des érysipèles étendus, douloureux, entraînant la fièvre. Plusieurs accidents de cette nature furent assez graves pour menacer les jours du prince. Habituellement le malade était forcé de rester couché; mais dans les moments heureux il pouvait marcher à l'aide de béquilles.

Les médecins consultés, et il y en eut un grand nombre, employèrent une foule de moyens pour modifier le fâcheux état de la jambe, pour calmer les douleurs violentes qui s'y faisaient sentir et pour donner quelque repos au malade, dont la santé s'affaiblissait considérablement. Les eaux thermales de toute nature furent employées : le prince alla d'abord aux eaux de Baden, près de Vienne, puis à celles de Tœplitz, de Carlsbad, d'Abano, dans la Lombardie autrichienne; il en obtint plusieurs fois une amélioration passagère, mais il perdait l'hiver ce qu'il avait gagné pendant l'été.

Voyant que les moyens ordinaires de la médecine lui échappaient, le malade eut recours, mais inutilement, à quelques remèdes empiriques; il fit particulièrement usage d'une pommade verte, très-vantée en Hongrie et qu'employait un paysan médicastre. Il n'en obtint aucun soulagement, malgré la persévérance qu'il apporta dans l'emploi de ce médicament.

Le bruit des guérisons opérées à Græfenberg décida le malade à faire ce voyage; il l'entreprit au mois d'août 1838. Lorsque Priessnitz le vit, le corps était maigre, le dévoiement assez fréquent, les digestions difficiles; les douleurs vives et la jambe présentait tous les caractères précédemment décrits. Quelques médecins ayant soupçonné un principe rhumatismal d'être la cause des douleurs éprouvées par le prince, on lui avait ordonné de se couvrir fortement; lorsqu'il arriva à Græfenberg, il avait tout le corps enveloppé de flanelles et de fourrures très-chaudes.

Priessnitz ordonna d'abord d'enlever successivement les vêtements fourrés, puis la flanelle. Pendant le premier mois le malade était enveloppé, à cinq heures du matin, dans une couverture de laine jusqu'à ce que la sueur commençât à paraître; alors il prenait un demi-bain de 18 degrés centigrades, pendant cinq minutes, avec frictions sur tout le corps faites par deux hommes. Le second mois, les sueurs, dans les couvertures de laine, furent prolongées pendant deux heures, puis trois et quatre heures; le bain froid venait immédiatement après pendant cinq minutes. Chaque jour le malade se

rendait à la douche; il la recevait sur le corps et
tout le membre malade; il prenait, matin et soir,
un bain de jambe jusqu'au-dessus du genou : la
température de l'eau a diminué successivement de
18 degrés à 10, et c'était encore à cette température
qu'ils étaient administrés lorsque j'ai examiné la
jambe. En sortant de ce bain local tout le membre
était immédiatement enveloppé de compresses humides recouvertes de compresses sèches. Il faut
ajouter encore l'ingestion de douze verres d'eau
fraîche dans la journée.

Sous l'influence de ces moyens les douleurs diminuèrent; le malade trouva un peu de repos, cependant
six semaines s'étaient à peine écoulées qu'une crise
très-forte survint à la jambe souffrante; elle fut caractérisée par de nombreux furoncles, qui arrivèrent
à suppuration. Les furoncles guérirent, mais six mois
après une nouvelle crise éclata à la plante du pied;
un abcès se forma au talon, il s'ouvrit, suppura
abondamment et laissa un ulcère, d'abord livide et
sanieux, puis d'un blanc grisâtre, enfin rouge-pâle :
cet ulcère, large de quatre centimètres, ne s'est jamais
fermé; il existait encore lorsque je vis le malade.
Cette plaie est indolente, le repos ou la marche ne
la modifient en aucune manière.

Au commencement de la seconde année de ce
traitement le prince remarqua des taches vertes sur
les linges qui, chaque jour, servaient à envelopper

sa jambe; il crut, dans le premier instant, qu'il avait touché, à son insu, un corps de cette couleur; mais son attention ayant été fréquemment appelée sur ce fait singulier, il finit par constater que cette couleur venait de la jambe elle-même : c'est alors qu'il se ressouvint de la pommade verte dont il avait fait usage d'après le conseil du paysan de la Hongrie et il crut que c'était à l'expulsion de ce corps gras qu'il devait attribuer la coloration du linge. Ce phénomène persista durant plusieurs mois.

Le traitement fut continué avec une constance admirable, et presque sans modification aucune, pendant quatre ans. Au mois d'octobre 1842 le prince continuait encore les bains de jambe froids pendant cinq minutes; il recevait la douche, tous les matins, sur le dos et la jambe, mais sur cette dernière l'eau tombait très-obliquement; il suait, chaque jour, pendant une heure seulement : il lui serait difficile, me disait-il, de suer encore pendant quatre heures.

Voici les résultats de ce traitement. Les douleurs ont cessé complétement, le sommeil est bon. Le prince marche sans béquilles depuis deux ans; il peut même se dispenser de canne et il m'en a donné la preuve. Il monte tous les jours à cheval, pendant plusieurs heures, sans en être fatigué. La jambe a retrouvé de la sensibilité et de la chaleur, les érysipèles ont disparu; les changements de temps ne

se font plus sentir, mais il reste la plaie du talon,
un engorgement et un endurcissement assez considérables de tout le pied et du tiers inférieur de la
jambe. Le prince est très-satisfait de sa situation ; il
a dû quitter Græfenberg dans le courant du mois
de novembre 1842.

Quinze jours avant ma visite, la partie gonflée de
la jambe a commencé à sécréter un corps gras,
d'un gris noirâtre, ayant de l'analogie avec la pommade mercurielle vieillie. Est-ce une sécrétion morbide de la peau ou véritablement de la pommade
mercurielle, ainsi que le prince est disposé à le croire,
parce qu'il a fait usage de ce médicament il y a vingt
ans ? Mes dispositions personnelles me porteraient
à adopter la première opinion, mais le traitement
hydriatique détermine tant de phénomènes qui nous
sont encore inconnus que je m'abstiens de me prononcer. Quoi qu'il en soit, ce corps graisse les doigts ;
il surnage à la surface de l'eau et y forme des plaques irisées.

29.ᵉ OBSERVATION.

Rhumatisme chronique très-grave pris pour une coxite. —
Traitement antiphlogistique et révulsif très-énergique.
— Application du cautère incandescent. — Insuccès. —
Traitement hydriatique. — Guérison. — Deux crises.

M. W.... est âgé de 48 ans ; il est grand, robuste,
bien constitué ; il a éprouvé, il y a plusieurs années,

des accidents syphilitiques qui ont été combattus par le mercure. En 1836, lorsqu'il habitait Vérone, il fut atteint de la miliaire; le traitement employé par les médecins de l'Italie consista en saignées répétées (onze dans une semaine). La convalescence fut entravée par des rechutes fréquentes; l'estomac ne digérait plus aucun aliment. Le malade tomba dans une faiblesse extrême, et une mélancolie profonde lui faisait désirer la mort. Pendant que M. W... se trouvait dans ce fâcheux état il entendit parler des cures de Græfenberg; il résolut aussitôt de s'y rendre. Après bien des difficultés vaincues, il arriva chez Priessnitz au mois de février 1838. Le traitement commença immédiatement, et au mois de juillet de la même année le malade repartait pour Milan, gai, bien portant et ayant recouvré un bel embonpoint.

Dans le courant de l'année 1841, M. W.... ressentit, sans en connaître la cause, une douleur à la partie inférieure des lombes du côté droit; douleur qui ne tarda pas à descendre vers la région iliaque et la cavité cotyloïde du même côté. Les médecins consultés ne furent pas du même avis sur la nature du mal; les uns y voyaient un rhumatisme, les autres un commencement de coxite; mais ils furent unanimes pour employer le traitement antiphlogistique. Le malade, n'en éprouvant aucun soulagement, se décida à faire usage de nouveau des moyens hydro-thérapiques; il se rendit dans ce but à un établissement situé dans les Alpes. Les douleurs étaient alors atroces, elles empêchaient tout repos, et bientôt elles amenèrent un affaiblissement considérable.

Le médecin qui donnait des soins à M. W...., croyant à l'existence d'une coxite avec imminence d'une luxation spontanée, abandonna le traitement hydriatique, qui ne fut employé que cinq jours, pour recourir aux révulsifs les plus puissants, notamment au cautère avec le fer rouge, qu'il appliqua sur la partie latérale du bassin, depuis l'épine iliaque inférieure jusqu'au-dessous du grand trochanter. Ce remède énergique n'apporta aucun soulagement.

Après sept mois de séjour dans l'établissement, c'est-à-dire depuis le mois de septembre 1841 jusqu'au mois de mars suivant, le malade, malgré son extrême faiblesse, se décida à partir pour Vienne. Il y consulta le célèbre professeur Wateman, qui se prononça contre l'idée d'une coxite, en déclarant cependant que la maladie était grave et que, très-probablement, les moyens ordinaires de la médecine seraient insuffisants. Le malade demanda alors s'il ne conviendrait pas qu'il retournât à Græfenberg. Le professeur Wateman partagea cet avis, et M. W... se remit en route. Il arriva chez Priessnitz le 1.er avril 1842, après avoir horriblement souffert, éprouvant des douleurs continuelles dans la cuisse et la hanche, ne digérant qu'avec une peine extrême et se trouvant enfin dans un état de maigreur effrayant.

Priessnitz ordonna un enveloppement dans le drap mouillé et les couvertures de laine jusqu'au moment où la sueur commencerait à paraître; immédiatement après, demi-bain à 20 degrés centigrades, d'un quart d'heure; à midi bain de siége d'un quart d'heure à la température de 16 degrés.

A quatre heures après midi, friction dans un drap mouillé pendant dix minutes; essuyer parfaitement le corps avec un linge sec et se remettre au lit jusqu'à ce que la chaleur soit bien rétablie. A six heures nouveau bain de siége d'un quart d'heure; ceinture abdominale et douze verres d'eau dans toute la journée.

Après quatre mois de ce traitement les crises survinrent; elles étaient caractérisées par des boutons furonculeux très-nombreux. Ce qu'il y eut de remarquable, c'est qu'ils se développèrent sur la cuisse saine et qu'il n'en vint pas un seul sur la cuisse malade.

Depuis ce moment M. W... s'est trouvé notablement soulagé; il a pu commencer à marcher avec un bâton; les digestions se sont rétablies, les forces et l'embonpoint ont reparu. Malgré la crise, le traitement fut continué sans interruption; elle dura un mois. Priessnitz ordonna alors au malade de se plonger, pendant deux minutes, en sortant des couvertures, dans le grand bassin d'eau froide et courante; à onze heures, de recevoir une douche sur tout le corps pendant cinq minutes, et de continuer le reste du traitement précédemment indiqué. Trois mois après la première crise, il en survint une seconde sur la cuisse malade; elle était, comme la première, caractérisée par des boutons furonculeux. À cette époque le malade commença à marcher avec facilité; bientôt il ne se servit plus de bâton, et il n'a pas craint de gravir, avec moi, le 18 octobre 1842, une montagne couverte de neige dont le sommet ne fut atteint qu'après deux heures de marche.

M. W... a retrouvé toute sa force, toute sa gaieté; il n'éprouve plus, par intervalle, qu'une petite douleur à la région fessière au-dessus de la cavité coty-loïde droite.

———

Aux observations qui précèdent il me serait facile d'ajouter la description d'un grand nombre de faits non moins intéressants que les premiers; je me bornerai à signaler

1.° Une hydarthrose aux deux genoux chez un homme de 24 ans, guérie en un mois : les genoux ayant été mesurés au commencement et à la fin du traitement, on constata, pour le genou droit une diminution de volume de 55 millimètres et de 48 pour le genou gauche.

2.° Plusieurs exemples de plaies contuses à la tête avec dénudation des os, et dont la guérison fut obtenue avec rapidité en se bornant à appliquer des compresses mouillées et tordues.

3.° De fortes contusions avec épanchement de sang, gonflement considérable des parties, chaleur et douleur.

4.° Des érysipèles simples et phlycténoïdes guéris par les bains locaux et les compresses froides.

5.° Des ulcères chroniques des membres; des orchites aiguës et plusieurs eczémas du scrotum.

6.° Des rhumatismes chroniques sur diverses parties du corps et des sciatiques rebelles.

CHAPITRE VIII.

Des crises.

La réapparition des crises dans le cours des maladies traitées par l'hydrothérapie est un fait qui doit concourir à appeler sérieusement l'attention des médecins. Depuis longtemps le désaccord le plus complet existe entre eux sur ce point de la science. Hippocrate et ses successeurs immédiats ont admis les crises et en ont fixé l'apparition à des époques déterminées, qu'ils appelaient *jours critiques*. Les modernes ont admis des opinions diverses : les uns ont adopté la théorie d'Hippocrate en la modifiant quelquefois selon leurs idées systématiques ; les autres l'ont rejetée complétement : ce dernier sentiment a si bien prévalu que c'est à peine si on trouve le mot *crise* dans quelques dictionnaires de médecine. Quant aux traités de pathologie, ils ont tous rayé le chapitre des crises, et lorsqu'ils viennent, exceptionnellement, à en parler, c'est pour déclarer que ce n'est qu'une conception malheureuse des médecins de l'antiquité. Ce mot, en outre, a été interprété de tant de manières diverses, qu'il n'a plus aujourd'hui une signification bien déterminée qui puisse faire connaître au juste les opinions des auteurs. Il n'entre pas dans ma pensée de signaler toutes les dissidences, et de faire, à ce sujet, l'histoire des controverses médicales; je me bornerai à rappeler rapidement les points fondamentaux des doctrines antérieures et à présenter une théorie des crises qui ne soit que l'interprétation des faits tels qu'ils se manifestent aujourd'hui.

Hippocrate n'a pas formulé une théorie didactique des crises et des jours critiques. Les deux traités qui portent ces titres (περί χρισεων και περί χρισίμων) ne sont que des compilations faites dans des temps postérieurs à l'existence du fondateur de la médecine. Tout ce qu'ils renferment, bien qu'il soit pris dans les livres d'Hippocrate, se trouve ajouté bout à bout sans choix et sans discernement. Après quelques considérations générales, on passe de suite à l'étude du tétanos, puis à la fièvre ardente, à la sciatique, à l'ictère, etc. C'est dans les *Aphorismes* et le livre du *Pronostic* que se manifestent clairement les idées d'Hippocrate sur les *crises* et les *jours critiques*. On y reconnaît que, peut-être à son insu, il avait adopté les opinions de la doctrine pythagoricienne sur la puissance des nombres, et que les jours critiques principaux étaient les septième, quatorzième, vingt et unième, vingt-septième, etc.

Pour comprendre la théorie d'Hippocrate, touchant les crises, il faut se rappeler qu'il considérait la *santé* comme étant due au mélange régulier des humeurs, ce qui constitue la *crase;* et la *maladie* comme provenant du dérangement de la *crase* des humeurs. A cette opinion se rattache une autre doctrine, qui est celle de la *coction*. Cette expression a besoin d'être expliquée avec détail. Hippocrate savait que le corps vivant a une température qui lui est propre, et que certaines humeurs, à mesure que la maladie marche vers sa terminaison, se modifient, s'épaississent, changent de couleur. Ces observations, faites avant lui, mais qu'il a souvent confirmées, dominent toute sa pathogénie. Voici d'ailleurs ce qu'est la coction.

«Au début d'un coryza, l'humeur qui s'écoule du nez est ténue, liquide et âcre; à mesure que le mal approche de sa guérison, cette humeur devient jaune, visqueuse, épaisse, et elle cesse d'irriter les parties avec lesquelles elle est en contact. Dans une inflammation de la conjonctive, l'humeur que fournit l'œil est d'abord chaude et âcre, puis elle devient épaisse et douce. Les crachats de la pneumonie, d'écumeux, de visqueux, de sanguinolents qu'ils sont d'abord, deviennent jaunes et épais quand la maladie approche d'une solution favorable. Voilà ce que les anciens ont observé, et ce qu'ils ont appelé coction. La coction est donc le changement que les humeurs subissent dans le cours d'une maladie, et qui, leur ôtant en général leur ténuité, leur liquidité et leur âcreté, leur donne plus de consistance, une coloration plus foncée, et quelques caractères qui ont été métaphoriquement assimilés au changement produit par la cuisson dans les substances.

« Généralisant ces observations faciles dans quelques maladies, les anciens ont admis que la plupart des maladies avaient une coction, c'est-à-dire, une élaboration d'humeurs terminée par l'expulsion. Tant que les humeurs sont crues et légères, elles flottent dans le corps, le mal est dans toute son intensité, et rien ne peut déterminer l'expulsion de ces matières nuisibles; mais, quand le travail propre à la nature en a amené la maturation, alors elles se fixent, et elles sont entraînées ou par les évacuations spontanées, ou par les évacuations artificielles. [1] »

Les crises sont heureuses ou malheureuses; elles sont annoncées par certains phénomènes qui, selon Hippocrate, permettent souvent au médecin de les prédire, de les annoncer à jour fixe.

Dès que la doctrine d'Hippocrate sur les jours critiques fut connue, elle prévalut généralement. Cependant elle ne tarda pas à rencontrer des contradicteurs qui s'appuyaient sur la difficulté de fixer avec certitude le commencement de la maladie et d'assigner l'époque véritable des jours critiques. Galien (*De crisibus*, *lib.* 1, *cap.* 1) fit des efforts incroyables pour concilier toutes les opinions et repousser les objections adressées à la théorie hip-

---

1 Littré, OEuvres complètes d'Hippocrate, tom. 1.er, pag. 447.

pocratique. Il échoua dans cette entreprise, et la doctrine des crises finit par tomber dans un discrédit
complet. Ce n'est pas qu'elle n'ait rencontré depuis
cette époque des défenseurs zélés : Paracelse, Fréd.
Hoffmann, Baglivi, Bordeu, Landré-Beauvais [1], de
Mercy [2], se sont successivement prononcés en sa
faveur, mais leur autorité n'a pu lutter avec succès
contre les attaques de leurs antagonistes.

La définition du mot crise a reçu également des
interprétations diverses. Hippocrate déclare qu'il y
a crise lorsque la maladie éprouve un changement
en bien ou en mal. Galien est disposé à restreindre
ce mot aux mouvements morbides qui déterminent
un prompt retour à la santé (*De crisibus, lib.* 3,
cap. 2). Pour d'autres auteurs, la crise est la lutte
engagée entre la force vitale et la maladie; Coutan-
ceau [3] se sert de cette expression pour désigner un
mouvement violent et accompagné de trouble, qui
paraît terminer la lutte entre les forces médicatrices
et la cause morbifique, et qui décide ordinairement
de la mort ou de la guérison du malade.

Voyons maintenant quel est le sens que nous

---

1 Dictionnaire des sciences médicales en 60 volumes. Art. *Crise.*
Paris, 1813.

2 Des crises et des jours critiques. Prolégomènes sur les crises,
la coction et l'origine de la contagion. Paris, 1815, in-12, pag. 283.

3 Dictionnaire de médecine en 25 volumes, tom. 6, pag. 195,
1.re édition ; 1823.

devons donner au mot *crise*, d'après les faits que nous avons observés et que l'hydrothérapie reproduit chaque jour.

On ne peut méconnaître que les êtres vivants possèdent en eux-mêmes une force qui tend à maintenir les organes à l'état normal, et à les y ramener quand une cause accidentelle les en a éloignés. Cette force, inconnue dans sa nature, mais dont nous apprécions les effets, semble provoquer les organes à la réaction quand des agents étrangers à la composition de nos tissus et de nos fluides se sont introduits dans notre corps. Voyez le trouble qui éclate dans l'organisme sous l'influence des miasmes ou des substances médicamenteuses actives données en excès !

Ce n'est pas seulement dans ces conditions exceptionnelles que cette force conservatrice manifeste sa puissance ; elle veille sans cesse, elle agit sans interruption en santé comme en maladie. Et il faut bien qu'il en soit ainsi pour la conservation des individualités et des races. Si les êtres vivants eussent pu s'assimiler indistinctement toutes les substances qu'ils ingèrent, et tous les corps qui les pénètrent, ils n'eussent pas tardé à éprouver des modifications profondes qui auraient détruit leur organisation primitive ; il n'y aurait plus eu de races, ni même d'espèces, les circonstances fortuites auraient amené une mobilité infinie de formes et de textures.

La nature a voulu que des organes spéciaux fussent chargés, à l'état de santé, de l'élimination des
matières étrangères à la composition de nos tissus
et de nos fluides; les reins, la peau, les membranes
muqueuses sont principalement appelés à remplir
ces importantes fonctions, et tout ce qui n'est pas
destiné à s'assimiler à notre substance, est expulsé
par ces trois grandes voies d'épuration.

Quand la maladie est provoquée par l'introduction d'agents actifs, ce sont encore les mêmes organes qui interviennent; mais comme la nature semble
avoir hâte de chasser au dehors le principe délétère
qui compromet la santé et peut-être l'existence, le
phénomène d'épuration s'opère avec violence et entraîne un trouble dans les fonctions de l'organisme.
C'est là ce que nous avons nommé *maladie critique.*[1]

Dans le cours de ce genre d'affections morbides
il survient assez souvent, surtout quand le traitement hydriatique a été employé, des phénomènes
particuliers, apparaissant encore sur les membranes
muqueuses, les reins, la peau et les tissus sous-cu-
tanés. Il semblerait que c'est un supplément d'efforts
de la nature pour hâter le retour des organes à l'état
normal. Ce sont ces accidents secondaires que les
médecins de toutes les époques ont désignés sous le
nom de *crise*, mot qui doit être conservé.

---

1 Voy. pag. 319.

D'après ces considérations la *crise* et la *maladie critique* se confondent; ce sont deux faits du même ordre, produits par une même cause, aussi pouvons-nous les définir *des phénomènes déterminés par la force conservatrice de l'organisme pour maintenir l'état normal des fluides et des tissus vivants.*

Les maladies critiques diffèrent cependant des crises, en ce qu'elles ont, généralement, une durée limitée, connue à l'avance, et qu'elles se manifestent par des symptômes constants et inhérents à la nature de la cause qui les occasionne. Les miasmes de la rougeole, de la peste, de la variole, reproduisent toujours ces mêmes maladies et jamais d'autres.

Les crises, au contraire, surviennent indistinctement à la peau, dans le tissu cellulaire sous-jacent, sur les membranes muqueuses, ou bien elles se manifestent par une activité anormale des reins. Leur durée est incertaine et leurs caractères sont très-variables.

Ce qui vient d'être dit doit faire comprendre que nous réservons le mot crise pour désigner les accidents qui surviennent dans le cours des maladies aiguës ou chroniques, produites par un miasme ou un agent médicamenteux pris en excès. Mais il est de phénomènes, confondus parmi les crises, qui se manifestent dans les affections morbides où il n'y a évidemment aucun miasme à expulser. Ainsi pendant le cours d'une pneumonie aiguë bien franche, d'une fièvre inflammatoire, d'une entérite chronique, on voit survenir des sueurs abondantes, une hémorrhagie nasale, des hémorrhoïdes fluentes. Ce ne sont pas là de véritables crises, mais bien des déplétions anormales dont la physiologie donne facilement l'explication. On sait que toute maladie qui produit l'accumulation du sang dans les poumons, refoule ce fluide à la peau et active les fonctions de cette membrane; les personnes phthisiques, celles dont le cœur est anévrismatique, suent avec facilité et quelquefois avec une abondance épuisante. Le malade atteint d'une fièvre inflammatoire a les membranes muqueuses gorgées de sang, et quand, accidentellement, un vaisseau vient à se rompre, il survient une hémorrhagie salutaire qui ramène le calme dans l'organisme. Les hémorrhoïdes produisent le même résultat dans les phlegmasies chroniques du tube digestif, et nous voyons chez la femme un phénomène physiologique du même genre se produire périodiquement tous les mois.

On ne peut méconnaître que ces déplétions diverses ne servent souvent à guérir la maladie, ou au moins à calmer les accidents; mais cela ne constitue pas une *crise*, c'est-à-dire, l'expulsion hors de l'organisme d'un agent délétère. Ainsi, dans cette circonstance, comme dans beaucoup d'autres, la nature a plusieurs moyens pour arriver au même but.

498

Il était indispensable que l'analyse portât la lumière au milieu de ces faits si divers, réunis mal à propos sous un même nom, et qui fournissaient avec une égale facilité des arguments à la défense des opinions favorables ou contraires à l'existence des crises. [1]

Le doute, aujourd'hui, n'est plus permis; les crises existent : elles se manifestent fréquemment quand on a recours au traitement hydriatique; si les médecins ne les observent pas souvent, c'est qu'ils épuisent leurs malades par des moyens débilitants à l'excès, ou qu'ils étouffent la puissance de réaction de l'organisme sous l'accumulation effrayante des remèdes les plus actifs. Les médecins se sont méfiés de la nature, et la nature n'a plus rien fait pour eux ni pour leurs malades.

La possibilité des crises n'entraîne pas la nécessité de leur développement dans toutes les maladies; il arrive souvent qu'elles ne se manifestent pas, soit parce que les fonctions habituelles des organes éliminateurs suffisent pour expulser au dehors les agents étrangers à l'organisme, soit parce que la puissance de réaction des tissus est épuisée, ou au moins trop faible pour amener le mouvement critique.

L'intensité et la durée des crises se trouvent,

---

1 Voy. Compendium de médecine pratique. Art. *Crise.*

généralement, dans un rapport direct avec les ressources de l'organisme, l'ancienneté de la maladie,
et la quantité de matière morbifique à expulser. C'est
une grande difficulté que de savoir faire naître les
crises à propos, et de les diriger avec prudence et
sagacité. Les crises violentes épuisent le malade et
peuvent le tuer : il est donc de la plus haute importance de ne pas employer le traitement hydriatique avec trop d'énergie chez un homme fatigué
par une affection chronique, surtout s'il a de l'embonpoint; car alors l'inflammation critique peut
s'emparer du tissu cellulaire, y déterminer la formation d'abcès ou de furoncles nombreux et entraîner
des accidents consécutifs très-dangereux. En général, chez les personnes faibles, malades depuis fort
longtemps, il faut procéder avec lenteur (voyez observation 14.ᵉ), modifier le traitement de manière
à modérer le mouvement inflammatoire et surveiller
soigneusement l'état des organes intérieurs. Quand
leurs fonctions s'exécutent bien, il n'y a rien à craindre, quelque douloureux que puissent être les accidents extérieurs.

L'apparition des crises est souvent précédée d'un
état de malaise, d'agitation, de fièvre, de diarrhée
et de trouble dans les fonctions digestives; quelquefois la peau devient sèche, les traits de la face
s'altèrent, le caractère change, devient irritable, inquiet. L'ensemble de ces phénomènes peut être faci-

lement saisi par un observateur attentif et lui permettre d'annoncer, à l'avance, la manifestation prochaine de la crise.

Les moyens hydrothérapiques favorisent admirablement l'apparition des crises. On doit comprendre que l'excitation journalière produite à la peau par l'enveloppement qui amène la sueur, par la douche, par la réaction qui suit le bain froid, etc., appelle vivement les fluides vers l'enveloppe cutanée et y détermine enfin des phénomènes inflammatoires.

L'abondance de la boisson favorise encore ce résultat; l'urine, entraînant au dehors une partie des éléments morbides, débarrasse l'organisme de la cause du trouble des fonctions et prépare une réaction salutaire.

L'existence des crises n'entraîne pas l'admission des jours critiques : je pense que, sur ce point, les anciens ont commis une erreur. Jusqu'à présent, tout semble indiquer que les crises, dans les maladies aiguës et chroniques, se manifestent irrégulièrement et à des jours indéterminés.

Les crises peuvent être complètes ou incomplètes. Dans le premier cas l'organisme étant totalement débarrassé des éléments étrangers à sa composition normale, la guérison de la maladie est définitive : quand la crise est incomplète, il en survient une seconde, ou une troisième, et si cela n'a pas lieu, la maladie reste à l'état chronique.

Les accidents caractéristiques des crises varient beaucoup; très-souvent ce sont des furoncles ou des abcès dont le nombre et le volume sont indéterminés; j'ai vu plus de cent furoncles, à la fois, chez une même personne, et chez une dame polonaise, âgée de soixante ans, un abcès qui occupait toute la largeur du dos.

Dans les maladies aiguës et chroniques, il survient assez souvent des phlyctènes blanchâtres, grises, bleues ou noires, qui quelquefois se terminent par la mortification du derme sous-jacent (voyez observation 2.ᵉ) : elles peuvent se développer sur toutes les parties du corps; j'en ai observé une, très-volumineuse, à l'extrémité du pouce droit d'un jeune homme de vingt-six ans.

Les ulcères viennent souvent à la suite de ces pustules; d'autres fois ils succèdent aux abcès ou aux furoncles; leur étendue est très-variable : on peut les considérer comme des cautères que la nature fait elle-même, mais qu'elle place, dans quelques cas, fort mal, puisqu'ils peuvent apparaître à l'extrémité des doigts et même au talon (voyez observation 28.ᵉ).

Les éruptions cutanées ont des aspects très-divers; les boutons ressemblent quelquefois à ceux de la variole, de la miliaire, d'un eczéma, etc. Il y aurait à faire, sur ce point, un travail neuf et très-curieux.

La diarrhée critique survient rarement; mais j'en ai observé deux exemples : le liquide rendu était séreux, d'un gris jaunâtre, très-abondant et mousseux; cet accident dura vingt-quatre heures chez le premier malade qui était un homme de quarante-deux ans, atteint d'une gastrite chronique; le second cas était une femme de cinquante-six ans, dont le foie était malade depuis longtemps. Cette forme de crise produit un affaiblissement rapide, quelquefois alarmant.

Les urines présentent des colorations infinies, depuis l'aspect tout à fait aqueux, jusqu'à la teinte noire foncée : elles entraînent au dehors des matières étrangères, qu'il serait utile d'étudier chimiquement; nous ne possédons encore que l'analyse d'une urine bleue, que je rapporte plus loin.

Les sueurs ont des caractères qui les différencient facilement à l'odorat; quelquefois elles donnent au linge des teintes diverses; on a vu des sueurs jaunâtres, grises, brunâtres et bleues : cette dernière a été étudiée chimiquement; nous en donnerons l'analyse au chapitre suivant.

Il est très-probable que les sueurs varient en raison des maladies, et peut-être des médicaments précédemment administrés; c'est un fait qui ne peut être constaté que par l'expérience et de longues recherches; nous les avons commencées et nous donnons les résultats que nous avons obtenus.

Les malades sont assez souvent exposés à des *sueurs nocturnes*, se manifestant surtout vers le matin. Ces sueurs sont mauvaises, elles affaiblissent; elles n'ont aucun caractère critique. Elles sont le résultat de l'atonie de la peau et de la chaleur du lit.

Il n'est pas rare de remarquer sur les compresses ou la ceinture qui enveloppe le corps, des taches diversement colorées et qu'on n'hésite point, en général, à attribuer à l'expulsion des médicaments, pris antérieurement au traitement hydriatique. On raconte, sur ce point, des choses presque merveilleuses. Il faut les accepter avec réserve, et ne se prononcer que lorsque l'analyse chimique a démontré l'existence du corps supposé. M. Schmitz a rapporté un fait qui mérite d'être cité, afin de mettre les malades et les médecins en garde contre les apparences trompeuses.

Un homme goutteux, traité à Marienberg, obtenait, chaque jour, par les frottements qui suivaient le bain froid, une poudre blanche qui semblait sortir de la peau, surtout aux environs des articulations malades. On ne doutait pas que ce ne fût de la matière calcaire expulsée, préalablement déposée dans les tissus. Le docteur Schmitz en réunit une assez grande quantité, dont il fit un paquet, qu'il envoya à M. Frank, pharmacien et chimiste distingué à Cologne. L'analyse chimique démontra

que ce produit n'était formé que par des débris
d'épiderme et les sels ordinaires de la sueur.[1]

L'application permanente des compresses humides
détermine fréquemment sur la peau le développement d'un grand nombre de petits boutons rouges,
dont le sommet devient blanc et contient un peu de
pus. Cette éruption constitue la *fausse crise* (voy.
observ. 27.ᵉ); elle est le résultat de l'excitation produite à la peau par le contact d'un linge mouillé,
qui se charge des sels de la sueur, et qui entretient
sur la partie une chaleur assez élevée. Cette éruption
est sans importance, elle ne doit pas arrêter le
traitement; si elle occasionnait une démangeaison
trop forte ou de la douleur, il suffirait de suspendre
l'application des compresses pendant quelques jours,
mais il serait mieux encore de les continuer, en les
renouvelant souvent, pour qu'elles ne pussent pas
s'échauffer.

1 *Der neue Wasserfreund*, 1stes *Heft*, 1842, pag. 28.

CHAPITRE IX.

Analyses chimiques.

———

Afin d'apprécier les modifications de la transpiration pendant le cours de certaines affections morbides, j'ai pensé qu'il serait utile d'examiner chimiquement la sueur de quelques personnes soumises au traitement hydriatique. J'ai eu recours, pour atteindre ce but, à M. le professeur Langlois, chimiste dont les travaux et les découvertes sont depuis longtemps honorablement appréciés par les savants.

La composition normale de la sueur a été indiquée par MM. Thénard, Berzélius et Anselmino. Leurs recherches laissent beaucoup à désirer, car il est très-probable que la constitution de ce fluide varie selon la nature des maladies, et aussi selon l'âge, le tempérament et le genre d'alimentation. Cette étude offrirait un large champ d'exploitation, peut-être fécond en résultats curieux et utiles pour la thérapeutique; le temps seul permettra de l'explorer convenablement.

Quelque incomplets que soient nos essais, nous les présentons comme indication des précautions qu'on doit prendre et des difficultés qu'on rencontre dans ce genre d'analyse.

C'est à M. Thénard qu'on doit les premières notions sur la nature de la sueur. Il la recueillit au moyen d'un gilet de laine qu'il fit porter sur la peau pendant huit jours : au bout de ce temps il lava le gilet dans l'eau distillée; cette liqueur, traitée convenablement, lui a donné beaucoup d'eau, une petite quantité d'acide acétique, du chlorure de sodium et de potassium, des traces d'oxide de fer et un peu de matière animale.

Aux principes admis par M. Thénard, M. Berzélius ajoute encore l'acide lactique, le lactate sodique, du chlorure ammonique et les matières azotées que l'on rencontre dans l'extrait alcoolique de viande.

Les recherches les plus récentes entreprises sur la sueur sont dues à Anselmino. Il la trouva composée de principes volatils et de principes fixes.

Les premiers sont de l'acétate d'ammoniaque et de l'acide carbonique.

Sur 100 parties la matière fixe contiendrait :

Matières solubles dans l'alcool anhydre, extrait de viande, acide lactique et lactates 29

Matières solubles dans l'alcool aqueux, chlorure sodique et extrait de viande 48

Matière animale soluble dans l'eau et non dans l'alcool, et sulfates 21

Matières insolubles dans l'eau et l'alcool, formées presque uniquement de sels de chaux. 2

100

Anselmino a encore démontré que 100 parties
du résidu sec obtenu par l'évaporation de la sueur,
ont laissé, après la combustion, 23 centièmes de
cendres contenant du carbonate, du sulfate et phosphate de soude; un peu des mêmes sels à base de
potasse, du chlorure de sodium et une faible quantité d'oxide de fer.

Il fit aussi quelques essais qui avaient pour but
de reconnaître les modifications que la matière de
la transpiration éprouve dans différentes maladies.
Les résultats qu'il obtint n'eurent pas une grande
importance. Dans un accès de goutte la sueur contenait plus d'ammoniaque et de sels qu'elle n'en renferme à l'état normal, et une autre sueur provenant
d'une personne atteinte d'une affection rhumatismale
était chargée d'albumine.

M. Berzélius croit, avec juste raison, que la transpiration débarrasse le corps de combinaisons vola-
tiles qui échappent à nos moyens d'investigation.
Ces combinaisons, retenues dans le corps par une
cause quelconque, peuvent y occasionner de grands
désordres en agissant à la manière des principes dé-
létères des maladies contagieuses qui déterminent les
plus grands troubles dans l'économie, quoiqu'ils
n'y pénètrent qu'en quantité inappréciable. A l'appui de l'opinion du célèbre chimiste suédois nous
pouvons citer les expériences de Collard de Mar-
tigny, qui tendraient à prouver que la sueur con-

tient des principes difficiles à saisir. Ce médecin prétend y avoir rencontré de l'hydrogène et de l'azote. Si l'existence de ce dernier gaz dans le liquide de la transpiration paraît probable, à cause de sa présence dans le sang, il n'en est pas de même du gaz hydrogène, dont l'origine, dans cette circonstance, ne pourrait pas être expliquée.

M. Donné, auquel la science doit déjà de nombreux travaux, dit avoir remarqué que la sueur n'est pas identique dans toutes les parties du corps. Dans certaines régions elle serait acide, dans d'autres alcaline ou ammoniacale. Dans ces sortes de recherches il faut avoir soin de se mettre en garde contre les altérations promptes que la sueur est susceptible d'éprouver par le seul contact de l'air atmosphérique.

Nous allons exposer maintenant les expériences entreprises par nous dans l'espoir de jeter encore plus de jour sur cette partie de la science. L'un des malades dont nous avons analysé la sueur avait une affection de la rate [1], l'autre était atteint de douleurs rhumatismales anciennes. Tous deux, lorsque nous commençâmes nos analyses, étaient soumis depuis plusieurs jours au traitement hydriatique. Le premier suait facilement dans le drap mouillé; il présentait par conséquent les conditions que nous devions désirer pour faire nos recherches avec succès. Le drap dont

---

[1] Voy. observation 15.ᵉ, page 428.

nous nous sommes servi pour l'envelopper, fut soigneusement lavé dans l'eau distillée, afin de lui enlever une grande partie des sels qu'il retient toujours après avoir été lessivé. Quelque précaution que
l'on prenne, il est bien difficile, pour ne pas dire
impossible, de le débarrasser entièrement de tous les
principes dont son tissu est pénétré. Quoi qu'il en
soit, on distingue aisément, pendant l'analyse, les
matières provenant du linge de celles fournies par
la peau. Pour avoir une quantité de sueur assez
abondante, nous laissions le malade dans le drap
mouillé pendant plusieurs heures. Comme il se trouvait parfaitement dans cette espèce de bain, nous
pouvions donc prolonger l'expérience autant de
temps que cela paraissait nous convenir. Dès que le
malade fut sorti du drap, celui-ci a été lavé dans
cinq ou six litres d'eau distillée, afin de dissoudre
complétement tous les principes de la sueur. Cette
dissolution évaporée nous donna un extrait ayant,
quant à l'odeur, une grande analogie avec l'extrait
d'urine. Avant de le soumettre à quelques essais,
nous demandâmes au malade, si, malgré sa volonté,
il n'avait pas laissé échapper un peu d'urine pendant
qu'il était dans le drap mouillé. Il répondit négati-
vement. Notre opinion, entièrement opposée à la
sienne, n'a cependant fait naître aucun doute dans
son esprit. Nos expériences vont prouver, je crois,
qu'il se trompait.

Cet extrait, pesant 2 grammes 25 centigrammes, fut traité à une douce chaleur par l'alcool concentré. La dissolution alcoolique, évaporée, a laissé pour résidu une substance d'une consistance sirupeuse exhalant l'odeur d'urine et ayant des propriétés alcalines. L'acide nitrique, versé sur ce sirop, a donné naissance immédiatement à des cristaux qui possédaient tous les caractères du nitrate d'urée. L'acide oxalique se comportait de la même manière. Ce même extrait de sueur céda aussi quelques principes à l'alcool aqueux, et l'eau parvint à le dissoudre presque complétement. Le résidu, insoluble dans ces deux liquides, était formé de beaucoup de phosphate de chaux et d'une faible quantité d'acide urique, dont l'existence était décelée par l'acide nitrique. Ce réactif a produit, après une réaction convenable, une matière rouge caractéristique. La dissolution aqueuse contenait aussi un peu d'acide urique, mais probablement à l'état d'urate. Cet examen chimique démontre bien que l'extrait de sueur que nous avons obtenu renfermait tous les principes essentiels de l'urine, c'est-à-dire, de l'urée, de l'acide urique et des phosphates. La réunion de tous ces éléments dans le liquide de la transpiration nous paraissant tenir, malgré l'assertion contraire du malade, à une cause accidentelle, nous considérâmes notre expérience comme nulle, relativement au but que nous nous proposions, et nous la recommençâmes en prenant toutes les précautions possibles pour éviter la présence de l'urine. Les moyens employés par nous pour parer à cet inconvénient, sont trop faciles à comprendre pour que nous ayons besoin de les indiquer.

Le malade fut mis de nouveau dans le drap mouillé, en observant toutes les conditions voulues pour que la transpiration fût abondante. Le drap, retiré au bout de trois heures, a été lavé dans six litres d'eau distillée. Le liquide provenant du lavage est blanchâtre et un peu trouble ; il tient en suspension des débris du linge et quelques petites écailles épidermiques. Il ramène légèrement au bleu le papier de tournesol rougi, propriété qu'il doit sans doute, soit à des traces d'ammoniaque formées par l'altération au contact de l'air des matières azotées de la sueur, soit à un peu d'alcali resté, quoi qu'on fasse, dans les pores du drap. Il doit en être ainsi, car la liqueur de la transpiration a toujours montré une réaction acide au moment de sa production.

Après ces premiers essais le liquide fut filtré et soumis à la distillation dans une cornue de verre, chauffée au bain-marie. Le produit de la distillation était sensiblement alcalin ; les réactifs n'y signalèrent qu'une petite quantité d'ammoniaque. La partie fixe, restée dans la cornue, consistait en un extrait mou, d'une couleur brunâtre, dont le poids était de 2 grammes. L'alcool anhydre put en dissoudre 5 décigrammes, composés de matière animale et de lactate de soude. La matière animale donnait un précipité par l'infusion de noix de galle, les dissolutions de deutochlorure de mercure, de chlore et de protochlorure d'étain. L'extrait ne cédant plus rien à l'alcool absolu, nous le traitâmes par de l'alcool aqueux à 36 degrés B., qui a dissous 25 centigrammes de nouveaux principes, parmi lesquels se trouvait une matière animale non précipitable par la noix de galle. Les autres principes nous ont paru être des lactates de soude, de potasse et du chlorhydrate d'ammoniaque. Ces deux dissolvants n'ayant plus d'action sur la sueur desséchée, nous fîmes agir sur celle-ci de l'alcool très-étendu d'eau, marquant seulement 22 degrés. Il s'empara encore d'une matière azotée qui est précipitée par la noix de galle, le chlore, le chlorure stanneux, et faiblement par le chlorure mercurique. Brûlée dans un creuset de platine, cette matière produisit des cendres contenant différents sels, entre autres du sulfocyanure de potassium, qui colorait en rouge de sang le sesquichlorure de fer. La formation du sulfocyanure potassique, dans cette circonstance, n'est point sans intérêt, car elle porte à penser que cette dernière matière azotée renferme du soufre et qu'elle se rapproche par sa constitution des substances protéiques, fibrine, albumine et caséine. Cette matière se trouvant à une température élevée en présence de sels potassiques, il est facile de comprendre comment elle a pu donner naissance à du sulfocyanure de potassium. Nos expériences auront eu ici pour résultat de faire mieux connaître les propriétés de l'une des trois substances animales entrevues dans la sueur par Anselmino.

Quoique l'extrait de sueur fût traité successivement par de l'alcool à divers états de concentration, il n'a pas été entièrement dissous ; il resta encore quelques sulfates alcalins solubles dans l'eau et un résidu grisâtre de carbonate et de phosphate de chaux.

100 parties de ce même extrait, prises avant l'action des agents chimiques, ont donné, après la calcination, 22 parties de cendres solubles presque en totalité dans l'eau froide. La dissolution contenait des sulfates, carbonates et chlorures de potasse et de soude. Le faible résidu était formé de carbonate et de phosphate de chaux.

Nous avons aussi rencontré, comme nous le présumions, quelques principes accidentels provenant du drap. Celui dont nous nous sommes servi dans cette dernière expérience était neuf et avait reçu un apprêt au moyen d'une dissolution de gomme d'amidon. Nous reconnûmes, en effet, la présence de cette dernière substance, ainsi que celle de la dextrine.

Le second malade était atteint, comme nous l'avons

déjà dit, d'une affection rhumatismale dont il souffrait depuis longtemps. Il transpirait moins facilement que le premier, les éléments de la sueur étaient peu abondants, ce qui augmentait la difficulté de l'analyse. Des précautions furent prises aussi pour éviter l'addition de matières étrangères. L'examen chimique auquel nous nous sommes livré fut très-complet, cependant nous n'indiquerons que les faits qui ne se sont pas présentés dans la première analyse.

La liqueur fournie par le lavage du drap dans l'eau distillée fut filtrée et évaporée; elle s'est troublée par la concentration, et produisit un précipité de carbonate de chaux et d'une matière azotée qui avait tous les caractères de l'albumine. La concentration fut continuée ensuite jusqu'à siccité. On obtint un résidu auquel l'alcool absolu enleva quelques lactates, une matière animale semblable à celles que l'on rencontre ordinairement dans la sueur; mais de plus une substance en quantité inappréciable qui possédait les propriétés de l'urée. Non-seulement elle formait un précipité cristallin avec les acides nitrique et oxalique, mais, frottée entre les doigts, elle leur communiquait une odeur urineuse. Dans les autres parties de la sueur desséchée, nous n'avons point reconnu l'existence de l'acide urique, ni une augmentation dans la proportion des phosphates. La présence d'un seul des principes essentiels de l'urine peut conduire à admettre qu'il est sorti du corps par la peau en même temps que les autres produits de la transpiration. D'ailleurs on avait eu bien soin que le drap qui enveloppait le malade ne fût pas mouillé par l'urine.

En peu de mots nous pouvons résumer notre travail de manière à en faire ressortir les points les plus saillants.

La première analyse nous a donné tous les principes que les chimistes ont rencontrés dans la sueur normale. Nous avons aussi trouvé, comme l'indique M. Berzélius, des sels ammoniacaux et des lactates. La sueur provenant d'une personne atteinte d'une maladie de la rate n'avait donc pas éprouvé dans sa composition chimique des changements susceptibles d'être appréciés.

La dernière analyse tend à démontrer, au contraire, que dans certaines affections le liquide de la transpiration présente des modifications notables. Dans le rhumatisme goutteux on y trouve, d'après Anselmino et nous, de l'albumine et peut-être de l'urée.

Si nos recherches n'ont pas été suivies de résultats très-utiles à la science, elles suffisent cependant pour faire comprendre que des analyses plus nombreuses, entreprises sur la sueur, pourraient conduire à d'importantes découvertes.

Il paraîtra sans doute convenable de joindre aux recherches précédentes l'analyse d'une urine bleue rendue par un homme soumis au traitement hydriatique.

L'existence d'urines colorées par un sédiment bleu n'est pas un fait nouveau pour la science; MM. Berzélius et Braconnot ont déjà eu occasion d'en examiner de semblables ; M. le docteur Schmitz, de Marienberg, a observé trois fois des sédiments bleus dans les urines de malades traités par l'hydrothérapie. L'urine dont il est maintenant question a été recueillie par M. Schmitz, pendant son séjour à Græfenberg; elle a été analysée à Paris par M. Bouchardat, et j'ai vu une partie de ce liquide, conservé depuis deux ans, sans que la couleur ait subi d'altération.

Ces urines ont été rendues par un malade qui avait habité Surinam pendant vingt-sept ans, et qui, durant ce temps, avait été fréquemment atteint de fièvres intermittentes qui entraînèrent un développement considérable du foie et de la rate. Cet homme fut soumis, sans succès, à des traitements nombreux et énergiques ; il prit surtout des doses considérables de quinquina et de vin de Porto. Il se rendit enfin à Græfenberg, où il arriva vers la fin de l'année 1839. Pendant neuf mois de traitement le malade n'éprouva d'autres changements qu'une augmentation de force et d'appétit; le volume du foie et de la rate ne s'était pas modifié. Au mois de juillet 1840 il remarqua, un matin, que son urine présentait une couleur singulière, mal caractérisée; quelques heures plus tard, lorsqu'il urina, le liquide était tout à fait bleu. Ce singulier phénomène a duré quinze jours, puis les urines prirent successivement une teinte verte et noirâtre. A partir de cette époque la maladie s'est améliorée notablement, et après dix-huit mois de traitement le foie et la rate étaient revenus, à peu près, à leur état normal.

Voici l'analyse de cette urine bleue, publiée par M. Bouchardat. [1]

1.° «Les urines que j'ai examinées ont une forte odeur ammoniacale; leur saveur est salée; elles ont une couleur bleue intense; elles laissent déposer un sédiment d'une belle couleur bleue.

2.° «Examiné au microscope, le sédiment m'a paru formé de globules d'une très-grande ténuité, d'une grande régularité pour la forme, qui est ovoïde, et pour les dimensions, que j'estime être un tiers environ des globules du sang humain.

3.° «L'urine ramène au bleu le papier de tournesol rougi par un acide.

4.° «Les réactifs y indiquent la présence des

---

1 Annuaire de thérapeutique, matière médicale, de pharmacie et de toxicologie pour 1843. Paris, in-18, pag. 138.

phosphates, sulfates, chlorures, de la chaux, de la magnésie et de l'ammoniaque.

5.° «La matière colorante bleue se dissout en partie dans l'éther, qu'elle colore en bleu; les liqueurs éthérées, étant évaporées, fournissent un résidu très-faible d'une huile fixe, d'une odeur repoussante.

6.° «L'alcool dissout en partie, à l'aide de l'ébullition, la matière colorante et laisse un résidu d'une couleur plus foncée.

7.° «L'acide nitrique détruit la matière colorante et fournit une liqueur d'une couleur paille.

8.° «L'acide sulfurique, étendu du double de son poids d'eau, ne détermine aucun changement.

9.° «La dissolution d'acide oxalique semble dissoudre la matière colorante, et on obtient une liqueur bleue, que la filtration donne très-limpide.

10.° «L'ammoniaque ne produit aucun changement sur la matière colorante.

11.° «La potasse dégage de l'ammoniaque et détruit par l'ébullition la matière colorante.

Réflexions. — «L'urine examinée me paraît renfermer les principes salins ordinaires de l'urine; l'urée s'est transformée, par le temps, en carbonate d'ammoniaque : je n'ai pas trouvé d'acide urique. La matière colorante est toute spéciale; je crois qu'on peut la considérer comme une substance organique particulière. Tout doit nous conduire à cette conclusion.

1.° « L'examen microscopique ; 2.° l'action des réactifs.

« En effet, il résulte évidemment de ces recherches qu'on n'avait pas affaire à de l'indigo, à du tournesol, ni à d'autres matières bleues végétales, ni à du bleu de Prusse. Quelle peut donc être la nature et l'origine de ce singulier produit? Nous ne pouvons, à cet égard, que soumettre les réflexions suivantes : sous l'influence de l'acide chlorhydrique, l'albumine donne une couleur bleue intense, qui n'est pas sans analogie avec le produit examiné; mais, dans l'économie, l'acide chlorhydrique ne se trouve jamais à l'état de concentration suffisant pour produire cette transformation.

« J'ai observé, il y a environ douze ans, une matière colorante bleue qui présentait la plus grande ressemblance avec le sédiment de cette urine, elle se comportait exactement de même avec les réactifs; elle avait été produite par l'altération spontanée du gluten conservé à un air sec. On peut admettre, d'après cela, que les matières albumineuses peuvent se transformer spontanément, dans quelques circonstances rares et indéterminées, en globules organiques d'une belle couleur bleue. »

Il faut rapprocher de cet exemple de coloration de l'urine le petit nombre d'observations de sueurs bleues signalées dans ces derniers temps.

C'est en 1831 que ce fait a été indiqué pour la

première fois; il fut publié par M. Billard, d'Angers. [1]
La malade était une jeune fille de seize ans, bien
développée pour son âge, et qui présentait au visage,
au cou et à la partie supérieure de la poitrine, une
belle coloration bleue, répandue surtout au front,
aux ailes du nez, et autour de la bouche. Lorsqu'on
essuyait sa figure avec un linge blanc, la matière
bleue tachait le linge et s'enlevait de dessus la peau,
qu'elle laissait blanche. A l'aide d'une couche d'huile,
une quantité assez considérable de la matière bleue
fut enlevée et remise à M. Cadot, pharmacien, qui
fit autant d'expériences que la quantité obtenue le
lui permit. Il la trouva très-soluble dans l'éther sulfurique. La teinture bleue obtenue, mise à évaporer
à la température ordinaire, laissa un résidu d'une
couleur bleue, plus ou moins foncée, qu'il soumit
à divers réactifs, et conclut des résultats obtenus
qu'elle n'a pas les propriétés de la *cyanourine*[2],
que M. Braconnot a trouvée dans les urines bleues
d'une malade; qu'elle n'est point une combinaison
du cyanogène et de ses composés avec le fer.

Peu de temps après la publication de l'observation
précédente, on fit connaître, dans un journal de
médecine de la Belgique[3], un nouvel exemple de

1 Archives générales de médecine, tom. 26, p. 456. Paris, 1831.
2 Journal de chimie médicale, année 1825, pag. 454.
3 L'observateur médical Belge, et Gazette médicale de Paris,
1834, pag. 777.

sueur bleue; il fut recueilli, au mois de novembre 1831, à la clinique interne de Louvain. La malade était une femme atteinte d'anasarque qui, après plusieurs jours de l'administration des diurétiques, fut traitée par les vésicatoires aux mollets.

Ces exutoires furent entretenus et pansés deux fois par jour avec de l'onguent perpétuel. Bientôt on remarqua que le liquide exsudé du vésicatoire de la jambe gauche était fortement coloré en bleu. Ce ne fut que quelques jours plus tard que le même phénomène se montra à la jambe droite. Cette coloration dura peu de temps, elle cessa aux deux jambes à la fois.

Les premières recherches faites sur ce liquide bleu furent dirigées dans le but de découvrir si la couleur dépendait de quelque principe prussique. On ne put en démontrer la plus faible trace, mais on obtint les résultats suivants.

Le liquide exprimé du linge qui en était imbibé, offrait une couleur d'un bleu de ciel; sa pesanteur spécifique était plus forte que celle de l'eau; son odeur était nauséabonde, sa saveur urineuse. Il était très-soluble dans l'eau, et au contact de la lumière et de l'air sa couleur se changeait en vert pâle. Il verdissait le sirop de violette; ce qui dépendait de l'action de l'ammoniaque qui s'y trouvait libre. Évaporé lentement, il laissait déposer une matière floconneuse, et l'on obtenait, à la fin, un résidu d'un vert foncé. L'odeur persista. Soumis à une chaleur plus forte, le résidu se décomposa et il se dégagea de l'ammoniaque en même temps que d'autres sels.

L'action du chlore sur le liquide était très-prompte et détruisait totalement l'odeur et la couleur. Celle-ci ne put lui être restituée par aucun moyen; la première, au contraire, se manifesta de nouveau en partie, en broyant un peu de la liqueur décolorée avec de la chaux vive.

L'action des acides sur ce corps était surtout remarquable; ils le colorèrent en rouge, tandis que les alcalis le rendaient à sa couleur primitive, ce qui en faisait un véritable *tournesol animal*.

Enfin, les docteurs Bleifuss [1] et Heyfelder [2] rapportent l'un et l'autre deux observations de sueur bleue; ils la regardent comme un phénomène critique déterminé par une affection chronique des organes du bas-ventre et surtout du foie. Il paraît que le liquide n'a pas été soumis à l'analyse chimique.

---

1 *Medizinisches Correspondenzblatt*, et Gazette médicale de Paris, 2.ᵉ série, tom. 3, pag. 313. Paris 1835.

2 Mêmes journaux, pag. 521 de la Gazette médicale, 1835.

CONCLUSION.

Il serait difficile, après avoir étudié les moyens que l'hydrothérapie appelle à son aide, de ne pas reconnaître la valeur de cette méthode : l'hygiène lui fournit ses principales ressources ; les sciences physiques et physiologiques justifient les procédés particuliers qu'elle emploie. Que les médecins se prononcent, et qu'ils disent s'ils connaissent de meilleurs éléments pour replacer l'homme dans les conditions exigées par la nature pour la conservation de la santé et le développement des forces ?

Examinée sous le rapport médical, l'hydrothérapie a une importance également considérable. Elle apporte à la science des faits nouveaux, elle éclaire la thérapeutique, elle prépare de nouvelles découvertes pharmacologiques, elle remet en question les doctrines médicales.

Il est temps que ce mouvement s'opère, car il est déplorable de voir l'anarchie dans laquelle se traîne la science qui pourrait être la plus utile à l'humanité. Quel est en effet le principe qui la dirige, qui la domine ? Il n'y en a pas. Et cependant une science n'est constituée qu'à la condition d'être soumise à un principe. Quel que soit le nombre des faits et leur importance, si la loi qui doit les expliquer et les relier entre eux manque encore, la science n'existe pas, elle n'est qu'à l'état d'empirisme. La médecine en est aujourd'hui au point où se trouvait la chimie au commencement du dix-huitième siècle; elle attend son Lavoisier.

Nous n'avons pas la prétention d'improviser une doctrine; mais les idées que nous avons développées dans cet ouvrage nous aideront à formuler quelques propositions qui sont la conséquence des faits révélés par l'hydrothérapie.

1.º Deux forces existent dans la nature : l'une régit tous les êtres, c'est la *pesanteur* ou autrement l'*attraction;* son principe est inconnu, mais ses lois ont été calculées : l'autre ne se manifeste que dans les êtres vivants, c'est la force vitale qui se révèle par la *spontanéité du mouvement.*

La vie pourrait être définie : *le mouvement spontané de la matière.* Le principe de cette force est inconnu; ses lois n'ont pas encore été calculées. La séve qui monte à l'extrémité de l'arbre, l'homme qui se détache du sol par un effort musculaire, luttent, en vertu du principe de la vie, contre la loi de la pesanteur.

2.º Les êtres vivants luttent sans cesse contre les corps qui les environnent, mais quelque longue que soit la résistance, ils succombent toujours.

3.º Les êtres vivants ont des formes déterminées, limitées, constamment semblables à celles des êtres d'où ils procèdent; la force vitale protége l'organisation, préside à toutes les fonctions, avertit l'organisme de ses besoins et des dangers qui le menacent.

4.° Dans la lutte, les êtres vivants font dépense de force et de matière : de là nécessité de réparations continuelles et enfin destruction définitive.

5.° Si la somme des pertes ne dépasse pas notablement la quantité de matière restituée, la santé se maintient.

6.° La santé est encore troublée quand les matières restituées le sont avec excès en plus ou en moins, ou lorsqu'elles ne répondent pas à la constitution chimique des tissus.

7.° La *santé* peut être définie : *le résultat de l'harmonie des fonctions organiques ;* la *maladie : le trouble ou la suspension des mouvements organiques ;* la *mort : la cessation définitive du mouvement.*

8.° La vie n'est possible que par l'union de la matière solide à la matière liquide. La matière solide donne la forme au corps et communique l'impulsion aux liquides ; ceux-ci favorisent le mouvement et la réparation moléculaire.

9.° La santé n'est compatible qu'avec l'harmonie fonctionnelle ; l'harmonie n'est possible qu'avec l'*unité ;* donc la vie est *une ;* son principe anime l'univers, et les êtres vivants n'en sont que des manifestations accidentelles.

10.° Tous les êtres vivants jouissent de la faculté d'être impressionnés par les corps avec lesquels ils sont en rapport; cette faculté se nomme *excitabilité.* Elle a plusieurs degrés; le plus faible préside aux phénomènes moléculaires; le plus élevé constitue la *sensibilité*, c'est-à-dire la faculté d'apprécier le *plaisir* ou la *douleur.*

11.° La santé peut être troublée par trois causes : elles sont *physiques, chimiques, miasmatiques.* Tout rentre dans ce cadre, même les causes morales.

12.° Le trouble fonctionnel peut débuter par la lésion des parties solides ou par une modification chimique des fluides.

13.° L'altération chimique des fluides entraîne des modifications profondes dans tout l'organisme. — Quand les solides ne réagissent pas, il y a maladie *asthénique;* quand ils réagissent, il y a *sthénie* ou excitation morbide.

14.° L'excitation morbide a trois degrés : 1.° l'excitation moléculaire, qui prépare les vices de nutrition et fait naître les dégénérescences; 2.° l'inflammation chronique; 3.° l'inflammation aiguë.

15.° L'excitation morbide est *une* : ses résultats varient selon le degré auquel elle s'élève, le tissu sur lequel elle se manifeste, la nature de la cause, et les éléments chimiques des fluides appelés dans la partie malade.

16.° La force conservatrice inhérente à l'organisme suffit seule, très-souvent, pour rétablir l'harmonie fonctionnelle, c'est-à-dire la santé. Ce résultat peut s'obtenir par un travail lent et presque imperceptible ; dans d'autres cas, par un effort plus ou moins brusque et violent, ce qui constitue les maladies critiques. Les crises sont des suppléments d'effort.

17.° Les maladies critiques ne surviennent que lorsqu'un élément délétère s'est introduit dans l'organisme.

18.° Lorsqu'un agent délétère, chimique ou miasmatique s'est introduit dans l'organisme, il provoque toujours un ordre spécial de phénomènes morbides. Voyez les effets du plomb, du mercure, de l'iode, des miasmes produisant la peste, la fièvre intermittente, le choléra, la rougeole, la scarlatine.

19.° Un même organe peut être malade idiopathiquement, ou par l'effet d'une cause chimique ou miasmatique. La membrane muqueuse de l'œil s'enflamme sous l'influence d'un grain de sable, d'un vent frais et vif, ou bien du principe syphilitique, etc. Ce qui est vrai pour l'œil, l'est aussi pour les autres organes. Ainsi une cause physique, chimique ou miasmatique peut enflammer le tube digestif. Les symptômes morbides seront à peu près les mêmes, mais le traitement doit varier en raison de la cause.

20.° Le traitement des maladies a pour but de combattre les causes morbides et leurs effets. Les effets sont toujours appréciables ; la cause véritable ne l'est souvent pas.

21.° La maladie se compose, très-souvent, de deux

éléments principaux, qui sont : les accidents inflammatoires et la présence de la cause morbide. Dans ce cas, tout traitement qui ne s'attaque qu'à l'effet produit est insuffisant.

22.° La médecine possède deux grands moyens pour combattre la cause et les effets des maladies : ce sont l'hydrothérapie et les médicaments.

23.° L'hydrothérapie agit en favorisant le retour des organes à l'état normal; elle n'a aucune action sur les causes morbides, mais elle en prépare l'expulsion en donnant à l'organisme une force de réaction suffisante.

24.° Les médicaments semblent, très-souvent, s'adresser directement à la cause morbide, et produire avec elle une sorte de combinaison qui en neutralise l'effet. Voyez l'action du mercure dans les maladies syphilitiques; de l'iode et du soufre, pour les affections cutanées.

25.° Aussi longtemps que la combinaison persiste, la cause morbide est entravée dans son action; si la dissociation s'opère, le mal reparaît. C'est peut-être ainsi que peuvent s'expliquer le retour des accidents syphilitiques, des dartres, etc.

26.° L'hydrothérapie a ouvert une voie nouvelle à la thérapeutique médicale en lui indiquant les découvertes qu'il reste à faire pour neutraliser l'action, et peut-être le principe des causes miasmatiques.

CHAPITRE X.

Bibliographie. [1]

----

§. 1.er Hydrothérapie ancienne.

Hippocrate. — Του μεγαλου Ἱπποκρατους παντων, etc. Magni Hippocratis medicorum omnium facile principis, opera omnia quæ extant; interprete Anutio Focsio. Francofurti, 1595; 1 vol. in-folio.

— Ἱπποκρατους αφορισμοι. Hippocratis aphorismi. Aphorismes d'Hippocrate, traduits sur le grec, etc.; par M. de Mercy; 2 vol. in-12. Paris, 1811.

— Nouvelle traduction des aphorismes d'Hippocrate et commentaires, etc.; par M. de Mercy; 5 vol. petit in-8.° Paris, 1817.

— Aphorismes d'Hippocrate; traduits en français avec le texte en regard et des notes par Lallemand et Pappas; in-12. Montpellier, 1839.

— Œuvres complètes d'Hippocrate; traduction nouvelle avec le texte grec en regard, collationné sur les manuscrits de toutes les éditions, par E. Littré. Paris, 1839; in-8.° (L'ouvrage aura 8 vol., 3 ont paru.)

Celse. — A. Corn. Celsi de medicina libri octo, ex recognitione Joh. Anton. Vander Linden. Lugduni Batavorum, 1657, Elzevir.

— Idem, ex fide manuscriptorum codicum et vetustissimorum librorum, etc.; recensuit J. Valart; in-12. Paris, 1772.

— A. C. Celse, Traité de la médecine, en huit livres; traduction nouvelle, par MM. Fouquier et Ratier. Paris, 1824; in-12.

Antonius Musa. — Voyez p. 76.

Pline. — Caii Plinii secundi naturalis historiæ; libri XXXVII. Venise, 1469; grand in-folio.

----

1. Afin d'éviter des répétitions inutiles, les titres des ouvrages cités dans la partie historique ne seront pas donnés ici, excepté dans le cas où la citation ne renfermerait pas le titre entier.

PLINE. — C. Plinii secundi historiæ naturalis. Histoire naturelle de Pline, traduction nouvelle; par M. Ajasson de Grandsagne. Paris, 1829; 20 vol. in-8.°

ARÉTÉE. — Aretæi Cappadocis medici insignis, de causis et signis acutorum morborum. Edit. artis medicæ principes Alb. Halleri; tom. V.

GALIEN. — Κλαυδιου Γαληνου απαντα. Claudii Galeni opera omnia. Edit. curavit D. Carol. Gottlob Kühn. Lipsiæ; XX vol., le dernier vol. est de 1833.

CŒLIUS. — Cœlii Aureliani methodici siccensis celerum vel acutorum passionum. Edit. artis medicæ principes Alb. Halleri; tom. X.

ALEXANDRE. — Alexandri Tralliani, de arte medica; Joh. Guint. Andernaco interprete. Edit. artis medicæ principes Alb. Halleri; tom. VI et VII.

AETIUS D'AMIDE. — Voyez p. 87.

PAUL D'ÉGINE. — Voyez p. 87.

9.ᵉ SIÈCLE.

RHAZÈS (Abou-Beckr-Mohammed ben Zacharia, connu sous le nom de). — Liber Elhavi, seu totum continentis Bubikir Zachariæ Errasis filii, traducti ex arab. in latin. per Mag. Ferragium, medicum Salerni. Edit. 1542. — De variolis; edit. Halleri. — Voyez p. 92.

10.ᵉ SIÈCLE.

AVICENNE — nommé Abou-Ebn-Sina, ou Al-Hassein-Abou-Ali-Abdallah-Ebn-Sina. — Voyez p. 92.

13.ᵉ SIÈCLE.

ADANO (Pierre d'). — Voyez le recueil *de Balneis*. Venise, 1553; in-folio. — Voyez p. 93.

11.ᵉ SIÈCLE.

GENTILE DA FOLIGNO, en latin Gentilis Fulginas ou Fuligineus. — Expositiones cum textu Avicennæ. Venetiis, 1492; 4 vol. in-folio.

15.ᵉ SIÈCLE.

SAVONAROLA (Michel). Practica canonica de febribus. Ejusdem
summa de pulsibus, de urinis, de egestionibus, de balneis omnibus Italiæ, etc. Lugduni, 1560; in-8.°

BIANCHELLI (Mengo), on le nomme quelquefois en latin Blan-
chellus. — De morbis particularibus a capite ad calces,
et de omni febrium genere. Venet., 1530; in-folio.

— Puis un petit opuscule inséré dans l'ouvrage *De Balneis*.
Venise, 1553; in-folio. — Voyez p. 94.

BARZIZI. — Introductor, seu janua ad omne opus practicum.
medicinæ. *De Balneis*, p. 225. — Voyez p. 94.

16.ᵉ SIÈCLE.

BRANCALEONIS (J. Fr.) — De balneorum utilitate, ex Hippocrate, etc., excerptus. Par., 1536; in-8.°

ARLANUS. — Commentarius de balneis. Med., 1539; in-fol.
Basil., 1553; in-8.°

PORTIUS (Sim.) — Epistolæ de bonitate aquarum. Bonon.,
1543; in-4.°

THURINUS. — De bonitate aquarum, fontanæ et cisterninæ.
Bonon., 1543; in-4.°

BARTHOLOMÆO VIOTTI A CLIVOLO, en latin Bartholomæus. —
De balneorum naturalium viribus, lib. IV. Lugd. Batav.,
1552; in-4.° — Voyez p. 96.

VILLAFRANCA (Blasius). — Methodus refrigerationis vini et
aquæ per sal nitrum; in-4.° Venet., 1553.

ROTH. — Diss. de salubritate lotionis capitis et balneorum
aquæ dulcis. Lips., 1553; in-4.°

DE BALNEIS. — Omnia quæ extant apud Græcos, Latinos et
Arabes tam medicos, quam quoscumque cœterarum artium
probatos scriptores. Venet., 1553; in-folio.

AMATUS LUSITANUS. — Curationum medicinalium centuriæ VII.
Basileæ, 1556; in-fol. — Voyez p. 96.

PARACELSE. — Opera omnia medico-chymico-chirurgica. Genève, 1658; 3 vol. in-folio.

CARDAN (Jérôme), en latin Cardanus. — Contradicentium
medicorum libri X. Anvers, 1564; in-8.°; et *de Balneis*,
p. 226. — Voyez p. 94.

Gunther d'Andernach. — Commentarius de balneis et aquis medicatis in tres dialogos distinctus. Argent., 1565 ; in-8.°

Ruland (Mart.) — Hydriatria. Dilling., 1568 ; in-8.° — Balnearium restauratum. Basil., 1579 et 1625. Voy. Hall. Bibl. med. pr. XI.

Franco (Fr.) — De la nieve y del uso de ella. Hispal., 1569 ; in-4.°

Monardes (Nic.) — 1571. — Voyez p. 115.

De Lucio. — Commentaria in librum Galeni de Ptisana cum quæstione de bonitate aquarum, etc. Venet., 1575; in-8.°

Micon (Fr.) — Libro del regalo y utilidad de bever frio, y refrescado con nieve; in-8.° Barcelone, 1576.

Daza (Alph. Diez.) — Los provechos y dannos de la sola bebida del agua, y como se debe escoger la mejor. Hispal., 1576 ; in-4.°

Hucher (Jean). — An febrium putridarum duo sint præcipua remedia, venæ sectio et frigidæ potus? affirmat.

— An febrium intermittentium et continuarum eadem sit curatio? affirmat.

— An ad curationem febris hecticæ frigerantia et humectantia sunt ex usu? affirmat.

Ces trois dissertations se trouvent dans la collection des œuvres de Laurent Joubert. Lyon, 1582; in-folio.

De Lignamine. — De frigidæ potu post purgant. Mediol., 1586; in-4.°

Masinius (Nic.) — De gelidi potûs abusu, lib. III. Cesenæ, 1587; in-4.°

Andreas Baccius. — De thermis, lacubus, fluminibus, balneis totius orbis; lib. VII. Venet., 1588; in-fol.

Nehemias (Abr.) — De tempore aquæ frigidæ in febribus ardentibus ad satietatem exhibendæ. Venet., 1591.

Herilacius. (Pamph.). — Aquarum natura et facultates per V libros digesta. Colon., 1591 ; in-8.°

Milot. — Ergo febris frigidis et aridis expugnanda. Par., 1594.

Le Fébure. — Ergo a flatu indicatio refrigerandi. Paris, 1597.

Ugulino di monte Catino. — Voyez De Balneis, p. 55-57.

17.ᵉ SIÈCLE.

Schickfus. — Diss. de aqua. Francof., 1601.

J. Castali. — De potu in morbis tractatus, etc. Papiæ et Venet., 1604; in-4.°

Cagnatus (Marsil.) — De sanitate tuenda, lib. II. Patav., 1605; in-4.°

Fuscone (P. Fr.) — Trattato del bere caldo e freddo. Genev., 1605; in-4.°

Minadoi. — Diss. quid magis pro correctione aquarum præstet, coctio an sublimatio? In diss., lib. I. Travis., 1610, in-4.°

Martini. — Diss. de aqua. Vitcb., 1615.

L'Épicier. — Ergo febri balneum. Paris, 1616.

De Carmona, Franc. Ximenez. — Trat. de la grande excelensia de la agua y de sus maravillas, virtudes, calidades y eleccion, y del buen uso de enfriar con nieve. Hispal., 1616 : in-4.° — Édit. lat., ibid.

Jul. Cæsar Claudinus. — De ingressu ad infirmos, lib. II. Basil., 1617. — Sect. 1, X, XI. Appendix de remedio generoso, de balneo aquæ dulcis tepido. Francof., 1683; in-8.°

Tossi a Serra. — De nova quadam methodo peripneumoniæ curandæ a nemine hactenus excogitata. Venet., 1618; in-4.°

Zanardus (M.) — Disp., p. 111 de universo elementari. Venet., 1619; in-4.°

Porras (Math. de). — Brev. advertenc. para bever frio con nieve. Lima, 1621; in-8.°

Duval. — Ergo aqua vino salubrior. Paris, 1622.

Vincentius Bellovacensis. — De aquæ proprietatibus, differentiis, notis : vid. specul. natur. 1. Duaci, 1624; in-fol.

De François. — Ergo ileo balneum. Paris, 1625.

Peccana (Alex.) — Del bever freddo, lib. II. Verona, 1627; in-4.°

Guttierez de Godry. — De administranda aqua, nive refrigerata, ægroto die expurgationis. Granatæ, 1629; in-4.°

Henault. — Ergo propria febrium medela refrigeratio. Par., 1630.

Figuerroa. — Luxus in judicium vocatus, seu de innoxio frigido potu. Hispal., 1635; in-4.°

MARÈS (Michel). — Est-ne frigidæ potus ventriculo noxius? Negat. Quæst. med. inaug. præs. Gab. Biard. Par., 1637; in-folio.

CARDOSO, Fernando. — Utilidades del agua y de la nieve, del bever frio y caliente. Madrid, 1637; in-12.

PIETRE. — An diebus æstate ferventissimis vinum glacie diluere innoxium? Par., 1639 ; in-4.°

BODENDORF. — Diss. de aqua. Lips., 1639; in-4.°

CONRINGIUS. — Diss. de aquis. Helmst., 1639 ; in-4.°

FABER (Pet. J.).—Hydrographia spagyrica. Tolos., 1639; in-8.°

UGLET (Hier.) — Disc. de los bagnos de aqua dolce. Aug., 1640 ; in-folio.

DANIEL. SENNERTI Opera. Parisiis, 1641, vol. 2, lib. III, cap. 3, de curatione febris hecticæ.

DE OLIVA. — Trattado de los bagnos de aqua dolce. Saragoss., 1641 ; in-folio.

MERCENNE (Pierre de). — An penetrabile frigus adurat? Affirmat. Quæst. med. inaug. præs. Steph. Le Gaigneur. Par., 1642; in-fol.

SPERLING. — Dissertationes de aqua. Viteb., 1643.

PNYLON. — Ergo jejunis aquæ potus. Paris, 1644.

PROSPER ALPIN. — Voyez p. 82.

HERRMANN VAN DER HEYDEN. — Voyez p. 98.

— Discursus II aquæ frigidæ podagræ dolores vel sistentis vel demulcentis. 1629 ; in-8.°

— Edit. italica : Della virtu dell' acqua fredda con Sancassani dilucidazioni fisico-mediche. Napoli, 1730 ; v. Hall. Bibl. med. III.

— Physical virtues of the wonderful virtues of cold water. London, 1720 ; in-8.°

JOUBERT. — De balneis Romanorum et Græcorum. Francof., 1645.

SEBITZ (Melchior). — Beschreibung und Widerlegung etlicher Missbräuche im Gebrauche der kalten und warmen Bäder. Strasburg, 1647 ; in-8.°

HEINTZELMANN. — Diss. de aqua. Viteb., 1647.

STEGER. — Diss. de præcipuis veterum Romanorum lotionibus. Lips., 1649.

Finck (Jacq.) — De vero frigoris subjecto. Diss. Hafniæ, 1649; in-4.°

Lucius. — Diss. de aqua. Dresdæ, 1650.

Charpentier. — Ergo tuendæ valetudini frequens balneum. Par., 1651.

Ludov. Septala. — Voyez p. 97.

Sloot (Engelbert.) — De frigore. Diss. inaug. præs. Aud. Heerbord. Lugduni Batavorum, 1652; in-4.°

Butius (Vicent.) — De potu calido et frigido. Romæ, 1653.

Seidemann. — Diss. de aqua. Lips., 1653.

Joh. Bapt. van Helmont. — Ortus medicinæ, id est initia physicæ inaudita. Lyon, 1655; in-folio.

— Aufgang der Arzneikunst. Sulzbach, 1693.

— De aqua v. physica inaudita.

Liceti (Fortun.) — Hydrologiæ peripateticæ disputationes. Utini, 1655; in-4.°

Sylvaticus. — Consilia et responsa medica. Patav., 1656; in-fol. Centur. I, II. — De frigido potu post medicamentum. Mediolani, 1586; in-4.°

Short (Rich.) — Περὶ ψυχροποσίας. Of drinking water, etc. Lond., 1656; in 8.° Hall. Bibl. m., pr. III, p. 54.

Frimel. — Diss. de aqua. Viteb., 1657.

Fesquet. — Ergo in dolore venæ sectio et frigida. Monsp., 1659.

Alziary. — Conclusions sur le boire à la glace ou à la neige. Toulouse, 1659; in-8.°

Perreau. — Ergo volvulo balneum. Paris, 1659.

Bullot. — Ergo frigida febribus. Paris, 1660.

Maurin. — Ergo febri balneum. Paris, 1660.

Vlaveld (J.) — Galenus hydropata, ελεγχόμενος. Harlem, 1660; in-4.°

Slingeland (Corneille.) — De noxis ex abusu cibi et potûs frigidi. Diss. Lugd. Batav., 1660; in-4.°

Ruffin. — Ergo rabidis mare. Paris, 1661.

Thomas Bartholin. — Voyez p. 97.

Becker. — Diss. de frigore. Rostock, 1666.

Mathom. — Ergo febri intermittenti pertinaci balneum. Paris, 1667.

Fuhrsen (J. H.) — Programma de aquis earumque in sanitate vel conservanda vel immutanda affectionibus. Bremæ, 1667 ; in-4.°

Legier. — Ergo hydropotæ minus morbis obnoxii. Par., 1668.
— An balnei usu salubrior vita? Par., 1675.

Restaurant. — Hippocrate, de l'usage de boire à la glace pour la conservation de la santé. Lyon, 1670; in-12.

Cornutus. — Ergo aqua causa laborantibus. Par., 1672.

Duchoul. — Discours des bains et antiques exercitations grecques et romaines. Wes., 1672; 4 vol. Hall. Bibl., pr. II.

Berger. — Ergo calidiori impeditaque corpori non metallica, sed simplex aqua. Par., 1674.

Ferrand. — Ergo ad vitam bene salubriterque ducendam aqua vino præferenda. Par., 1674.

Barra (P.) — L'usage de la glace, de la neige et du froid. In-12. Lyon, 1675.

Mappius (M.) — Thermoposia. Argentorat., 1675.

Joh. Pechlin. — De aëris et alimenti defectu. Kiloni, 1676, p. 114.
— Observ. phys.-med., lib. III. Hamb., 1691; in-4.°

Conrad. — De frigoris natura et effectibus. Diss. med. phys. Monasterii, 1677; in-12.

Bazin. — Ergo στροφοίς refrigeratio. Paris, 1678.

Robert Vittie. — Fons scarburgensis. 1678. Pars 1, sect. 9; pars 2, sect. 1.
— Responsio in defensionem scarb. ad hydrologiam chemicam Sympsoni. Lugd., 1669; in-8.°

Frisius. — Diss. de aquæ potu. Regiomonti, 1680; in-4.°

Gulterius. — An potum glacie refrigerare conveniat. Diss. Paris, 1680; in-4.°

Antonii de Grand. — Curiosus rerum deditarum naturæque arcanorum perscrutator. Norimb., 1681.

Ung. — Wasser- und Brunnenbetrachtung. Marburg, 1682.

Boyle. — History of cold. Londres, 1683; in-4.°

Claudini (Jul. Car.). — De balneo aquæ dulcis tepido. Francf., 1683; in-8.°

Slepper (Just. Bernard.). — De frigoris natura. Diss. inaug. præs. Frider. Schrader. Helmestadii, 26 avril 1684; in-4.°

Marsicli (Lud. Al.) — Della potione aquatica. Venez., 1685 ; in-12.

Isbrand de Diemerbrœk. — Observationes et curationes medicæ. Utrecht, 1685 ; in-fol.

Henricus ab Heers. — Observationes medicæ. Lugd. Bat. , 1685 ; in-8.°

Hamon. — Ergo ut reliqui potus sic et aquæ modus aliquis esse debet. Par., 1685.

Wedel (George-Wolfgang.) — De potu calido et frigido. Diss. Jenæ, 1686 ; in-4.°

— Pr. de frigore morbifero. Diss. Jenæ, 1695 ; in-4.°

— De natura aquarum earumque usu et abusu. Jenæ, 1702 ; in-4.°

Perreau. — Ergo præcavendis tum corporis tum animi morbis aquæ potus. Par., 1686.

Thomas Guidottus. — De thermis Britannicis. Lond., 1691. — Apology for the bath, etc. Lond., 1718 ; V. Hall. Bibl. med., pr. IV.

Jouvanci. — Ergo pane et aqua contenti salubriores. Paris, 1695.

Fromans. — Diss. de balneis. Leid., 1695.

Kühn. — Diss. de lotionibus et balneis Græcorum. Argent., 1695.

Rivinus (Aug. Quirin.) — De frigoris damno. Diss. med. inaug. resp. Rumpel. Lipsiæ, 1696; in-4.°

Unsenius, vid. Acta natur. curios. 1696. Obs. 48. Hoyeri, de febris curatione ex immersione sub unda.

John Floyer. — Inquiry into the right use of the hot, cold, and temperate baths in England. London, 1697; in-8.° — Four letters of cold bath. London, 1702; in-8.° — Ancient Psychrolusia revived. London, 1702; in-8.° — Psychrolusia or the history of cold bathing, bath ancient and modern in two parts. The sixth edition. London, 1732. — Tres elegantes tractatus N. Valerii, R. Boyle et J. Floyeri. Amstelodami, 1718. — Inquisitio in verum usum et abusum calid. frigid. et temperat. Angliæ balneorum.

Crause (Rudolph. Guill.). — De potu frigido : Diss. Jenæ, 1697 ; in-4.°

Müller (Jean-Gaspard). — De frigore. Diss. inaug. præs. Georg. Alb. Hamberger. Jenæ, 7 septemb. 1698 ; in-4.°

18.ᶜ SIÈCLE.

Moneglia (J. Andr.). — De aquæ usu in febribus. Florent., 1700 ; in-4.°

Panthot (J.). — Diss. sur l'usage des bains chauds. Lyon, 1700 ; in-4.°

Emmerich (George). — De frigore correptis. Diss. Regiom., 1701; in-4.°

Bœcler. — Diss. de potu frigido. Argent., 1701; in-4.°

Kerger. — Diss. de refrigerantium modo operandi mechanico et usu medico. Erfurt, 1702.

Struve (Burc. G.). — De balneis et balneatoribus Romanorum. Jenæ, 1703; in-4.°

Stuart. — Diss. de viribus et usu balneorum. Leid., 1707.

Azevedo. — An hydropi aliquando balneum frigidæ. Par., 1707.

Bitus Riedlin. — Kurzer und gründlicher Bericht von den Embrochis oder der Art einigen Krankheiten durch Abtröpfeln und Begiessen zu begegnen. Ulm, 1710.

Roderg. — Diss. de aquosi calidique potus salubritate. Upsal., 1711.

Waldschmid (Guill. Ulric). — Diss. de potu frigido et præsertim sorbilibus frigidis. Kalte Schaale. Diss., in-4.° Kilon., 1712.

Brendel. — Diss. de balneis veterum, valetudinis causa adhibitis. Vitemberg, 1712; in-4.°

Edward Baynard. — The genuine use of hot and cold baths. Together with the wonderful effects of the bath-water, drank hot from the pump, in decay'd stomachs and in in most diseases of the bowels, liver and spleen, etc. Also proving, that the best cures, done by the cold baths first ; and lately observed to avise from the temperate use of the baths first. Lond., 1715 ; grand in-8.°

Magati (Dion. Andr.). — La notomia dell' aqua. 1715 ; in-8.°

Charisius. — Diss. de aqua ejusque usu in medicina. Regiom., 1716; in-4.°

Fick (Jean-J.). — Diss. de balneis aquæ dulcis frigidis. Jenæ, 1717; in-4.°

Fick. — Diss. de salubri frigido potu. Diss. Jen., 1718; in-4.°

— Diss. de frigoris noxa in corpore humano. Diss. inaug. resp. Henrici. Jen., 1720; in-4.°

Slevogt. — De balneis pedum. Jenæ, 1717; in-4.°

Schmid (Ern. Fr.). — Balnea aquæ dulcis frigida. 1717; in-4.°

A. Bergen. — Diss. de potu aquæ salubri ac noxio. Francofurti ad Viad., 1718; in-4.°

Fickius. — Diss. de clysteribus nutritiis et frigidis. Jen., 1718.

Guidot (Thom.). — Apology for the bath; being an inquiry into the right uses and abuses of the baths in England, etc. London, 1718; in-8.°

Meyer. — Diss. de noxa potus frigidi. Hal., 1721.

J. Hancok. 1722. — Voyez p. 101.

Roberg (Laurent). — De pernione. Diss. Upsaliæ, 1722; in-4.°

Adolph. — Diss. de balneis particularibus. Lips., 1722.

Deidier. — Ergo rabiei caninæ balneum. Monspel., 1722.

Lanzani. — Metodo dell' aqua fresca. Napoli, 1723; in-4.°

Verdries. — Diss. de aquæ frigidioris potu utili et noxio in febribus ardentibus. Giessæ, 1723; in-4.°

Hamberger (George-Erhard). — De frigore morbifico. Diss. inaug. resp. Jean Dan. Rucker. Jenæ, 14 avril 1725; in-4.°

Noguez. 1725. — Voyez p. 102.

Schulze. — Diss. de balneis, etc. Altd., 1727.

Nicolo Crescenzo. 1727. — Voyez p. 116.

Huth. — Utrum capiti frigus magis an calor conducat. Altd., 1728.

Cyrillo (Nic.). — Voyez p. 118.

Heimreich. — Diss. de aqua communi, ejusque examinandi modis. Coburg, 1730. — Voyez Schwertner, III, p. 1.

Juch. — Diss. de noxio aquæ frigidæ simplicis usu pro potu ordinario in statu sano et ægroto. Erfurt, 1730; in-4.°

Ermeltraut. — Diss. de medicina universali per motum et potum aquæ acquirenda. Altd., 1732; in-4.°

Fr. Schwertner. — Medicina vere universalis, d. i. Kraft und Wirkung des schlechten Wassers. Leipzig, 1733.

Ettmüller. Opera omnia. Edit. noviss. Venet. Cum integro textu Schrœderi, Morelli et Ludovici. 1734; fol. Accessit nota Cyrilli.

Klœckhof (Ernest-Alb.). — Diss. de frigidis nervorum systemati inimicis ad ductum aphor., XVIII, sect. V. Hippocr., etc. Lugd. Bat., 1736; in-4.°

Alberti. — Diss. de maniluvii usu medico. Halæ, 1736.
— De pediluviorum usu medico. Halæ, 1712; in-4.°

Jacob Todano. 1736. — Voyez p. 116.

Rosen de Rosenstein. — Diss. de purificatione aquæ. Upsal., 1736; in-4.°

Hahn (J. G.). — Voyez p. 108.

Jeremias Wainewright. — Mechanical account on the now naturals, with an enquiry on the use of baths. Lond., 1737; in-8.° (Avignon, 1748; in-12).

Hauzinger. — De Viennensium potus frigidi et glacialis usu et abusu. Viennæ, 1737.

King (John). — Essay on hot and cold bathing. Lond., 1737; in-8.°

Hamilton (Robert). — De frigoris effectibus in corpus humanum. Diss. inaug. Edinburgi, 1738; in-8.°

Joh. Sigmund Hahn (D.ʳ und Praktikus in Schweidnitz). — Unterricht von Kraft und Wirkung des frischen Wassers in die Leiber der Menschen, besonders der Kranken, bei dessen innerlichem und äusserlichem Gebrauche, etc. Breslau und Leipzig, 1738; in-8.° 2.ᵉ édit., 1743; in-4.° 3.ᵉ, 1754; in-8.° 4.ᵉ, 1754; in-8.° Avec un nouveau titre, en 1770. — Voyez p. 107.

Renard. — An pluribus hispanorum morbis remedium efficax balneum. Paris, 1738; in-4.°

Müller (Godef. Ernest). — De usu frigoris. Diss. med. inaug. præs. Herm. Frid. Teichmeyer. Jenæ, 29 janv. 1740; in-4.°

Luther (Jean). — De frigore ejusque effectibus in corpore humano. Diss. inaug. præs. Joan. Henr. Schulze. Halæ, Magdeburg, 25 julii 1740; in-4.°
— Diss. de balneis veterum cum inunctione conjungendis. Erfurt, 1771; in-4.°

Cartheuser. — Diss. de refrigerantium differenti indole ac modo operandi. Francof., 1740.

Neigefind (Godefroi). — Diss. de noxiis effectibus frigoris in humanum corpus. Diss. Erfurt, 1740; in-4."

Nusche. — Diss. de usu et abusu balneorum domesticorum. Strasbourg, 1740; in-4.°

Richter (George Gottlob). — De salutari frigoris in humanum corpus. Diss. inaug. resp. F. L. C. Cropp. Gœttingæ, 1741 ; in-4.°

— Programma quo demonstratur frigus capitis, calorem fotumque magis convenire pedibus. Gœttingæ, 1756; in-4.°

Carl. — Medicina universalis in Wasser und Mässigkeit, zur Erhaltung und Wiederherstellung der Gesundheit. Kopenhagen, 1741; in-8.°

Bellot. — An in biliosis gelidi glaciatique liquores bradypepsiam præcaveant? Paris, 1741.

Fischer. — De remedio rusticano variolas per balneum aquæ dulcis curandi. Erfurt, 1742.

Langbein. — Epistolæ de examine aquarum communium. Lips., 1743 ; in-4.°

Walther. — Diss. de balneorum aquæ simplicis usu diætetico. Lipsiæ, 1744 ; in-4.°

Quellmaltz. — Diss. de balneorum aquæ simplicis usu diætetico. Lipsiæ, 1744; in-4.°

— Diss. de potu morborum cura. Lipsiæ, 1751; in-4.°

— Programma quo frigoris acrioris in corpore humano effectus expenditur. Lipsiæ, 1755; in-4.°

Platner. — Institutiones chirurgicæ rationalis. Lips., 1745. in-4.°

— De curatione infirmorum articulorum per stillicidium. Lipsiæ, 1746.

Heister. — Diss. de aquæ laudibus in medicina nimiis suspectis. Helmst., 1745 ; in-4.°

Gasnier. — An serum valetudini tuendæ balneum. Paris, 1745.

Potenza (Giambattista). — Dell' aqua fredda, teoria ed uso. 1746.

Antonio Cocchi. — Dissert. sopra l'uso esterno appresso gli antichi dell' acqua fredda sul corpo umano. Firenza, 1747 ; in-12.

— Opere di A. Cocchi. Milano, 1824 ; vol. 1.

Castalio (Jo.). — De frigido et calido potu. Romæ, 1747; in-4.°

G. H. Beer. — Zwei Bücher von der Materia medica. Strasburg, 1748.

Joh. Casp. Sommer. — Herrn Joh. Floyer's Psychrolusia, oder Versuch zu beweisen, dass kaltes Baden gesund und nützlich sey. Traduit de l'anglais. Breslau und Leipzig, 1749; in-8.°

Daniel. — Beiträge zur medizinischen Gelehrsamkeit. Halle, 1749; in-4.°

Joh. Huxham. — Essay on fevers with their various Kinds. Seconde édition. Lond., 1750; in-8.°

— Opera physico-medica; edente Geo. Chr. Reichel. Lipsiæ, 1764; 2 vol. in-8.°

Richard Mead. — Monita et præcepta medica. Lond., 1751; in-8.° Sect. II, III. (Tractatus de imperio solis ac lunæ in corpus humanum).

J. G. Krüger. — Diät oder Lebensordnung. Halle, 1751; in-8.°

Homberger. — Diss. de calore ac frigore corporis humani atque modo agendi remediorum refrigerantium et calefacientium. Jenæ, 1751.

Bercher. — An nostris in regionibus a potu glaciali abstinendum. Paris, 1751; in-4.°

De Vandenesse. — Diss. an æstate sanitatis tutela balneum in flumine. Paris, 1751; in-4.°

Sempest. — Diss. de iis quibus præstant lotiones in morbis acutis. Lugd. Bat., 1751.

Brendel. — Diss. de justa methodi refrigerantis in morbis æstimatione. Gœtt., 1752.

Pipin. — An in vulneribus sclopetariis incisiones et aqua maris. Paris, 1752.

Glass (Thom.). — An account of the ancient baths, and their use in physic. London, 1752; in-8.°

Wildvogel. — Diss. de balneis et balneatoribus. Francof., 1754; in-4.°

De Bonis (J. Bapt.). — Hydroposia, seu de potu aquæ in morbis. Neap., 1754; in-4.°

Schulz (J. N.) — Beurtheilung des Nutzens der Brunnen und von gemeinem Wasser. Hannover, 1755.

RAYMOND. — Diss. sur le bain aqueux simple (qui a remporté
le prix de l'Académie de Dijon en l'an 1755), où l'on
détermine dans quel genre de maladie il peut être utile.
Avignon, 1756; in-4.°

LUCAS (Charles). — An essay on waters, in three parts :
1 of simple water, 2 of cold medicated waters, 3 of na-
tural baths. London, 1756; 3 vol. in-8.°

— The theory and uses of baths, with notes by doctor
Achmet. Dublin, 1772; in-8.°

DE LIMBOURG (J. Phil.). — Sur les bains d'eau simple, tant
par immersion qu'en douches et en vapeurs. Liège, 1756;
in-4.° 2.ᵉ édition. London, 1758.

GERVASII A MONTE FELISCO. — De usu frigidæ in hæmoptysi
et quocunque sanguinis profluvio : Diss. Romæ, 1756.

OPPERMANN. — Diss. de embrochis. — Viennæ, 1756.

LEIDENFROST (Jean-Gottlob). — Diss. de aquæ communis
nonnullis qualitatibus. Duisb., 1756; in-8.°

— De sensu frigoris. Diss. Duisburgi, 1777; in-4.°

— Diss. historia medica de balneis frigidis sanitatis causa.
Duisb., 1788; in-4.°

SIGWART. — Diss. de balneis infantum. Tubing., 1758; in-4.°

CARTHEUSER (J. Fr.) — Rudimenta hydrologiæ systematicæ;
vol. 8. Francofurti ad Viadr., 1758.

BARSANTIUS. — Oratio de balneis. Pisis, 1759; in-4.°

RUSSEL (Rich.) — On the use of seawater in the diseases
of the glands. London, 1760; in-8.°

SLINGERLAND. — Diss. de noxis et abusu cibi et potus frigidi.
Lugd. Bat., 1760.

HOFFMANN. — Friderici Hoffmanni opera omnia physico-medica
in sex tomos distributa. Genevæ, 1761; in-fol.

— De potulentorum salubri ac insalubri natura; tom. I,
cap. VI, p. 111.

— De frigido potu, vitæ et sanitati hominum inimicissimo;
tom. I. — L'auteur signale le danger de boire froid quand
le corps est en sueur.

— De balneorum, pediluviorum et clysterum usu medico;
tom. I, p. 463.

— De aquæ frigidæ potu salutari; tom. I, p. 469.

544

Hoffmann. — De aqua medicina universali; tom. III, p. 201.
— De balneorum ex aqua dulci præstantissimo in affectibus internis usu; tom. III, p. 208.
— De medicina simplicissima et optima, motu, inedia, et aquæ potu; tom. 3, p. 334. — Dans cette dissertation, qui n'a que six pages, Hoffmann invoque sans cesse l'autorité d'Hippocrate, de Celse, de Galien : le titre est plus satisfaisant que le contenu.

Decore. — L'utilité des bains froids. Leyde, 1761.

Hermann Boerhaave. — Prælectiones academicæ de morbis nervorum curant. Van Eems. Lugd. Bat., 1761. — Elem. chymiæ; tom. I, p. 11, p. 615. Lugd. Bat., 1732; in-4.°

J. Rattray. — Diss. de aquæ communis viribus medicatis. Edinb., 1761.

Maddocks (J.) — Diss. de lavatione frigida. Edinb., 1762.

Busch. — Diss. de frigoris quibusdam effectibus. Marb., 1764.

Pomme. 1765. — Voyez p. 150.

Poitevin. — De embrochis ex aqua fluviatili stillantibus. Paris, 1766.

Kulm (A.) — Diss. de lavatione frigida. Edinb., 1767.

Dern. — Diss. de balneis immersivis eorumque modo agendi. Argentorat., 1768; in-4.°

Linné (Carol.). — Dissert. gelidorum et frigidorum usus; voy. Amœnitates academicæ, vol. VII, n.° 136. 1769.

Unzer. — Der Arzt, eine medizinische Wochenschrift. Hamb., 1769.

Maret. — Mémoire sur la manière d'agir des bains d'eau douce et d'eau de mer et sur leur usage. Dijon, 1769; in-8.°

Hecquet. 1769. — Voyez p. 148.

Awsiters. — Thoughts on Brighthelmstone, concerning sea-bathing and drinking seawater. Lond., 1769. (Of true seabath and drinking of salzwater. Lond., 1763.)

Schlechtleutner. — Diss. de balneis. Viennæ, 1769.

Tissot. 1770. — Voyez p. 155.

Buchan (Guillaume). — Domestic medicine, or a treatise on the prevention and cure of diseases, by regimen and simples medicines, etc. Edimbourg, 1772; 5 volumes in-8.° Traduit en français par Duplanil (J. D.), sous le titre de : Médecine domestique, ou traité complet des moyens de se conserver en santé, de guérir et de prévenir les maladies par le régime et les remèdes simples. 2.° édition. Paris, 1780; 5 vol. in-8.°

BŒHMER. — Diss. de roborantium quorundam præstantia. Hal., 1772.

MONNET. — Nouvelle hydrologie. Paris, 1772; in-12.

BLUHME (Henri). — De morborum curationibus per frigus. Diss. Gœtt., 1773; in-4.°

PORR (Barth.). — Diss. de balneis. Edinb., 1773; in-8.°

BARTELEMI. — Diss. de balneo. Edinb., 1773.

BALDINI (Fil.) — Trattato dei bagni freddi, etc. Naples, 1773; in-8.°

GRIFFIN (J.) — Diss. de potionis frigidæ in morbis febrilibus usu. Edinb., 1774.

SCHMUCKER. — Chirurgische Wahrnehmungen; 2 Th. Berlin, 1774-1789; grand in-8.°

HEURLIN. — Diss. de aqua. Lund., 1774.

SIMS. — Diss. de usu aquæ frigidæ interno. Edinb., 1774; in-8.°

ENGELHARD. — Diss. effectus aquæ communis. Viennæ, 1776; in-8.°

DE HERSFELD-STURM. — Diss. de aquæ communis differentiis, usu et viribus. Pragæ, 1776.

DE MONETA. 1776. — Voyez p. 112.

BYAM. — Diss. de usu aquæ frigidæ externo. Edinburgi, 1778; in-8.°

THOUVENEL. — Observations sur les eaux potables. — Voyez Mém. de la Soc. r. de méd., 1777-1778. Paris, 1780; in-4.°

HIGHMORE (Guillaume-Renaud). — Diss. de frigoris in corpus humanum potestate. Edinb., 1778; in-8.°

MARTEAU. — Mémoire sur l'action et l'utilité des bains, etc. Paris, 1778; in-12. Traduit en allemand par C. F. Held. Leipzig, 1778, sous ce titre : Theoretische und praktische Abhandlung von den Bädern, nebst einer Abhandlung über das Tropfbad.

ATHILL. — Diss. Observationes quædam de usu aquæ frigidæ externo. Edinb., 1778; in-8.°

Leuthner. — Praktischer Heilungsversuch der Milzdünste durch verschiedenen Gebrauch des gemeinen Wassers. Ulm, 1779.

Tickness (Phil.) — Valetudinarian Bath-guide. Lond., 1779; in-8.°

Wells (G. C.). — Diss. de frigore. Edinb., 1780; in-8.°

Scheffer. — Diss. de potu frigido. Argentor., 1780; in-4.°

Hartmann. — Clysmatum frigidorum in ani procidentia usus. Francof. ad Viadr., 1780.

Cullen (Archibald.). — Diss. de frigore ejusque vi et effectibus in corpus humanum. Edinb., 1780; in-8.°

Wagner (Lud. Gust.). — Diss. de salutaribus et noxiis frigoris in corpus humanum effectibus. Diss. inaug. Gissæ, 21 mart. 1780; in-4.°

Müller. — Diss. de balneorum particularium usu. Vienn., 1781.

Samoilowitz. 1781. — Voyez p. 145.

Thevenot. — L'art de nager avec des avis pour se baigner utilement. Paris, 1781.

Pietsch. — Unterricht, wie sich Podagristen während der Anfälle eigentlich zu verhalten haben. Halle, 1781; und Geschichte praktischer Fälle von Gicht und Podagra. 1774-1779; 6 Theile.

Orlov. — Diss. de balneis frigidis ad mercurii efficaciam adjuvandam in curanda lue venerea. Regiomont., 1782.

Triller. — Diätetische Lebensregeln. Frankfurt und Leipzig, 1783; in-8.°

Tourmay. — Diss. an passioni iliaco balneum. Nanceji, 1783.

Hamilton. — Diss. de frigoris effectibus in corpus humanum. Edinb., 1783.

Willemet (Pierre R. F.). — Diss. de frigoris usu medico. Diss. inaug. Nancy, 1783; in-8.°

Nicolai. — Programmata de usu aquæ frigidæ externo. Jenæ, 1783; in-4.°

Pitt. — Diss. de balneis frigidis, præsertim momentaneis. Monspel., 1783; in-4.°

Mayer. — Diss. saluberrimus usus aquæ frigidæ externe applicatæ in sistendis hæmorrhagiis internis. Francof., 1783.

Heth. — Criteria aquarum. Aug. Trevir., 1783.

Macquart. — Manuel sur les propriétés de l'eau, particulièrement dans l'art de guérir. Paris, 1783; in-8.°

Majer. — Diss. de ætheris vini et aquæ frigidæ præstantia in febre lenta nervosa. Traj. ad Viadr., 1784.

Van Swieten. — Commentaria in Hermanni Boerhaavii aphorismos; 5 vol. in-4.° Lugd. Batav., 1785.

Puttmann. — Diss. de usu aquæ frigidæ in hæmorrhagiis uteri. Argentor., 1785.

Joh. Clemens Tode. — Der unterhaltende Arzt über Gesundheitspflege, Schönheit, Medicinalwesen, Religion und Sitten. Kopenh., 1785; in-8.°

— Adversaria medico-practica. Hafn., 1729.

— Diss. de laude regiminis frigidi limitanda. Hafn., 1787.

Kentish. — Essay on seabathing, etc. London, 1785; in-8.°

Goldhagen. — Diss. de aquæ frigidæ usu secundum doctrinam veterum. Hal., 1786; in-4.°

Dœllinger. — Diss. de balneorum frigidorum usu. Bamb., 1786.

Ferro. 1787. — Voyez p. 114.

Holmann. — Diss. de frigoris generalioribus in corpore vivo effectibus. Edinb., 1788.

— Diss. de frigoris usu in morbis febrilibus. Edinb., 1789.

Gründeler. — Diss. de aquæ frigidæ usu medico externo. Gœtt., 1788; in-8.°

Gruner. — Diss. de natatione frigida, magno sanitatis præsidio. Jenæ, 1788.

Schrœder. — Diss. de glacie medicamine. Gœtt., 1789.

Meier. — Diss. de usu aquæ diætetico. Gœtt., 1789.

Lewis (P.). — Philosophical Inquiry into the nature and proprieties of common water. Lond., 1790. Traduit en allemand par Stendal, 1792, in 8.°, sous le titre de : Philosophische Untersuchungen der Natur und Eigenschaften des gemeinen Wassers, nebst Betrachtungen über seine medizinischen Kräfte.

Lowitz. — Anzeige eines neuen Mittels, Wasser auf Seereisen zu bewahren. Petersb., 1790.

White (Rob.). — The use and abuse of seawater. Lond., 1791; in-8.°

HORNSTEIN. — Bemerkungen über die Hirnwuth und den Gebrauch der kalten Bähungen des Kopfes. Giessen, 1791.

R. JACKSON. — A treatise on the fevers of Jamaica. London, 1791; in-8.° — Voyez p. 131.

—- Geschichte und Heilart der endemischen und ansteckenden Fieber; traduit de l'anglais. Stuttgart, 1803; in-8.°

—- An exposition of the practice of affusing cold water on the surface of the body as a remedy for the cure of fever to which are added remarks on the effects cold drink and of gestation in the open air in certain conditions of that disease. Edinb., 1808; in-8.°

BRANDRETH. — Voyez p. 132.

WOLF (C. L.). — Diss. de abusu balneorum frigidorum. Gœtt., 1792.

LUDWIG. — Diss. de lavationis in flumine salubritate. Lipsiæ, 1792.

MONACO. — In riflessioni critico-cliniche sulla medicina di Roma, 1792.

EISELIN. — Diss. exhibens balneorum usum ad curandas febres. Altdorf, 1792; in-8.°

MARCARD (H. Mathias). — Ueber die Natur und den Gebrauch der Bäder. Hannover, 1793; in-8.° Traduit en français par Michel Parant sous ce titre : De la nature et de l'usage des bains. Paris, an IX (1801); in-8.°

MUSTOPH. — Diss. de usu aquarum medico. Gœtt., 1793; in-8.°

SIMPSON (Will.) — Observations on cold bathing. Lond., 1793.

PLOUQUET (W. G.). — Initia bibliothecæ medico-practicæ et chirurgiæ realis. Tübing., 1793; 10 vol. in-4.° (Voyez le tome premier).

— Das Wasserbett und der Wassersessel. Tüb., 1798; in-8.°

— Beschreibung eines sichern, bequemen und eleganten Schwimmgürtels. Tübing., 1805; in-8.°

RYAN (Mich.). — Observations on the history and cure of the asthma, in wich the propriety of using the cold bath in that disorder is fully considered. London, 1793; in-8.°

STAAB. — Diss. de balneorum calidorum hodie fere neglecto usu, illorumque præstantia. Erfurt, 1794.

Klett (Pierre-Chrét.). — De epithematum frigidorum vi atque usu, præsertim in curandis contusionibus. Diss. inaug. Erlangen, 1794; in-4.°

Ziegler. — Diss. de effectu frigoris in corp. hum. roborante. Helmst., 1794.

Linden (M. von). — Ueber die Verbesserung und Trinkbarmachung der Moräste und anderer ungesunder, ungeniessbarer Wasser. Wien, 1794; in-8.°

Vogel (S. G.). — Ueber den Nutzen und Gebrauch der Seebäder, nebst einer Beschreibung der Seebadanstalt, welche an der Ostsee in Meklenburg neulich eingerichtet worden. Stendal, 1794; in-8.°

— Zur Nachricht und Belehrung für Badegäste in Dobberan. Rostock, 1798.

— Annalen des Seebades von Dobberan im Sommer 1799. Rostock, 1800.

Reid (Thom.). — Directions for warm and cold seabathing, etc. Lond., 1795.

Titius (Salom. Const.). — De frigoris extremi in corp. hum. effectibus, caloris summi admodum analogis. Vitemb., 1795.

— Diss. de balneis frigidis observationes. Viteb., 1795.

Schmiedlein. — De limitando usu balnei frigidi. Lips., 1795; in-8.°

Anderson (J.). — Preliminary introduction to the art of seabathing. London, 1795.

Stœck. — Diss. on the effects of cold on the human body. Philad., 1797.

Wright (William). — Voyez p. 131.

Hartung. — Diss. de efficacia aquæ frigidæ et calidæ in curatione abcessuum. Erfurt, 1797.

Mac-Lean. — Voyez p. 133.

Pabst. — Diss. de frigoris et caloris actione in corpus humanum, secundum systema Brunonis. Erfurt, 1798; in-4.°

Mai. — Diss. an et qua ratione frigus in corpus animatum agere valeat? Heidelb., 1798; in-4.°

Currie (J.). — Medical-reports on the effects of water, cold and warm, as a remedy in fever and other diseases, whether applied to the surface of the body, or used

internally. Liverpool, 1798; in-8.° 2.ᵉ édition, 1804 ;
2 vol. Traduit en allemand sous ce titre : Ueber die
Wirkungen des kalten und warmen Wassers als eines
Heilmittels im Fieber und in andern Krankheiten, nach
seiner innern und äussern Anwendung. Le 1.ᵉʳ volume
par Christ. Frid. Michaelis. Leipzig, 1801; le 2.ᵉ volume
par Fr. H. Hegewisch, avec une préface de J. D. Brandis.
Leipzig, 1807; in-8.° — Voyez p. 134.

WINTERFELD (M. A.). — Dritte Vertheidigung der neuen
Erzieher und der kalten Bäder. Braunschw., 1799 ; in-8.°

NELSON. — De frigoris effectibus in morbis medendis. Edinb.,
1799.

EARLE (J.). — Essay on the means of lessening the effects
of fire on the human body. Lond., 1799.

ZIEGLER. — Bemerkungen über gemeines Wasser, und besonders über natürliche und künstliche Mineralwasser,
etc. Winterthur, 1799.

MARTINUS DA SILVA (Honorius). — Disp. inaug. de externa,
præcipue in febribus, aquæ frigidæ applicatione. Edimbourg, 1799; in-8.°

19.ᵉ SIÈCLE.

SAUNDERS. — Treatise on the history and medical powers
of mineral waters, with observ. on the use of cold and
warm bathing. Lond., 1800; in-8.°

HUFELAND (Chr. G.). — Nöthige Erinnerung an die Bäder
und ihre Wiederherstellung in Deutschland, nebst einer
Anweisung zu ihrem Gebrauche und bequemen Einrichtung derselben in den Wohnhäusern. Weimar, 1801; in-8.°

— Ueber lauwarme Bäder. Frankfurt, 1802; in-12. Traduit
en français par Wichelhausen. Mannheim, 1803; in-8.°

— Macrobiotique. — Voyez p. 160.

— Guter Rath an Mütter, über die wichtigsten Punkte der
physischen Erziehung der Kinder in den ersten Jahren.
Berlin, 1799; in 8.°

— Journal für die praktische Arzneikunde und Wundarznei-
kunst. Berlin, in-8.° (A commencé à paraître en 1795).

ZIMMERMANN. — Diss. de aquæ frigidæ usu medico. Erlang., 1801; in-4.°

KERN (Vinc.). — Bemerkungen über den Gebrauch der Bäder. Laibach, 1802; in-8.°

SCHRECER (Chr. H. Th.). — Balneotechnik, oder Anleitung Kunstbäder zu bereiten und anzuwenden; 2 Th. mit Kupfern. Fürth., 1802; gr. 8.

ACKERMANN. — Winke zur Verbesserung öffentlicher Brunnen- und Badeanstalten. Posen und Leipzig, 1802; in-8.°

STYX. — Progr. de Russorum balneis calidis ac frigidis. Dorpat, 1802.

STEWART. — Diss. de usu aquæ frigidæ externo in typho. Edinb., 1802.

DANZMANN. — Ueber die Privat-Seebadeanstalt bei Trave- münde. Lübeck, 1803.

— Annalen des Travemünder Seebades; 1817. Lübeck, 1818.

ZWIERLEIN (K. A.). — Ueber die neuesten Badeanstalten in Deutschland, auf Flüssen, zur See und an Badeörtern. Frankfurt, 1803, in-8.°

DUBOIS (Phil.). — Recherches médicales sur le danger de l'usage fréquent du bain tiède. Diss. inaug. Paris, 1803; in-8.°

NIEMANN. — Gedächtnisstafeln für Badende. Halberst., 1803.

BŒHMER. — Diss. num frigus debilitet an roboret? Viteb., 1803.

LAURAIN (Ph. Alex.). — Application de la méthode analy- tique à la recherche des effets du froid sur l'homme en santé et en maladie. Diss. inaug. Paris, 27 messidor an XI (1803); in-8.° — Voyez p. 164, où on a imprimé par erreur Laudin au lieu de Laurain.

TEINERT. — Diss. de caloris et frigoris in corpus humanum effectibus. Francof., 1803.

CANAT. — Diss. sur l'usage tant intérieur qu'extérieur de l'eau froide et de la glace dans les maladies internes. Montpell., 1803.

FALLÉAU. — Avantages de l'eau dans l'empoisonnement par les substances minérales. Diss. inaug. Paris, 1803.

BECKER. — Von den Wirkungen der äussern Wärme und Kälte auf den menschlichen Körper. Gœtt., 1803.

ARONSON (J. Ez.). — Anleitung zum diätetischen Gebrauch der Bäder. Mit 1 Vign. und 3 Kupf. Berlin, 1804; in-8.°

BUCHAN (Alex. P.). — Practical observations concerning sea-bathing, with remarks on the use of the warm bath. London, 1804; in-8.° Traduit en français par le docteur J. Rouxel. Paris, 1812; in-8.°

LAVATER (Dieth.). — Abhandlung über den Nutzen und die Gefahren des Badens der Jugend an freien Oertern, nebst Vorschlägen, wie diese Letztern zu mindern seyen, und einer Anleitung, wie man im Wasser Verunglückte behandeln soll. Zurich, 1804.

FOURIER-DUPORTAIL (E. G. P. A.). — Propositions sur l'utilité de l'usage des bains d'eau douce. Diss. inaug. Paris, 1804; in-4.°

POSEWITZ (J. F. S.). — Entwurf zu Anlegung einer Bade- und Baderettungsanstalt für Städte an Flüssen. Giessen, 1804; in-8.°

SEITZ. — Ueber Bäder im Allgemeinen, und Baierns kunst-lose Heilbäder insbesondere. München, 1804; in-8.°

CLEMENCEAU (Benj.). — Propositions générales sur les propriétés et l'usage de l'eau. Paris, 1804; in-8.°

LACORCE (J. B.). — Essai sur les effets généraux du froid, et sur les moyens de rappeler à la vie les personnes engourdies par cet agent. Diss. inaug. Paris, 5 ventôse an XII (1804); in-4.°

ROZIÈRE (D. L.). — Réflexions sur le véritable mode d'action du froid et du calorique à l'égard tant de l'économie animale que de tout le règne organique vivant. Diss. inaug. 27 germinal an XII (1804); in-4.°

SKJELDERUP. — Vis frigoris incitans theoria et experientia firmata. Hafniæ, 1804.

V. HELD. — Ueber das Meerbad bei Colberg. Berlin, 1804.

BORN. — Diss. de caloris et frigoris usu medico. Rostock, 1804.

GÜNTHER. — Etwas zur richtigen Würdigung der Schmuckerschen Fomentationen. Frankf., 1805; in-8.°

Massalien. — Diss. de usu epithematum frigidorum in capitis læsionibus magno per novam experientiam probato. Viteb., 1805.

Minot (J.). — Sur le mode d'action du calorique et du froid appliqués à l'économie animale. Diss. inaug. Paris, 2 floréal an XIII (1805); in-4.°

Bécourt (Antoine Jos.). — Essai sur l'usage médical du froid. Diss. inaug. Paris, 18 pluviôse an XIII (1805); in-4.°

Meyer (J. C.). — Der Rathgeber für Badende, oder Anweisung zu einer zweckmässigen Benutzung aller Arten von Bädern und Gesundbrunnen. 2te Auflage. Pirna, 1805.

Speyer (C. Fr.). — Ideen über die Natur und Anwendungsart natürlicher und künstlicher Bäder. Mit einer Vorrede von Ad. Fr. Marcus. Jena, 1805; gr. 8.

Holzmann (J. D.). — Der Wasserfreund, ein Buch für Kranke und Gesunde. 2te Auflage. Wien, 1805; in-8.°

Stock (John E.). — Medical collections on the effects of cold water as a remedy in certain diseases. Lond., 1805; in-8.°, avec un supplément contenant plusieurs expériences faites en vue de constater les effets de l'eau froide sur le pouls.

Taylor. — Remarks on seawater, with observations on its application and effects internally and externally. Lond., 1805; in-8.°

Kilian (Conr. Jos.). — Ueber die Bäder. Ein Beitrag zur Diätetik überhaupt, etc. Leipzig, 1806; in-4.°

Kausch (Joh. Jos.). — Ueber die Bäder. Leipzig, 1806; in-8.°

Lambert (P.). — Sur les bains d'eau douce et leur emploi dans la pratique. Diss. inaug. Paris, 1806; in-4.°

Peake (J.). — Admonitory hints on the use of seabathing. London, 1806; in-8.°

Dufour (J. C.). — Considérations physiques et médicales sur le froid. Paris, 1.er août 1806; in-4.°

Wichelhausen (Engelb.). — Ueber die Bäder des Alterthums, insonderheit der alten Römer, ihren Verfall und die Nothwendigkeit, sie allgemein wieder einzuführen. Ein Beitrag zur nöthigen Reform der praktischen Medizin. Mannh., 1807; grand in-8.°

Coiffier. — De l'eau considérée comme boisson. Paris, 1807; in-4.°

Eschenbach. — Diss. de vi frigoris, præsertim medica. Lipsiæ, 1807.

Kentisch (Edw.). — Essay on warm and vapours baths; with hints for a new mode of applying hot and cold for the cure of disease, and the preservation of health; illustrated by cases. London, 1808; in-8.° Idem, 1809; in-8.°

Kolbany (Paul). — Beobachtungen über den Nutzen des lauen und kalten Waschens im Scharlachfieber. 2 parties. Pressburg, 1808; in-8.°

— Fernere Nachrichten von der glücklichen Anwendung des lauwarmen und kalten Waschens im Scharlachfieber. Pressburg, 1808.

— Bemerkungen über den ansteckenden Typhus, der im Jahr 1809-1810 in Pressburg herrschte; über die Wirkung des kalten und warmen Wassers als ein Heilmittel in Fiebern und in andern Krankheiten. Pressburg, 1811; in-8.°

Giannini. — Voyez p. 124.

Molter. — Bemerkungen über die Natur und Anwendungsart der Bäder. Marburg, 1808; in-8.°

Breitenbücher. — Versuch über die Wirkung und den therapeutischen Gebrauch der Bäder. Marburg, 1808.

Röper (F. L.). — Geschichte und Anekdoten von Dobberan, nebst einer umständlichen Beschreibung der dortigen Badeanstalten. Neustrelitz, 1808.

Chandru (Jul.). — Diss. sur l'usage de l'eau comme moyen curatif. Paris, 1809; in-4-°

Ravet-Duvigneaux (J. C. Prud.). — Sur l'action du froid, et sur l'asphyxie déterminée par cet agent. Diss. inaug. Paris, 3 mai 1810; in-4.°

Ibrelisle (Joseph Maxim.). — Du froid et de son action sur l'économie animale. Diss. inaug. Strasbourg, 11 septembre 1810; in-4.°

Reich (G. Ehr.). — Neue Aufschlüsse über die Natur und Heilung des Scharlachfiebers. Halle, 1810, in-8.°, et Hufeland, Journ., 1810; vol. XXIII, p. 38.

Hereau (Edm. Joach.). — Sur les avantages des bains domestiques et les dangers de leur abus. Diss. inaug. Paris, 1810; in-4.°

Flatow. — Diss. de aquæ frigidæ usu in scarlatina. Halæ, 1810.

Franceschi (V.). — Saggio sul uso de' bagni. Lucca, 1811; in-8.°

Bruni (Franc.). — Memoria sopra i bagni degli antichi, e sù la necessità de riassumerne la pratica ai tempi nostri, con un quadro sù le principali acque della Toscana. Fiorenza, 1811, in-12.

Hartmann. — Theorie des ansteckenden Typhus und seiner Behandlung. Wien, 1812.

Caspari. — Diss. de psychrolusiæ in morbis acutis usu. Lipsiæ, 1812.

Le François (L. A.). — Coup d'œil sur l'emploi externe et interne de l'eau de mer. Paris, 1812.

Bénit (P. H.). — Sur le froid, considéré dans ses rapports avec l'économie animale. Diss. inaug. Paris, 12 juin 1812; in-4.°

Kletten. — Diss. de moderando aquæ frigidæ usu in diversis morbis curandis. Viteb., 1812.

Latil-Thimecourt (L. H.). — Essai sur l'emploi et l'action des bains d'eau douce. Diss. inaug. Paris, 1812; in-4.°

Pfaff (Ch. H.). — Ueber einfache und wohlfeile Wasserreinigungsmaschinen. Altona, 1813.

Gibney (J.). — Obs. on the use and abuse of cold and warm seabathing. Lond., 1813; in-8.°

Land (J.). — Treatise on the hot, cold, tepid, shower and vaporous baths. Lond., 1813; in-12.

Akerman (Jacob). — De usu balneorum in febribus curandis. Resp. Hauser. Upsal, 1813.

Milius (Medizinal-Inspektor des S.ᵗ Petersburger Ports, etc.). — Beobachtungen über die grosse Heilkraft des Untertauchens in kaltes Wasser bei Faul- und Nervenfiebern (Typhus), bei hitzigen Fiebern und einigen andern Krankheiten; angestellt seit dem 18ten Julius 1813 im S.ᵗ Petersburger Seehospitale, etc.

— Voyez p. 163.

Horn. — Erfahrungen über die Heilung des ansteckenden Nerven- und Lazarethfiebers. 2.ᵉ édition. Berlin, 1814.

Renard (J. Cl.). — Das Bad als Mittel zur Erhaltung und Wiederherstellung der Gesundheit und Schönheit, nach Hallé, Guilbert und Nysten. Mainz, 1814; gr. 12.

V. Halem. — Beschreibung des Seebades zu Norderney. Bremen, 1815.

— Die Insel Norderney und Seebad, nach dem gegenwärtigen Standpunkte. Hannover, 1822.

Stierling. — Ideen über die Indication, Wirkung und den richtigen Gebrauch der Seebäder, nebst Notizen über die Seebadeanstalt bei Travemünde. Lübeck, 1815.

Bischoff. — Beobachtungen über den Typhus und die Nervenfieber, nebst ihrer Behandlung. Prag, 1815; in-8.°

Mercier (J. Gab. Alex.). — Diss. sur les bains. Thèse. Paris, 1815; in-4.°

Caffé (P. P. A.). — Considérations sur les avantages de la méthode des bains mercuriels dans le traitement de la syphilis et de la plupart des affections cutanées. Diss. inaug. Paris, 1815; in-4.°

Reuss (J. J.). — Exanthematische Form und Identität des ansteckenden Fleckenfiebers mit der orientalischen Pest; Kälte, das direkte, gleichsam specifische Mittel, dieses und alle pestartigen Krankheiten einfach, leicht und sicher zu heilen. Nuremberg, 1815; in-8.°

Gœden. — Geschichte des ansteckenden Typhus; 4 vol. Breslau, 1816.

Reuss (J. D.). — Repertorium commentationum a societatibus litterariis editarum. Tomi XI. Gœttingæ, 1816; in-4.° (Voyez le chapitre intitulé : De aquis; aquis mineralibus, etc.; de aqua dulci, frigida; de potu frigido. On y trouve l'indication de 101 observations, mémoires ou ouvrages de divers auteurs.)

Astruc (J. P. Louis). — Essai sur l'action et l'emploi thérapeutique des bains froids. Diss. inaug. Montpellier, 1816; in-4.°

Maurial-Griffoul (J. B.). — Influence du froid sur l'économie animale. Diss. inaug. Paris, 1817; in-4.°

JACOBY (Clark.). — De frigoris effectibus in corpus vivum. Edinb., 1817.

MORICHEAU-BEAUPRÉ. — Voyez p. 166.

ABENDROTH. — Ritzebüttel und das Seebad zu Cuxhaven. Mit Abbildung und Karten. Hamburg, 1818.

ARMSTRONG. — Voyez p. 163.

WEIDLICH (Jos.). — Der Badestuhl, dessen Gebrauch und Nutzen in verschiedenen örtlichen Krankheiten des männlichen, besonders aber des weiblichen Geschlechts. Wien, 1818; in-8.°

MÜHLBACH. — Prüfung der heilenden Kräfte des Wassers zur Erhaltung des menschlichen Lebens. Grätz, 1818.

SASZ (W.) — Die Seebadeanstalt bei Travemünde in ihrem gegenwärtigen Zustande. Ein Handbuch zur richtigen Kenntniss und Benutzung derselben. Lübeck, 1818.

VIMONT (Pierre-Val.). — Sur l'usage des bains pendant la grossesse et l'accouchement. Diss. inaug. Paris, 1818; in-4.°

JOANNES (J. F.). — Essai sur l'action et l'emploi thérapeutique des bains froids. Diss. inaug. Montpellier, 1818; in-4.°

WENDT (J.). — Das Wesen, die Bedeutung und die ärztliche Behandlung des Scharlachs. Breslau, 1819; in-8.°

PFEUFER. — Das Scharlachfieber, sein Wesen und seine Behandlung. Bamberg, 1819.

NEUBER (A. W.). — Ueber die Enstehung, Einrichtung und vorzügliche Wirksamkeit des Seebades zu Apenrade. In einem Schreiben an den Hrn. D.' Stierling in Hamburg. Hamburg, 1819.

— Beobachtungen über die Wirksamkeit des Apenrader Seebades. Schleswig, 1822.

V. COLDITZ. — Das Seebad auf Föhr in der Westsee. Husum, 1819.

FRÖHLICH (Anton). — Abhandlung von dem auffallenden Nutzen des kalten und lauen Wassers in einigen Fieberkrankheiten und dem Scharlache. Nebst einem Anhange über die nähere Bestimmung der Fälle und des Zeitpunktes, in welchem das Begiessen oder Baden mit kaltem oder lauem Wasser in den schwersten Krankheiten schnelle und sichere Hülfe leistet. Wien, 1820; in-8.°

FRÖLICH. — Abhandlung über die kräftige, sichere und schnelle Wirkung der Uebergiessungen oder der Bäder von kaltem oder lauwarmem Wasser in Faul-, Nerven-, Gall-, Brenn- und Scharlachfiebern, den Masern und einigen andern langwierigen Krankheiten. Wien, 1820; in-8.°

— Gründliche Darstellung des Heilverfahrens in entzündlichen Fiebern überhaupt, und insbesondere im Scharlach, mittelst der Anwendung des lauwarmen, kühlen oder kalten Wassers durch Waschungen, Bäder und Uebergiessungen. Nach unzähligen reinen Erfahrungen bestätigt. Wien, 1824; in-8.°

FRÖLICH, REUSS et PITSCHAFT. — Voyez p. 161.

DUBRAY (Jules). — Effets du froid sur le physique et le moral de l'homme. Diss. inaug. Paris, 1820; in-4.°

DÆHNE (L. F.). — Einige Beiträge zur Ætiologie und Kur des Scharlach- oder Häutungsfiebers, nebst Empfehlung einer neuen Behandlung desselben. Leipzig, 1821; in-8.°

GUERSENT. — Voyez p. 168.

JAUFFRET (Joseph-Stanislas). Essai sur le froid et ses effets sur l'homme en particulier. Diss. inaug. Paris, 1821; in-4.°

LASIUS (G. S. O.). — Beschreibung der zum Herzogthum Oldenburg gehörigen Insel Wangeroge und ihrer Seebadeanstalt. Oldenburg, 1821.

KAHTLOR (G. W. Chr. Y.). — Ueber die zweckmässige Anwendung der Haus- und Flussbäder zur Erhaltung der Gesundheit, Jugend und Schönheit. Wien, 1821; in-8.°

FLITTNER (S. G.). — Gemeinfassliche Anweisung über den Nutzen und rechten Gebrauch der einfachen, kalten und warmen Wasserbäder, so wie der Dampfbäder. Berlin, 1822; in-8.°

MEYER (Philipp.). — De usu et virtute aquæ simplicis, secundum ipsius temperaturam indeque pendentem statum aggregativum. Diss. inaug. Strasb., 16 juillet 1822; in-4.°

ROTHMANN. — Diss. de aqua ejusque efficacia. Berolini, 1823; in-8.°

BŒHM. — Praktische Abhandlung über das Scharlachfieber. Prague, 1823; in-8.°

Rapou (T.). — Traité de la méthode fumigatoire, etc. ; 2 vol. in-8.° Paris, 1824; et Annales de la méthode fumigatoire. Paris, 1827.

Haffner. — Die Seebadeanstalt zu Zoppot bei Danzig. Mit einer Karte. Danzig, 1823.

Bluhm. — Ueber das Seebad auf der Insel Norderney und seine Heilkräfte. Hannover, 1824.

— Die Seebadeanstalten auf der Insel Norderney in ihrem gegenwärtigen Zustande. Bremen, 1834.

Erhard. — Ueber die äusserliche Anwendung des kalten Wassers als Heilmittel im Scharlachfieber. Nördlingen, 1824 ; in-8.°

V. Warnstedt. — Die Insel Föhr und das Wilhelminen-Seebad. 1824.

Tanchou (S.). — Du froid et de son application dans les maladies. Voyez p. 173. Traduit en allemand sous ce titre : Neue physikalische und therapeutische Ansichten über die Kälte und ihre Anwendung in Krankheiten, nebst Beobachtungen und einigen aphoristischen Zusätzen, von G. Wendt. Leipzig, 1825 ; in-8.°

Sachs. — Diss. de aquæ communis applicatione externa. Berolini, 1825 ; in-8.°

Lienard (E.). — Choleræ morbo frigidus potus. Paris, 1826 ; in-4.°

Gourdin (Adolphe). — Essai sur l'influence du froid humide. Diss. inaug. Paris, 1827; in-4.°

Assecond. — Taschenbuch für Seebad-Reisende. Traduit du français. Hildburghausen, 1828 ; in-8.°

Morgue. — Considérations générales sur l'utilité des bains de mer. Paris, 1828.

Kind (R.). — Das Seebad zu Swinemünde. Als Anhang, eine kurze Anleitung, die Insel Rügen zu bereisen. Stett., 1828.

— Das Seebad zu Putbus. Berlin, 1828.

Schneider (F. A.). — Nachricht von der Einrichtung des patentirten Staubbadapparates, in Form eines Schrankes, vermittelst dessen man mit 8 Quart Wasser 15 Minuten baden kann, nebst Gebrauchanweisung und Gutachten mehrerer Ærzte. Berlin, 1829.

Osann (E.). — Uebersicht der verschiedenen Arten von Bädern und ihrer medikalischen Benutzung. Berlin, 1829;
gr. 8.

Grandmont (Gillet de). — Bericht an die medizinisch-praktische Gesellschaft zu Paris über das Hydroconion oder
Regenbad des Herrn R. Walz in Leipzig, im Namen der
zu diesem Behufe ernannten Commission, vorgelesen in
der Sitzung vom 5ten Juli 1829. Aus dem Französischen,
mit Zusätzen von Edelmann, nebst einer Vorrede von
J. Ch. A. Clarus. Leipzig, 1830; gr. 12.

— Ueber die Erfindung des patentirten Staubbadapparates
von F. A. Schneider, mit Bezugnahme auf den Bericht
über diese Erfindung an die medizinisch-praktische Gesellschaft zu Paris. Berlin, 1833; gr. 8.

Barries (Carl). — Sprudelbäder im Alexandersbad zu Hamburg. Erste öffentliche Anstalt dieser Art. Beschreibung
ihrer Anlage und Einrichtung, nebst Beschreibung eines
Feldbades für das Militär in der Garnison und im Felde.
Mit 5 Stahldrücken. Hamburg, 1831; in-8.°

Mekansky (V. Menk.). — Notizen über Gymnastik in vorzugs-
weiser Beziehung auf die zweckmässige Anwendung der
kalten Bäder in offenen Wässern und der Schwimm-
kunst, mit besonderer Rücksicht auf die öffentlichen
Donau-Badanstalten. Wien, 1831.

Müller (Fr.). — Die Cholera und die Anwendung der Kälte
als einfachstes Schutzmittel derselben, etc. Wien, 1832;
in-8.°

Casper. — Die Behandlung der asiatischen Cholera durch
Anwendung der Kälte, etc. Berlin, 1832. Traduit en
hollandais par V. Rosenstein. Rotterdam.

— Erfahrungen über die Anwendung der Kälte in Krankheiten. Berlin, 1833; in-8.°

Dührsen. — Nachricht von der Badeanstalt auf der Insel
Helgoland, so wie einige allgemeine Baderegeln zum
Gebrauche für Badende überhaupt, insbesondere aber
für diejenigen, die sich des Helgolander Seebades bedienen wollen. Hamburg, 1832.

Meisner (Fr. L.). — Abhandlung über die Bäder im Allge-

meinen, und über die neuen (Koberlinschen) Apparate
zu Sprudel-, Sturz- und Dampfbädern insbesondere.
Mit 13 Kupfertafeln. Leipzig, 1832; in-8.°

Scholand (J. M.). — Vorsichts- und Verhaltungsmassregeln
beim Baden, etc. Nach den besten Quellen und bewähr-
ten Erfahrungen bearbeitet. Magdeburg, 1832; in-8.°

Siemerling. — Andeutungen über das Friedrich-Wilhelm-
Seebad zu Putbus. Stralsund, 1832.

Eckhoff. — Die Insel Föhr und ihr Seebad. Hamburg, 1833.

Chemnitz. — Wangeroge und das Seebad. Neue Auflage. Jever,
1833.

Richter (A. L.). — Die Seebäder auf Norderney, Wangerog
und Helgoland. Berlin, 1833; in-8.°

J. D. Brandis (königl. dänischer Leibarzt). — Erfahrungen
über die Anwendung der Kälte in Krankheiten. Berlin,
1833; in-8.°

Richter (Ad.). — Der erfahrene Badearzt. Eine gründliche
Anleitung über den zweckmässigen Gebrauch der Bäder
und ihre mannigfachen Formen zur Erhaltung der Gesundheit, Jugend und Schönheit, nebst einem diätetischen Reisereglement für Brunnen- und Badefreunde.
Nach den neuesten und besten Quellen bearbeitet. Wien,
1834; gr. 12.

Sachse (J. D. W.). — Ueber die Wirkungen und den Gebrauch der Bäder, besonders der Seebäder zu Dobberan.
Berlin, 1835; gr. 8.

— Medizinische Beobachtungen und Bemerkungen. Erster
Band. Ueber Bäder, besonders in Beziehung auf die Seebäder bei Dobberan. Berlin, 1835.

— Vertheidigung der Ostseebäder gegen die Verunglimpfun-
gen Mehrerer. Schwerin, 1837.

Heine (J. G.). — Physiologie de l'effet des bains sur l'organisme vital de l'homme. La Haye, 1835; grand in-8.°
Traduit en allemand sous ce titre : Physiologie über die
organischen Wirkungen der Bäder auf den belebten
menschlichen Organismus, die kalten und die aus der
Natur hervorquellenden warmen oder die künstlich erwärmten betreffend. Mit einer lithogr. Abbildung des ortho-

pädischen Maschinen-Seebadwagens. Ebend., 1835; in-4.°

BECKER (J. H.). — Einige Bemerkungen über den Einfluss
der Witterung auf den menschlichen Organismus überhaupt, und insbesondere auf die Anwendung der Seebäder in Dobberan. Parchim, 1835.

— Dobberan im Sommer 1837. Mit einer lithogr. Ansicht
des neuerbauten Bade- und Logirhauses am heil. Damm
bei Dobberan. Parchim und Ludwigslust, 1838; in-8.°

STARKE (C. L. F.). — Freimüthige Worte über das Gesund-
heitswohl der Staatsbürger im Allgemeinen, besonders
aber über das diätetische Verhalten der Kinder bei deren
Erziehung und Unterricht, etc., so wie über den diätetischen Gebrauch des gemeinen kalten und des kohlen-
sauren Wassers. Breslau, 1835; in-8.°

GUTMANN (S.). — Das vereinfachte Regen- und Sturzwasser
beschrieben. Mit 1 Steindrucktafel. Leipzig, 1835.

SASS (W.). — Taschenbuch für Badegäste, oder Anleitung
zum zweckmässigen Gebrauch des Seebades. 1835.

SALOMON (G.). — Erinnerungen an das Seebad auf Helgoland im Jahre 1834. Hamburg, 1835.

DE COURTIVRON (le vicomte de). — Traité complet de natation. Essai sur son application à l'art de la guerre. 3.ᵉ
édition. Paris, 1836; 1 vol. in-8.°

Le chapitre II est consacré à l'étude des effets hygiéniques des bains froids.

REINER (F. X.). — Der Bade- und Brunnenarzt als Haus-
freund; eine Anleitung, durch Waschen und Baden des
Körpers, etc., die Gesundheit zu erhalten und zu stär-
ken, gegründet auf medizinische Erfahrung und eigene
25jährige Beobachtung. München, 1836; gr. 12.

MÜHRY. — Ueber das Seebaden und das Norderneyer Seebad.
Hannover, 1836.

— Das Waschen und Baden des menschlichen Körpers in
diätetischer Hinsicht, nebst einem Anhange, die Verhaltungsmassregeln für die Badereisenden, etc., enthaltend,
nach ärztlichen Beobachtungen und eigenen Erfahrungen. Magdeburg, 1837; in-8.°

ANTONI (E.). — Die Kunst, ein gesundes und wohlschme-

ckendes Trinkwasser herzustellen, wie auch im heisse-
sten Sommer nicht nur kalt zu erhalten und zu machen,
sondern sogar in Eis zu verwandeln. Nebst einer Einlei-
tung über das Wasser im Allgemeinen und seine wohl-
thätigen Eigenschaften. Nordhausen, 1837.

D'Aumerie. — Das Seebad zu Scheveningen in Holland.
Cleve und Leipzig, 1837.

Lieboldt (F.). — Die Heilkräfte des Meerwassers. Zur Belehrung für Gebildete. Mit besonderer Berücksichtigung
der Seebadeanstalt bei Travemünde. Lübeck, 1837.

Borghoff. — Das Wilhelminen-Seebad auf der Insel Föhr in
der Nordsee, in seinem gegenwärtigen Zustande. Altona,
1837.

La Corbière. — Voyez p. 176.

Sodoffsky. — Das Seebad zu Dubbeln. Riga und Mitau, 1839.

Œuvres chirurgicales.

Ambroise Paré. — Voyez p. 184.
Biondo. — Voyez p. 185.
Fallopio. — Voyez p. 185.
Palazzo. — Voyez p. 186.
Dionise (Alex.). — Traité si avec l'eau froide on peut guérir
tant les plagues des arquebusades que d'autres. Paris,
1581.
Joubert. — Voyez p. 195.
Martel. — Voyez p. 187.
Sancassani. — Voyez p. 187.
Lamorier. — Voyez p. 188.
Heister. — Voyez p. 188.
Platner. — Voyez p. 188.
Richter. — Voyez p. 189.
Schmucker. — Voyez p. 189.
Theden. — Voyez p. 189.
Hahnemann (S.). — Anleitung, alte Schäden und faulige
Geschwüre gründlich zu heilen. Leipzig, 1784; in-8.
Danter. — Voyez p. 190.
Lombard. — Voyez p. 194.

Klett. — Diss. de epithematum frigidorum vi atque usu, præsertim in curandis contusionibus. Erlang., 1794; in-8.°

Zeller von Zellenberg. — Praktische Bemerkungen über den vorzüglichen Nutzen des allgemein bekannten Badeschwammes und des kalten Wassers bei chirurgischen Operationen, Verwundungen und Verblutungen überhaupt. Wien, 1797; gr. in-8.°

Kern. — Voyez p. 197.

Roques. — Voyez p. 198.

Roubaud (P. D.). — Diss. sur l'utilité de l'application du froid dans le traitement des plaies pénétrantes de la poitrine ou du bas-ventre, avec lésion de vaisseaux plus ou moins considérables. Diss. inaug. Paris, 14 décembre 1808; in-4.°

Trumpf. — Ueber den Missbrauch der Salben, nebst Anleitung für Wundärzte, nach einer einfachen und zweckmässigen Methode Wunden und Geschwüre zu heilen. Heidelberg, 1810; gr. in-8.°

Percy. — Voyez p. 198.

Dzondi. — Ueber Verbrennungen und das eine Mittel, sie in jedem Grade schnell zu heilen. 2te Auflage. Halle, 1825; in-8.°

Georgi. — Ueber weit um sich greifende und tief eindringende Verbrennungen. Dresden und Leipzig, 1828; in-8.°

Sarenbach (V.). — Repertorium der vorzüglichsten Kurarten, Heilmittel und Operationsmethoden, etc. 2 Bde. Wien, 1833; gr. 8.

Serre d'Uzès. — Voyez p. 201.

Josse. — Voyez p. 204.

Rocnetta. — Voyez p. 202.

Berard, jeune. — Voyez p. 203.

Fleury. — Voyez p. 203.

Christophe. — Voyez p. 204.

Gerdy. — Voyez p. 206.

Nivet (V.). — Mémoire sur l'emploi des irrigations continues d'eau froide dans le traitement des fractures compliquées. Gazette médicale de Paris, tom. VI, 1838, p. 36 et 50.

Foucault. — Observation sur un cas grave de métrorrhagie, traité avec succès par les irrigations continues d'eau froide. Gazette médicale de Paris, tom. VI, 1838, p. 183.

Fricke. — Traitement de l'hydrocèle par la ponction et l'injection de teinture d'iode et d'eau froide. Voyez Zeitschrift für die gesammte Medizin, et Gazette médicale de Paris, tom. VI, 1838, p. 648.

Les injections d'eau froide ont mieux réussi que celles de teinture d'iode.

§. 2. Hydrothérapie moderne.

Ouvrages écrits par des médecins.[1]

D.ʳ Beckstein. — Der Wasser-Katechismus, oder Lehre von der heilsamen Wirkung des kalten Wassers, und wie dasselbe in den mannigfachen Krankheitszuständen als das sicherste und wohlfeilste Heilmittel anzuwenden ist. Berlin, 1834. 2.ᵉ édition, in-8.º; 1836.

— Le catéchisme hydrothérapique, ou étude de l'action curative de l'eau froide et de la manière dont elle peut être employée dans les nombreuses maladies, comme étant le remède le plus sûr, le plus efficace et le moins cher. Berlin, 1834; et 2.ᵉ édit., in-8.º; 1836.

— Der Arzt ohne Medizin, oder Anweisungen wie ohne Medizin, durch Anwendung des kalten Wassers, sowohl Uebel verhütet als auch vorhandene gehoben werden können. Berlin, 1837.

— Le médecin sans médecine, ou instruction pour prévenir et guérir la maladie sans médecine, en remplaçant cette dernière par l'eau froide. Berlin, 1837.

— Hydriatik, oder die Wasserheilkunde auf pathologische Grundsätze gestützt. Berlin, 1838.

— Hydriatique, ou la médecine hydropathique basée sur des principes pathologiques. Berlin, 1838; in-8.º

---

1 Pour faciliter l'appréciation des ouvrages écrits sur l'hydrothérapie moderne, nous avons cru utile de reproduire tous les titres en français.

D.ʳ FABRICIUS. — Das Ganze der Heilkunst mit kaltem Wasser, oder deutliche Anweisung die meisten und gefährlichsten Krankheiten der Menschen auf die sicherste Weise durch den Gebrauch des kalten Wassers schnell und gründlich zu heilen, etc. Leipzig, 1834; in-8.°

— L'ensemble de la médecine hydropathique, ou instruction claire sur la manière dont on peut, par l'emploi de l'eau froide, guérir radicalement et avec rapidité la plupart et les plus dangereuses des maladies de l'homme; avec un appendice contenant un choix d'histoires, d'observations de certaines maladies, ainsi qu'un enseignement sur la meilleure manière de rétablir entièrement, par l'emploi raisonné de l'eau froide, la force prolifique affaiblie de l'homme. Pour les hommes civilisés de toutes les professions. 2.ᵉ édition. Leipzig, 1834; in-8.°

D.ʳ AUG. SCHULZE. — Die heilsamen Wirkungen des kalten Wassers, wie dasselbe in den mannigfachen Krankheitszuständen als das sicherste und wohlfeilste Heilmittel anzuwenden ist. Eine nützliche Schrift für Jedermann.

— Les vertus curatives de l'eau froide et la manière dont on peut employer cette dernière dans de nombreuses maladies comme le remède le plus certain et le moins cher. Brochure utile à tout le monde. Leipzig, 1835; gr. in-8.°

ED. HLAWACZEK (prakt. Arzt in Karlsbad). — Die Wasserheilkunde, oder pharmakologisch-therapeutische Darstellung des gemeinen kalten und erwärmten Wassers und der sämmtlichen Mineralwässer, mit besonderer Berücksichtigung der Karlsbader Thermalquellen. Wien, 1835; in-8.°

— La médecine hydropathique, ou exposition pharmacothérapeutique de l'eau froide commune, de l'eau chaude et des eaux minérales en général, avec des considérations particulières sur les sources thermales de Carlsbad. Vienne, 1835; in-8.°

D.ʳ TH. E. KURZ (prakt. Arzt zu Frankenstein). — Ueber den Werth der Heilmethode mit kaltem Wasser, und ihr Verhältniss zur Homöopathie und Allöopathie, nebst Vergleichung der Verfahrungsart des Prof. Œrtel mit der des V. Priessnitz. Eine Schrift für Jedermann. Nach eigenen Erfahrungen bearbeitet. Leipzig, 1835.

D.ʳ Kurz. — Sur le mérite de la méthode curative par l'eau froide, et ses rapports avec l'homéopathie et l'alléopathie, et parallèle de la manière d'opérer du Prof. OErtel avec celle de V. Priessnitz. A l'usage de tout le monde. Fait d'après des expériences personnelles. Leipzig, 1835.

D.ʳ E. Ammon. — Die Wasserheilkunst, oder Anweisung, wie man durch das Wasser schwierige Krankheiten heben und seine Gesundheit erhalten kann. Nach den besten und neuesten Quellen und eigenen Erfahrungen bearbeitet. Nordhausen, 1836.

— La médecine hydropathique, ou instruction pour se préserver des maladies graves et entretenir la santé au moyen de l'eau. Travail fait d'après les sources les plus récentes et une expérience personnelle. Nordhausen, 1836; in-8.°

D. A. Dœring. — Natur und Leben in Gräfenberg.

— De la nature et de la vie à Græfenberg. Brieg, 1836; in-8.°

D.ʳ A. H. Krœber (prakt. Arzt in Breslau). — Priessnitz in Gräfenberg und seine Methode, das kalte Wasser gegen verschiedene Krankheiten des menschlichen Körpers anzuwenden. Für Ærzte und Nichtärzte dargestellt. 2te Auflage. Breslau, 1836; in-8.°

— Priessnitz à Græfenberg et sa méthode pour employer l'eau froide contre certaines maladies du corps humain. A l'usage des médecins et des gens du monde. 2.ᵉ édition. Breslau, 1836; in-8.°

S. M. Granlchstædten (in Wien). — Handbuch der Wasserheillehre (Hydriasiologie), oder des der Natur gemässen geregelten Heilverfahrens mit kaltem Wasser. Wien, 1837; in-8.°

— Manuel de la thérapeutique hydriatique (hydriasiologie), ou manière de guérir par l'eau froide selon les lois de la nature. Vienne, 1837; in-8.°

C. L. Kollert (Amtschirurgus und Wundarzt zu Grimma). — Wasserheilkunde für das Volk, das ist Anleitung, ohne vielen Arzneigebrauch aus der lateinischen Küche gesund

zu bleiben und mit klarem Wasser mannigfac hekörper-
liche Leiden und verjährte Uebel gründlich zu heilen.
Grimma, 1837; in-8.°

KOLLERT. — Hydrothérapeutique populaire, c'est-à-dire,
enseignement sur la guérison radicale d'un grand nombre
de souffrances corporelles et de maladies invétérées, guéries par de l'eau pure sans avoir recours à des médecines
de la cuisine latine. Grimma, 1837.

Prof. A. G. KIRCHMÆYR. — Die bewährtesten und wohlfeilsten
Mittel, gesund und lange zu leben, etc. 2te Auflage.
München, 1837; in-8.°

— Sur les moyens les plus certains et les plus économiques
de se procurer une bonne santé et une longue vie.
Dédié à son prochain. 2.ᶜ édition. Munich, 1837.

B. E. MAY. — Der Rathgeber bei Wasserkuren. Eine aus-
führliche Anweisung, wie man durch den Gebrauch des
Wassers, dieses einfachen und doch so überaus kräftigen
Heilmittels, sich von Krankheiten befreien und die Gesundheit erhalten kann. Meissen, 1837.

— Le conseiller dans les cures par l'eau. Instruction détaillée pour se délivrer de certaines maladies et recouvrer la santé par l'eau, ce remède aussi simple qu'énergique. Meissen, 1837.

J. J. WEISS (Thierarzt, Direktor der neuen Kaltbadeanstalt
in Freywaldau in österreichisch Schlesien). — Die neuesten Erfahrungen und Heilungen auf dem Gebiete der
Wasserheilkunde gesammelt und geordnet, etc. Breslau,
1837; in-8.°

— Expériences et guérisons les plus récentes recueillies et
mises en ordre d'après les exigences de la médecine
hydriatique. Avec une préface de Starke, médecin d'état-
major du royaume de Prusse. Ouvrage médical populaire.
Breslau, 1837; in-8.°

D.ʳ L. W. MAUTHNER. — Die Heilkräfte des kalten Wasser-
strahls. Mit einem Rückblick auf die Geschichte und mit
besonderer Rücksicht auf das Staubregenbad und kalte
Bäder. Mit 4 Kupfertafeln. Wien, 1837; in-8.°

— Des vertus curatives des douches d'eau froide, avec une

vue rétrospective sur leur histoire et surtout sur l'histoire des douches en poussière d'eau et sur les bains
froids. Avec 4 planches. Vienne, 1837; in-8.°

D.ʳ Ed. Schnitzlein (prakt. Arzt zu München). — Beobachtungen, Erfahrungen und ihre Ergebnisse zur Begründung der Wasserheilkunde, hauptsächlich in Folge aller-
höchsten Willens nach einem längern Aufenthalte in
der Wasserheilanstalt des V. Priessnitz zu Gräfenberg
dargestellt. 2te Auflage. München, 1838; in-8.°

— Observations, expériences pour servir à la fondation de
la médecine hydropathique. Exposition faite par suite de
la volonté royale du roi de Bavière après un long séjour
à l'établissement hydrothérapique de Vincent Priessnitz
à Græfenberg. 2.ᵉ édition. Munich, 1838; in-8.°

Bertini (consigliere del collegio di medicina). — Della medicina idropatica in Germania. Torino, 1838; in-8.°

— De la médecine hydropathique en Allemagne. Turin,
1838; in-8.°

D.ʳ Leo Bergmann (prakt. Arzt zu Pleinfeld). — Diät, kaltes
Wasser und Bewegung, die drei Heroen der Medizin,
oder Anweisung, durch passende Diät, durch zweckmässigen Gebrauch des kalten Wassers und durch fleis-
sige Bewegung Krankheiten zu verhüten und zu heilen,
etc. Nürnberg, 1838; in-8.°

— Diète, eau froide et mouvement, les trois héros de la
médecine, ou renseignements sur la manière d'éviter et
de guérir les maladies par une diète convenable, par
l'emploi raisonné de l'eau froide et par beaucoup de mouvement. Manuel pour les médecins, fondé sur une longue
expérience. Nuremberg, 1838; in-8.°

D.ʳ Rœtel. — Das Ganze der Wasserheilkunde. Eine auf
mehrjährige Erfahrung gegründete Anleitung, wie das
kalte Wasser von Kranken und Gesunden vernünftig zu gebrauchen, nebst einem Anhang über die schnellste und
sicherste Art, Scheintodte und Verunglückte in das Leben
zurückzurufen. Leipzig und Kassel, 1838, in-8."

— L'ensemble de la médecine hydropathique. Guide pour la
manière dont l'eau froide doit être employée par les

malades et les hommes en bonne santé ; ouvrage fondé sur une expérience de plusieurs années. Avec un appendice sur la manière la plus rapide et la plus certaine de rappeler à la vie des hommes qui paraissent morts. Leipzig , 1838; in-8.°

FLOSKRAFT. — Die richtige Mitte im Gebrauche des kalten Wassers, oder vollständige Anweisung, wie man dasselbe im gesunden und kranken Zustande anwenden soll. Nach den besten Schriften und neuesten Erfahrungen bearbeitet. Ulm , 1838 ; in-8.°

— Le juste milieu dans l'emploi de l'eau froide, ou instruction complète sur la manière dont on doit employer celle-ci soit à l'état de santé, soit à l'état de maladie. Ulm , 1838; in-8.°

D.ʳ K. Aug. KOCH. — Das kalte Wasser. Wo ist es anzuwenden ? Wo nicht ? Geschichte der Wasserheilkunde ; diätetische Benutzung des kalten Wassers, etc. Leipzig, 1838 ; in-8.° 3.ᵉ édition. Leipzig, 1842.

— De l'eau froide. Où faut-il l'employer ? et où ne le faut-il pas ? Histoire de l'hydrothérapie ; emploi diététique de l'eau froide. Tableau des symptômes des maladies les plus graves selon leur apparition caractéristique, et de leur traitement le plus rationnel. Leipzig, 1838 ; in-8.°

A. MÜLLER (prakt. Arzt). — Die Wunderkräfte des kalten Wassers in Heilung schwerer Krankheiten. Eine allgemeine verständliche Anweisung, sich dieses grossen Mittels mit Nutzen zu bedienen. Leipzig, 1838; in-8.°

— De la puissance merveilleuse de l'eau froide dans les maladies graves. Instruction générale et compréhensible sur la manière de se servir avec avantage de ce grand moyen. Leipzig, 1838; in-8.°

D.ʳ ALEX. WEISS (prakt. Arzt in Wien). — Ein Wort über die herrschende Wasserkurmethode, für Freunde und Feinde derselben. Wien, 1838; in-8.°

— Un mot sur la méthode hydropathique employée de nos jours, adressé aux amis et aux ennemis de celle-ci. Vienne, 1838; in-8.°

Dr J. Johnson. — Hygiastik, oder die Kunst, ein gesundes und lebensfrohes Alter zu erreichen. Leipzig, 1838 ; in-8.°

— Hygiastique, ou l'art d'atteindre une vieillesse saine et joyeuse. Traduit de l'anglais par le Dr L. Calmann. Leipzig, 1838 ; in-8.°

Dr C. A. W. Richter. — Versuch zur wissenschaftlichen Begründung der Wasserkuren. Friedland, 1838; in-8.°

— Essai sur les cures d'eau froide basées sur des connaissances scientifiques. Friedland, 1838 ; in-8.°

— Offene Empfehlung der Wasserkuren. Friedland, 1839 ; in-8.°

— Recommandation franche de l'emploi curatif de l'eau. Friedland, 1839 ; in-8.°

Dr N. Weigersheim. — Das kalte Wasser für immer. Eine Abhandlung mit besonderer Berücksichtigung für höhere und hohe Behörden, als Beschützer, Gebieter und Beförderer öffentlicher Heilanstalten und Sanitätsmassregeln, so wie für Gönner der Wasserheilkunde und alle diejenigen, denen das eigne Wohl und das ihrer Mitmenschen am Herzen liegt. Berlin, 1839; in-8.°

— L'eau froide toujours. Dissertation sur l'eau froide, adressée spécialement aux autorités supérieures, chargées de protéger, de diriger et de perfectionner les établissements sanitaires publics et les lois sur la santé publique, ainsi qu'aux protecteurs de l'hydrothérapie et à tous ceux qui ont à cœur leur propre bien-être et celui de leur prochain. Berlin, 1839; in-8.°

Dr Helmenstreit. — Vorlesung über den Gebrauch des kalten Wassers im gesunden und kranken Zustande. Gehalten auf der Universität B. von Prof. Dr Helmenstreit, Obermedizinalrath. Für das gebildete Publikum bearbeitet und herausgegeben. Cassel, 1839; in-8.°

— Lecture académique sur l'emploi de l'eau froide dans l'état de santé et de maladie ; lecture faite à l'université de B. par le prof. docteur Helmenstreit, conseiller médical. Publié pour les gens du monde. Cassel, 1839 ; in-8.°

Dr M. Wulzinger (prakt. Arzt in Arnstorf). — Hydrologia, oder die Heilkraft des Wassers. Eine vollständige Abhandlung über die Eigenschaften und den Nutzen des gemeinen Wassers und der Mineralquellen, nach den Grundsätzen der Physik, Chemie und Pharmacodynamik ; zum Gebrauche für Ærzte und Nichtärzte. Passau, 1839 ; in-8.°

D.ʳ WULZINGER. — Hydrologie, ou de la puissance curative de l'eau. Traité complet sur les propriétés et l'utilité de l'eau ordinaire et des sources d'eaux minérales, basé sur les principes de physique, de chimie et de pharmacodynamique ; à l'usage des médecins et des gens du monde. Passau, 1839 ; in-8.°

D.ʳ J. HOPPE. — Wie härtet man die Haut ab ? Mit Darlegung der gesammten Abhärtungslehre beantwortet. Berlin, 1839 ; in-8.°

— Comment retrempe-t-on la peau ? ou Comment durcit-on la peau ? Avec des considérations sur les différentes manières de durcir la peau. Berlin, 1839 ; in-8.°

D.ʳ FIKENTSCHER. — Badebericht vom Jahre 1838 über die Kaltwasserheilanstalt zu Alexandersbad bei Wunsiedel, von 1839.

— Rapport sur les bains de l'année 1838, pris à l'établissement hydrothérapique d'Alexandersbad près Wunsiedel, par le docteur Fikentscher. 1839.

D.ʳ M. SCHREBER. — Das Buch der Gesundheit. Eine Orthobiotik nach den Gesetzen der Natur und dem Bau des menschlichen Organismus. Leipzig, 1839.

— Le livre de la santé. Orthobiotique d'après les lois de la nature et la construction de l'organisme humain. Leipzig, 1839.

D.ʳ med. E. V. DIETRICH (gewesener Oberarzt in königlich preussischen Diensten). — Gräfenberg wie es ist, oder die Wasserheilanstalten des Herrn Vincenz Priessnitz zu Gräfenberg und des Herrn Joseph Weiss zu Freywaldau, nach den neuesten Beobachtungen und Nachrichten treu und wahr dargestellt. Neisse und Rawiez, 1840 ; in-12.

— Græfenberg tel qu'il est, ou l'établissement hydropathique de M. Vincent Priessnitz à Græfenberg et de M. Joseph Weiss à Freywaldau, exposé fidèlement d'après les observations et les renseignements les plus récents. Neisse et Rawicz, 1839; in-12.

D.ʳ E. Œsterreicher. — Fragmente aus dem Reiche des kalten Wassers, entworfen zu Gräfenberg im Jahr 1839.

— Fragments sur l'emploi de l'eau froide, ébauchés à Græfenberg en 1839. Pesth, in-12.

D.ʳ F. Fritz (Vorsteher einer Wasserheilanstalt zu Mühlau bei Innspruck). — Skizze über die Heilmethode des V. Priessnitz in Gräfenberg, als Resultat eines im Februar und März 1839 daselbst Statt gefundenen Aufenthaltes und eigener dreijähriger Ausübung. Innspruck, 1839; in-12.

— Esquisse de la méthode curative de V. Priessnitz à Græfenberg; résultat d'un séjour à cet établissement pendant les mois de février et mars 1839 et d'une pratique de trois ans. Innspruck, 1839.

Mag. J. O. Müller. — Das kalte Wasser in seinen heilkräftigen Beziehungen zu Zahnkrankheiten; als Anleitung zur begründeten und zweckgemässen Anwendung dieses Heilmittels, mit besonderer Rücksichtnahme auf die Bedürfnisse des nichtärztlichen Publikums, durch Krankengeschichten erläutert. Wien, 1840.

— L'eau froide considérée sous le rapport de ses vertus curatives dans les maladies des dents; guide pour faire un emploi utile de ce moyen curatif. A l'usage du public non médical, et éclairé par des histoires de maladies. Vienne, 1840.

D.ʳ F. Schubert. — Grundzüge der allgemeinen Wasserheilkunde. München, 1840; gr. in-12.

— Généralités sur la médecine hydriatique. Munich, 1840.

D.ʳ H. Hornburg. — Das kalte Wasser, oder wie, wo und wann kann und darf es ohne Arzt als Heilmittel angewendet werden? Ulm, 1840; gr. in-12.

— De l'eau froide, ou comment et quand peut-on, sans médecin, faire usage de l'eau froide comme moyen curatif. Ulm, 1840.

D.ʳ Rœder. — Der Hausbrunnen als Wasserheilanstalt und Apotheke des Hauses für Jung und Alt. Ein Handbuch

für alle, deren Verhältnisse es nicht gestatten, eine
auswärtige Bad- oder Wasserkur besuchen zu können.
Leipzig, 1840; in-8."

D.ʳ Rœder. — La fontaine domestique servant d'établissement
hydriatique et de pharmacie de la maison pour les jeunes
et les vieux. Manuel pour ceux qui n'ont pas les moyens
de visiter des établissements extérieurs. Leipzig, 1840;
in-8.°

D. C. A. Laub. — Allopathie, Homöopathie und Wasserheilkunde in ihren Grundzügen dargestellt. Leipzig, 1840.

— L'allopathie, l'homéopathie et la médecine hydriatique
considérées dans leurs fondements. Leipzig, 1840.

D.ʳ L. Fraenkel. — Ærztliche Bemerkungen über die Anwen-
dung des kalten Wassers in chronischen Krankheiten.
Chronische Krankheiten des Verdauungsapparats. Mit 4
Ansichten der Ebersdorfer Wasserheilanstalt. Berlin, 1840.

— Considérations médicales sur l'emploi de l'eau froide dans
les maladies chroniques. Maladies chroniques de l'appareil digestif. Avec 4 vues de l'établissement hydriatique
d'Ébersdorf. Berlin, 1840; in-8.°

D.ʳ H. Schnaubert. — Versuch einer Darstellung der Wirkung des kalten Wassers auf den menschlichen Körper.
Mit besonderer Rücksicht auf die Priessnitz'sche Kurmethode. Weimar, 1840.

— Essai d'une exposition des propriétés de l'eau froide sur
le corps de l'homme; avec des considérations particulières sur la méthode curative de Priessnitz. Weimar,
1840.

D.ʳ H. Sinogowitz. — Die Wirkungen des kalten Wassers
auf den menschlichen Körper, heilwissenschaftlich beur-
theilt. Berlin, 1840; in-8.°

— Les propriétés de l'eau froide sur le corps humain, jugées
médicalement. Berlin, 1840; in-8.°

D.ʳ F. L. Fleischmann (Vorsteher der Wasserheilanstalt zu
Schallershof). — Leitfaden für Kurgäste und Wasserheilanstalten. Nürnberg, 1840; in-8.°

— Guide à l'usage des baigneurs et des établissements hydriatiques. Nuremberg, 1840; in-8."

575

D.ʳ F. STECHER. — Taschenbuch der Wasserheilkunde nach der Priessnitz'schen Methode, etc.; nebst Beschreibung der Wasserheilanstalt zu Kreischa bei Dresden. Leipzig, 1840; in-16.

— Manuel de la méthode hydriatique d'après la méthode de Priessnitz, avec la description de l'établissement de Kreischa près Dresde. Leipzig, 1840; in-16.

L. SAUVAN. — Exposé des principes scientifiques de l'hydrothérapie, autrement dite méthode de Græfenberg. Imprimé en français à Varsovie, 1840; 46 pages in-8.° Traduit en allemand par C. Munde. Neisse, 1840.

D.ʳ H. HEIDENHAIN. — Die Priessnitz'schen Wasserkuren an und für sich und in Vergleich mit dem allopathischen Kurverfahren in einzelnen Krankheiten. Marienwerder, 1840.

D.ʳ H. EHRENBERG. — Ansichten über die Gräfenberger Wasserkuren, begründet auf einen längern Aufenthalt daselbst. Leipzig, 1840; in-8.°

Ces deux ouvrages ont été réunis et traduits en français sous ce titre.

Les D.ⁿ H. HEIDENHAIN et H. EHRENBERG. — Exposition des méthodes hydriatiques de Priessnitz dans les diverses espèces de maladies, considérées en elles-mêmes et comparées avec celles de la médecine allopathique. Paris, 1842; in-12.

D.ʳ H. EHRENBERG. — Ansichten über die Gräfenberger Wasserkuren, begründet auf einen längern Aufenthalt daselbst. Leipzig, 1840.

— Considérations sur les cures hydriatiques de Græfenberg, basées sur un long séjour en ce lieu. Leipzig, 1840.

— Einige Worte zur Vertheidigung des Herrn Weiss in Freywaldau, von einem Kurgaste. Leipzig, 1840.

— Quelques mots pour la défense de M. Weiss à Freywaldau, par un baigneur. Leipzig, 1840.

D.ʳ HIRSCHEL. — Hydriatica, oder Begründung der Wasserheilkunde auf wissenschaftliche Principien, Geschichte und Literatur. Mit Darlegung aller neuern Schriften über Wasserheilkunde nach Inhalt und Werth. Leipzig, 1840; in-8.°

D.ʳ Hɪʀscʜᴇʟ. — Hydriatique, ou fondement de médecine
hydriatique, basé sur des principes scientifiques, sur
l'histoire et la littérature ; avec un exposé de tous les
écrits nouveaux sur la médecine hydriatique, selon leur
contenu et leur mérite. Leipzig, 1840 ; in-8.°

D.ʳ H. Cʟæssᴇɴ. — Wahres und Falsches in der sogenannten
Wasserheilkunde. Ein Wort der Verständigung an Ærzte
und gebildete Laien. Köln, 1840.

— Du vrai et du faux dans la médecine dite hydriatique.
Un mot d'éclaircissement pour les médecins et les gens
du monde. Cologne, 1840 ; in-8.°

D.ʳ Bɪɢᴇʟ. — Manuel d'hydrosudopathie, ou traitement des
maladies par l'eau froide, la sueur, l'exercice et le régime, suivant la méthode de V. Priessnitz, employée
dans l'établissement de Græfenberg ; suivi d'un mémoire
sur la chaleur animale, par M. Pelletan, professeur à
la faculté de médecine de Paris. Paris, 1840 ; grand
in-18.

Cet ouvrage n'est que la traduction du livre de M. Munde,
docteur en philosophie, que M. Bigel a cru pouvoir
publier sous son nom.

D.ʳ H. Wᴇʀᴛʜᴇɪᴍ. — De l'eau froide, appliquée au traitement
des maladies ou de l'hydrothérapeutique, suivie de remarques sur l'emploi des bains et des lotions dans l'enfance. Paris, 1840 ; in-8.°

D.ʳ Eɴɢᴇʟ. — De l'hydrothérapie ou traitement des maladies
par l'eau froide, de ses rapports avec la médecine dans
l'état actuel; suivi d'observations critiques. Paris, 1840 ;
in-8.°

D.ʳ Rᴜᴘᴘʀɪᴄʜᴛ. — Ehrenrettung des V. Priessnitz und seines
Heilverfahrens, oder Beleuchtung der Ansichten des D.ʳ
Ehrenberg über die Gräfenberger Wasserkuren. Breslau,
1840 ; in-8.°

— Apologie de V. Priessnitz et de sa méthode curative,
ou explications des considérations du docteur Ehrenberg sur les cures hydriatiques de Græfenberg. Breslau,
1840 ; in-8.°

D.ʳ Bürckner (Besitzer der Wasserheilanstalt zu Altscheiting). —

Schlesiens Wasserheilanstalten und Priessnitzens Heil-
methode. Ein Handbuch für diejenigen, welche jene
Anstalten besuchen oder die Methode beabsichtigen.
Breslau, 1841; gr. in-16.

Dr BÜRCKNER. — Des établissements hydriatiques de la Silésie
et de la méthode curative de Priessnitz. Manuel pour ceux
qui visitent ces établissements ou veulent étudier cette
méthode. Breslau, 1841; gr. in-16.

Dr KÜSTER (nassauischer Medizinalrath). — Ueber Wasserheilkunde, mit besonderer Berücksichtigung der Wasserheilanstalt zu Cronthal. Frankfurt a. M., 1841; gr. in-12.

— De l'hydrothérapie, avec des considérations particulières
sur l'établissement hydriatique de Cronthal dans le duché
de Nassau. Francfort, 1841; gr. in-12.

Dr W. SCHNACKENBERG. — Die praktische Heilkunde und die
Wasserheillehre. Kassel, 1841; petit in-8.°

— La médecine pratique et enseignement de l'hydrothérapie. Cassel, 1841; petit in-8.°

Dr KREYSER (Vorsteher der Wasserheilanstalt zu Meiringen). —
Ansichten und Erfahrungen über die methodische An-
wendung der Kälte als Heilmittel in Krankheiten, für
Ærzte und Laien. Aarau, 1841; gr. in-12.

— Considérations et expériences sur l'emploi méthodique
du froid comme moyen curatif des maladies. Pour les
médecins et les gens du monde. Aarau, 1841; gr. in-12.

Dr W. PAROW. — Kurze Bemerkungen über die praktische
und wissenschaftliche Bedeutung der sogenannten Wasserkuren, mit besonderer Rücksicht auf die in Greifswalde gegründete Anstalt, nebst einem Prospectus derselben. Greifswalde, 1841; in-8.°

— Courtes remarques sur la valeur pratique et scientifique
du traitement hydriatique, avec un rapport sur l'établissement fondé à Greifswalde et un prospectus. Greifswalde, 1841; in-8.°

Dr BALDOU. — L'hydropathie, méthode rationnelle de traitement par la sueur, l'eau froide, le régime et l'exercice.
Paris, 1841; in-8.°

J. F. VANDERPLANCKE (docteur en médecine). — Quelques

mots au sujet de la méthode curative ou médication de
Priessnitz dite hydrothérapie. Courtrai, 1841; in-12.

Dr Van Honsebrouck. — Traitement des maladies par l'eau
froide. Bruxelles, 1841; in-8.°

Dr E. W. Neusop. — Die Heilkraft des kalten Wassers. Eine
allgemein fassliche Darstellung des Kaltwassergebrauchs
in diätetischer Beziehung wie in den am häufigsten vorkommenden Krankheiten, mit besonderer Rücksicht auf
die Gräfenberger Heilanstalt und die Priessnitz'che Heilmethode. Glogau, 1842.

— Vertu curative de l'eau froide. Résumé général sur l'emploi de l'eau froide dans la diététique, ainsi que dans
les maladies les plus communes ; avec des considérations
particulières sur l'établissement de Græfenberg et la méthode curative de Priessnitz. Glogau, 1842.

Dr Eduard Herzog. — Kurze Andeutungen über Kaltwasserkur, gestützt auf Erfahrungen und erläutert durch
Krankengeschichten, nebst einer Beschreibung der Kaltwasserheilanstalt bei der Schweizermühle im Bielagrunde
in der sächsischen Schweiz. Dresden, 1842 ; in 8.°

— Brèves indications sur le traitement par l'eau froide,
basées sur l'expérience et éclairées par des observations
de maladies ; avec une description de l'établissement
hydriatique de Schweizermühle, dans la Suisse saxonne.
Avec une vue de l'établissement. Dresde, 1842; in-8.°

Dr Mackenzie. — Keine Hämorrhoiden mehr! Erfahrungen
über das eigentliche bisher nicht erkannte Wesen und den
Grund der Hämorrhoidalkrankheiten, nebst Angabe des
einzigen Mittels, durch welches dieselben auf die sicherste, völlig unschädliche und schnellste Weise geheilt
und verhütet werden können. Nach dem Englischen. 2te
Auflage. Nordhausen, 1842.

— Plus d'hémorrhoïdes ! Connaissance exacte, ignorée
jusqu'à nos jours, des maladies hémorrhoïdales, avec
l'indication du moyen unique par lequel on prévient
et on guérit cette maladie de la manière la plus certaine, la moins nuisible et la plus prompte. Traduit de
l'anglais sur la 2.e édition. Nordhausen, 1842.

STENDEL (E. G.). — Ueber Wasserheilanstalten und ihr Verhältniss zu den Mineralquellen und Bädern. Eine wissenschaftliche Parallele für Freunde der Hydriatik und für
die Denkenden unter ihren Verächtern. Esslingen, 1842;
in-8.°

— Des établissements hydriatiques et de leurs rapports avec
les sources et les bains minéraux. Parallèle scientifique
pour les amis de l'hydriatique et pour ceux qui pensent
à la mépriser. Esslingen, 1842; in-8.°

D.ᵣ HABETS. — Exposé du système hydriatique. Liège et
Bruxelles, 1842; in-8.

G. HUME WEATKERSHED (D.ᵣ M.). — On the hydropathic cure
of gout. London, 1842; in-8.°

JAMES WILSON (D.ᵣ M.). — The water cure. A practical treatise on the cure of diseases by water, exercise and diet :
being a new mode of restoring injured constitutions to
robust health, for the radical cure of dispectic, nervous,
and liver complaints, tic douloureux, gout and rheuma-
tism, scrophula, syphilis and their consequences, diseases
peculiar to women and children, fevers, inflammations,
etc. London, 1842; in-8.°

GRŒTER (Francis). — Hydriatics, or manuel of the watercure
especially as practised by Vincent Priessnitz in Gräfenberg. Compled and translated from the writings of Charles
Munde, D.ᵣ OErtel, Bernard Hirschel and other, eye
witnesses and practitioner. New-York, 1842; in-8.°

D.ᵣ PICEAIRE. — Méthode hydropathique, considérations sur
le traitement des maladies par la sueur, l'eau froide,
l'exercice et le régime. Paris, 1842; in-8.

D.ᵣ R. LATOUR. — Une visite à Marienberg. Examen pratique
et philosophique de l'hydrosudopathie ou hydrothérapie.
Paris, 1842; in-8.°

D.ᵣ RŒTEL. — Das Ganze der Wasserheilkunde, etc., von
einem alten Praktiker. Quedlinburg und Leipzig, 1842;
in-12.

— L'ensemble de la médecine hydriatique, etc., par un
ancien praticien. Quedlinbourg et Leipzig, 1842; in-12

SCOUTETTEN (H.). — Rapport sur l'hydrothérapie, adressé

à M. le Maréchal Ministre de la guerre, après un voyage
fait en Allemagne. Strasbourg et Paris, 1843 ; in-8.°

BACHELIER (Jules). — Exposé critique et méthodique de
l'hydropathie, ou traitement des maladies par l'eau.
1.ʳᵉ partie. Pont-à-Mousson, 1843 ; in-8.°

LEGRAND (A.). — De l'hydrosupathie. Exposition et application
théorique et pratique de cette nouvelle méthode. — Voir
le Bulletin de thérapeutique médicale et chirurgicale.
Paris, mars 1843.

DEVERGIE. — Rapport fait au conseil général des hospices
sur les essais tentés à l'hôpital Saint-Louis, dans son
service, concernant l'application de l'hydrothérapie au
traitement des maladies de la peau. — Voir la Gazette
médicale de Paris, 8 avril 1843.

*Ouvrages écrits par des personnes étrangères à la
médecine.*

ŒUVRES D'OERTEL (professeur au collége d'Anspach) :

1. De aquæ frigidæ usu Celsiano. Diss. philol. medic. in aqua
præcipuos A. C. Celsi locos illustrare conatur, etc. Mo-
nachii, 1826 ; in-4.°

2. Die allerneuesten Wasserkuren. Eine Heilschrift für Jedermann. Nürnberg, 1829 ; in-12.

— Les plus nouvelles cures par l'eau froide. Petit écrit sur
la médecine, à l'usage de tout le monde. Nuremberg,
1829 ; in-12.

Ce petit écrit paraissait périodiquement tous les quatre
mois. Dix-huit livraisons ont été publiées jusqu'en 1837;
à cette époque OErtel a modifié le titre comme il suit :
Hydropatische Quartalschrift, welche das Neueste aus
der Wasserheilkunde enthält. Nürnberg. A été continuée
jusqu'à la fin de 1841.

3. Medizinische Böcke von Ærzten, welche sich für infal-
lible Herren über Leben und Tod halten, in der Cholera
geschossen. 1831 ; in-4.°

— Bévues médicales commises dans le traitement du cho-

léra par des médecins se croyant les dispensateurs infaillibles de la vie et de la mort. 1831, in-4.°

4. Die indische Cholera, einzig und allein durch kaltes Wasser
vertilgbar. Allen Regierungen, Ærzten und Nichtärzten,
zur Beherzigung. 3te Auflage. Nürnberg, 1831; in-4.°

— Le choléra indien, uniquement et seulement détruit par
l'eau froide. Dédié à tous les gouvernements, à tous les
médecins et non médecins. 3.ᵉ édition. Nuremberg, 1831;
in-4.°

5. Victoria! Kaltwasser hat die Cholera besiegt! Ein that-
sächlicher Bericht.

— Victoire! L'eau froide a vaincu le choléra! Relation de
faits. Nuremberg, 1831; in-8.°

6. Kritik der bisherigen Cholerakuren, nach den Berichten
der Herrn Radius und Kleinert. Als Ehrenrettung der
angefeindeten Wasserheilkunde. Sulzbach, 1832; in-8.°

— Critique des traitements du choléra employés jusqu'à
présent, d'après les relations de MM. Radius et Kleinert,
pour sauver l'honneur de l'hydrothérapie persécutée. Sulzbach, 1832; in-8.°

7. Unterricht von der wunderbaren Heilkraft des frischen
Wassers bei dessen innerlichen und äusserlichen Gebrauch; durch die Erfahrung bestätigt von D.ʳ Joh.
Sigm. Hahn, Stadtarzt in Schweidnitz, etc. Ilmenau,
1833.

— Enseignement des vertus miraculeuses de l'eau froide,
employée soit intérieurement, soit extérieurement, con-
statées par l'expérience de Jean-Sigismond Hahn, médecin de la ville de Schweidnitz. 5.ᵉ édition, revue et augmentée d'après les expériences les plus récentes de
l'hydrothérapeutique. Ilmenau, 1833. (Voigt). Dédié
au roi de Prusse.

8. Unterricht von der Heilkraft des frischen Wassers. Von
D.ʳ J. S. Hahn. Nürnberg, 1834; in-8.°

— Enseignement des vertus médicales de l'eau fraîche;
par J. S. Hahn, etc. Edition entièrement refondue. Avec
une table des matières. Aux frais du congrès hydrothérapique à Nuremberg. 1834; in-8.°

9. Dr John Floyer (ein englischer Arzt). — Von den herrlichen Wirkungen des kalten Badens und Trinkens des kalten Wassers zur Stärkung des menschlichen Körpers, Verhütung und Heilung vieler Krankheiten und Leibesgebrechen. Aus dem Englischen. Nebst einem Anhange von den Heilkräften des Essigs und der Milch. Stuttgard, 1834; in-8.°

Le Dr John Floyer (médecin anglais). — Des excellents effets des bains froids et de l'eau froide prise comme boisson pour fortifier le corps humain, le préserver et le guérir de beaucoup de maladies et d'infirmités. Traduit de l'anglais. Avec un appendice des vertus médicales du vinaigre et du lait. 3.e édition, revue et augmentée, Stuttgard, 1834; in-8.°

10. Ueber die heilsame Kraft des gemeinen Wassers, von Dr John Schmith. Nürnberg, 1834; in-8.°

— Des vertus salutaires de l'eau commune, par le Dr John Schmith. Traduit de l'anglais. 3.e édition, revue et augmentée. Nuremberg, 1834; in-8.°

11. Dr J. Hancocke (ein englischer Wasserarzt). — Vom gemeinen Wasser als dem besten Fiebermittel, etc. Stuttgard, 1834; in-12.

— Le Dr J. Hancocke (hydropathe anglais). — De l'eau ordinaire, comme la meilleure médecine contre la fièvre. Édition refondue et développée. Stuttgard, 1834; in-12. (Hancocke était docteur en théologie, pasteur à l'église de St Margaret à Londres.)

12. Pater Bernhard, ein Capuciner, als weltberühmter Eiswasserdoktor. Leipzig, 1834; in-8.°

— Le Père Bernard, capucin, connu dans le monde entier comme médecin à l'eau froide et glacée. Leipzig, 1834; in-8.°

13. D.^r Fr. Hoffmann (jener berühmte hallische Arzt). — Vom Wasser als Universalmedizin, etc. Stuttgard, 1834; in-12.

— Le célèbre Hoffmann (docteur en médecine de Halle). — De l'eau, considérée comme médicament universel. Traduit nouvellement du latin. Avec un appendice de Hoffmann. Stuttgard, 1834; in-12.

14. Vincenz Priessnitz, oder Aufruf an alle Staatsregierungen Deutschlands zur Errichtung von Wasserheilanstalten. Leipzig, 1834 ; in-8.°

— Vincent Priessnitz, ou appel à tous les États de l'Allemagne pour la fondation d'établissements hydropathiques. Leipzig, 1834 ; in-8.°

15. Kurzer Bericht von den seitherigen Wasserkuren an Menschen und Vieh, für alle welchen Gesundheit lieb und Krankheit unlieb ist, in der Stadt und auf dem Lande. Nürnberg, 1835.

— Résumé des cures par l'eau froide opérées jusqu'à nos jours, tant sur les hommes que sur les animaux ; pour tous ceux auxquels la santé est aussi chère que la maladie leur est désagréable. Pour la ville et la campagne. Nuremberg, 1835.

16. Anweisung zum heilsamen Wassergebrauche für Menschen und Vieh in den gangbarsten Krankheiten und Leibesgebrechen, von A. Z. Ein Hülfsbuch für Ærzte, Chirurgen, Hebammen, Prediger, etc. Von den drei Stiftern des hydropathischen Vereins, etc.

— Enseignement pour l'emploi salutaire de l'eau, tant pour les hommes que pour les animaux, dans les maladies les plus fréquentes et les infirmités du corps, par A. Z. Livre d'un grand secours pour les médecins, les chirurgiens, les sages-femmes, les pasteurs, etc. Par les trois fondateurs du congrès kydropathique : OErtel, Kolb et Kirchmayer. 2.ᵉ édition ; aux frais du congrès. Nuremberg, 1835 ; in-8.°

17. Geschichte der Wasserheilkunde, von Moses bis auf unsere Zeiten, zum Beweise dass das frische Wasser ein Allheilmittel ist.

— Histoire de la médecine hydropathique depuis Moïse jusqu'à nos jours, afin de prouver que l'eau froide est un remède universel. Avec le portrait de l'éditeur. Leipzig, 1835 ; in-8.°

18. Einfache und schnelle Hülfe in der Cholera, allen Herren Landgeistlichen und Schullehrern, etc., zur Fürsorge empfohlen. Nürnberg, 1836 ; in-8.°

18. Secours simples et expéditifs dans le choléra, recommandés comme précaution à tous les pasteurs de la campagne et à tous les maîtres d'école. Nuremberg, 1836; in-8.°

19. Die Cholera oder Brechruhr in ihrer allopathischen und hydropathischen Behandlung vergegenseitigt. Nürnberg, 1836; in-8.°

— Le choléra, ou vomissement et diarrhée, et comparaison de son traitement allopathique et hydropathique. Nuremberg, 1836; in-8.°

20. OEffentliche Beschwerde über die unglückliche Behandlung der Cholera in München. Nürnberg, 1836; in-8.°

— Plaintes publiques sur le malheureux traitement du choléra à Munich. Novembre 1836. Nuremberg, 1836; in-8.°

21. Meine Land- und Wasserreise von Anspach über München, Passau, Wien, Brünn und Olmütz nach Gräfenberg zum Herrn Wasserdoktor Vincenz Priessnitz, im Juli und August 1836.

— Mon voyage par terre et par eau, en partant d'Anspach et passant par Munich, Passau, Vienne, Brünn et Olmütz, pour aller à Græfenberg chez Monsieur le docteur hydropathique Vincent Priessnitz, dans les mois de juillet et d'août 1836. Aux frais du congrès hydropathique. Nuremberg, 1837; in-8.°

22. Warum sterben so gar viele Kinder schon in ihrem ersten Lebensjahre? Und wodurch kann man dieses Uebel verhüten? In Bezug auf die russische Preisfrage vom Jahr 1834, hydropathisch (!) beantwortet. Eine Lehrschrift für Mütter. Nürnberg, 1838.

— Pourquoi tant d'enfants meurent-ils dans la première année de leur vie? Et comment pourrait-on prévenir ce malheur? Réponse à la question de concours pour le prix offert par la Russie, traitée sous le point de vue hydropathique. Leçon pour les mères de famille. Nuremberg, 1838.

23. Die Freuden und Leiden der Wasserheilkunde. Ein Spiegel für Ærzte und Nichtärzte. Nürnberg, 1838; in-8.°

— Les jouissances et les souffrances de la médecine hydropathique. Miroir pour les médecins et ceux qui ne le sont pas.

FR. RŒVER (Prediger). — Ueber Waschen und Baden, vorzüglich mit und in kaltem Wasser, als das souveränste Mittel, sich reine Haut, frische Farbe, rothe Backen, dauerhafte Gesundheit und ein kräftiges, vergnügtes Alter zu verschaffen. In Briefen an einen Freund. Magdeburg, 1827; in-8.°

— Sur les ablutions et les bains, surtout avec et dans de l'eau froide, comme moyen souverain de se procurer une peau propre, des couleurs fraîches, des joues rouges, une santé inaltérable et une vieillesse aussi agréable que vigoureuse. Lettres à un ami. Magdebourg, 1827; in-8.°

— Hydriasis, oder die Heilkraft des kalten Wassers. Eine Anweisung, wie durch das kalte Wasser, als das beste Heilmtttel, 188 Krankheiten und Körperfehler gründlich zu heilen sind. Nebst einem Anhange wie das kalte Wasser in der Thierarzneikunde anzuwenden sey. Leipzig, 1837.

— Hydriasis, ou la puissance curative de l'eau froide. Instruction pour guérir par l'eau froide, considérée comme le meilleur remède pour détruire radicalement 188 maladies et difformités du corps. Avec un appendice enseignant la manière d'emp'oyer l'eau froide dans la thérapeutique animale. 2.e édition, avec le portrait du docteur Hahn de Schweidnitz. Leipzig, 1837.

NASSE (Carl). — Antihydriasis, oder unumstösslicher Beweis, dass das kalte Wasser für die Krankheiten unserer Zeit durchaus kein Heilmittel ist, sondern im höchsten Grade nachtheilig auf den Körper einwirkt. Allen Freunden der Wasserkuren dringend empfohlen. Leipzig, 1833; in-8." 2.e édition, 1842.

— Antihydriasis, ou preuve irréfutable que l'eau froide n'est pas un moyen de guérir les maladies de notre époque, mais qu'au contraire elle n'agit sur notre corps qu'au détriment de la santé. Recommandé avec instance à tous les amis des cures hydropathiques. Leipzig, 1833; in-8.° 2.e édition, 1842.

M. SCHEDE (Rektor), — Rechtfertigung der Wasserheilkunde,

mit besonderer Beziehung auf die Antihydriasis des D.'
Nasse. Sondershausen, 1833.

M. Schede. — Justification de l'hydrothérapie : réponse à l'antihydriasis du docteur Nasse. Sondershausen, 1833.

Th. Brand (Regierungssecretär). — Die Wasserkuren des V.
Priessnitz zu Gräfenberg. Ein Trost- und Handbuch für
Kranke. Breslau, 1834.

— Les cures hydropathiques de Priessnitz à Græfenberg.
Livre de consolation et manuel pour les malades. Breslau,
1834. 2.ᵉ édition, 1835.

S. Gutmann (Zahnarzt). — Das vereinfachte Regen- und Sturz-
bad. Leipzig, 1835.

— Simplification du bain en pluie et de la douche. Leipzig,
1835.

K. A. Müller (Bibliotheksbeamter). — Taschenbuch für
schlesische Bad- und Brunnengäste, oder Beschreibung
aller in Schlesien befindlichen Mineralbrunnen und Badeanstalten, so wie des Gräfenberger Kaltbades. Breslau,
1835.

— Manuel pour les baigneurs silésiens, ou description de
toutes les sources d'eaux minérales et établissements de
bains qui se trouvent en Silésie, ainsi que de l'établissement des bains froids de Græfenberg. Breslau, 1835.

W. Hermann (Pr. Lieutenant und Regierungssecretär). —
Neueste Erfahrungen über die Heilkraft des kalten
Wassers. Eine Denkschrift betreffend den V. Priessnitz
zu Gräfenberg, so wie seine Heilanstalt und Methode,
das kalte Wasser bei innern und äussern Krankheiten
des menschlichen Körpers als Heilmittel anzuwenden.
Neisse, 1835; in-12.

— Expériences les plus récentes sur les vertus curatives
de l'eau froide. Mémoire concernant V. Priessnitz de
Græfenberg, ainsi que son établissement médical et sa
méthode pour employer l'eau froide comme remède
pour les maladies internes et externes du corps humain.
Avec une vue de Græfenberg. Neisse, 1835; in-12.

C. Zoczek (Hauptmann und Baudirektor zu Wirkorze an der
Militärgränze). — Triumph der Heilkunst mit kaltem

Wasser, oder Ruf an alle Menschen zum zweckmässigen Gebrauch des kalten Wassers. Mit einer Erklärung der Krankheitsursachen und Aufführung der sichersten Gegenmittel. Leipzig, 1836.

C. Zoczek. — Triomphe de la thérapeutique avec l'eau froide, ou appel à tous les hommes pour mettre en vigueur l'emploi de l'eau froide. Avec une explication des causes des maladies et de l'usage de leurs plus sûrs remèdes. Avec un appendice contenant un grand nombre d'exemples de réussite complète de cures par l'eau. Leipzig, 1836.

Alfred Herzog. — Kleines Handwörterbuch der Hydropathik oder Wasserheilkunde, etc. Nürnberg, 1836; in-8.°

— Manuel de l'hydropathie ou de la médecine par l'eau froide, contenant une table alphabétique des maladies et infirmités ordinaires, avec indication de la manière dont on peut les guérir facilement et sûrement par de l'eau froide. Traité sous le point de vue de l'état actuel de la médecine hydropathique, avec des renvois nombreux aux plus nouvelles cures hydropathiques d'Œrtel. Nuremberg, 1836; in-8.°

V. E. Heldritt (Lieut.). — Priessnitz auf Gräfenberg, oder treue Darstellung seines Verfahrens mit kaltem Wasser. Ein Handbuch für alle, welche Gräfenberg besuchen und die Wasserkur dort oder in der Heimath brauchen wollen, so wie für jene, welche dort Heilung fanden. Wien, 1837; in-8.°

— Priessnitz à Græfenberg, ou tableau fidèle de son traitement par l'eau froide. Manuel pour tous ceux qui veulent visiter Græfenberg pour faire usage là ou dans leur patrie de l'hydrothérapie, ainsi que pour ceux qui y trouvèrent leur guérison. Avec la description topographique de Græfenberg et de ses environs, avec une carte et le portrait de Priessnitz. Vienne, 1837; in-8.° Traduit en polonais en 1838, et en français sous ce titre : L'eau fraîche, comme excellent diététique et admirable curatif. Paris et Leipzig, 1840.

Raven (k. Pr. Lieutenant). — Die Wasserkur zu Gräfenberg, oder die Kunst durch Anwendung des kalten Wassers

Wärme zu erzeugen. Zur Erleichterung eines richtigen Gebrauchs der Kur, nach längere Zeit fortgesetzten Beobachtungen beschrieben und auf den Wunsch vieler Badegäste herausgegeben von einem Kurgast. Leipz., 1837; in-8.°

Raven. — L'hydrothérapie à Græfenberg, ou l'art de produire la chaleur par l'eau froide, décrit d'après des observations longtemps continuées, pour aider à bien employer la saison des eaux, et publié par un baigneur sur la demande d'un grand nombre de baigneurs. Leipzig, 1837; in-8.°

C. Th. Bayerhoffer (D.ʳ und Privatdocent der Philosophie). — Der Begriff der organischen Heilung des Menschen im Verhältniss zu den Heilungsweisen der Gegenwart. Nebst einer Betrachtung über die jetzige Krisis der Weltgeschichte. Marburg, 1837.

— L'idée de la cure organique de l'homme par rapport aux méthodes curatives de notre époque; avec des considérations sur la crise actuelle dans l'histoire universelle. Marbourg, 1837.

Melzer (D.ʳ der Phil. und Prof. in Breslau). — Die Resultate der Wasserkur zu Gräfenberg. Ex apibus mel et cera. Mit einer Abbildung. Leipzig, 1837; in-8.°

— Les résultats du traitement hydriatique à Græfenberg. Avec une planche. Leipzig, 1837; in-8.°

G. Joh. Rickauer (Ritter von Fahrenthal). — Die Weiss'sche Wasserheilanstalt und Kurmethode zu Freywaldau. Ein Handbuch für Kranke, welche die kalte Wasserkur zu Hause oder zu Freywaldau gebrauchen wollen. Leipzig, 1838; in-8.°

— L'établissement hydrothérapique et la méthode curative de Weiss à Freywaldau. Manuel pour les malades qui veulent faire usage de la cure par l'eau froide chez eux ou à Freywaldau. Avec une vue de l'établissement hydrothérapique et le portrait de son fondateur. Leipzig, 1838; in-8.°

Carl Munde (Lehrer an der Bergakademie zu Freiberg). — Genaue Beschreibung der Gräfenberger Wasserheilanstalt und der Priessnitz'schen Kurmethode. Nebst einer Anwei-

sung, über 70 der am häufigsten vorkommenden Krankheiten, als Gicht, etc., und einer Menge anderer chronischen und acuten Uebel, durch Anwendung des kalten
Wassers mit Schwitzen, nach der Gräfenberger Kurmethode, gründlich zu heilen. Leipzig, 1838; in-8.° 2te Auflage, 1841.

Ch. Munde. — Description exacte de l'établissement hydrothérapique de Græfenberg et de la méthode curative de Priessnitz. Avec une instruction sur la manière de guérir radicalement par l'emploi de l'eau froide et au moyen des sueurs,
d'après la méthode curative de Græfenberg, 70 des maladies
les plus fréquentes, comme rhumatisme, goutte, paralysie,
etc., et un grand nombre d'autres maladies chroniques et
aiguës. Manuel pour ceux qui veulent aller à Græfenberg ou employer cette méthode curative chez eux. Avec
un appendice sur plusieurs maladies des chevaux. 2.ᵉ édit.,
Leipzig, 1838; in-8.°

Une autre édition du même ouvrage a paru, en 1841,
sous ce nouveau titre : Hydrotherapie, oder die Kunst
die Krankheiten des menschlichen Körpers, ohne Hülfe
von Arzneien, durch Diät, Wasser, Schwitzen, Luft
und Bewegung zu heilen, und durch eine vernünftige
Lebensweise zu verhüten. Ein Handbuch für Nichtärzte.
Leipzig, 1841; in-8.°

Il a été traduit en français sous le titre suivant, mais
en oubliant de traduire Ein Handbuch für Nichtärzte
(Manuel pour ceux qui ne sont pas médecins).

Ch. Munde. — Hydrothérapeutique, ou l'art de prévenir et
de guérir les maladies du corps humain sans le secours
des médicaments par le régime, l'eau, la sueur, l'air,
l'exercice et un genre de vie rationnel. Paris, 1842; in-18.

Ritter. — Die Wunder des kalten Wassers in seiner Heilkraft bei vielen Krankheiten. Eine Schrift für Nichtärzte.
2te vermehrte Auflage. Pesth, 1836; gr. in-12. Die erste
Auflage führt den Titel : Die Wasserkur für geschwächte
Männer und Jünglinge, oder das Brunnen- und Flussbad
als Heil und Stärkungsmittel geschwächter Manneskraft
und daraus entstehender Krankheiten und Uebel. Als An-

hang, die gründliche Heilung der goldnen Ader mit kaltem Wasser. Pesth, 1836.

RITTER. — Les prodiges de l'eau froide par rapport à ses vertus curatives dans beaucoup de maladies. Écrit pour les gens du monde. 2.ᶜ édition. Pesth, 1836. La 1.ʳᵉ édition a le titre suivant : L'hydrothérapeutique pour les hommes faits et les jeunes gens, ou le bain d'eau de fontaine et d'eau de rivière employé comme moyen curatif et réparateur de l'épuisement et des maladies qui en sont les conséquences, et comme appendice, la guérison radicale des hémorrhoïdes par l'eau froide. Pesth, 1836; gr. in-12.

— Von der heilsamen Kraft und Wirkung des gemeinen Wassers, oder den Vortheilen desselben in Vorbauung und Heilung vieler Krankheiten, etc. Pesth, 1838; in-8.°

— De la puissance et action curative de l'eau commune, ou des avantages de cette dernière comme moyen préservatif et curatif de beaucoup de maladies. D'après les expériences de différents médecins et une pratique de 40 ans, recueillies par J. Smith. Traduit de l'anglais. Pesth, 1838; in-8.°

A. VETTER. — Theoretisch-praktisches Handbuch der Heilquellenlehre. Berlin, 1838; in-8.°

— Manuel théorique et pratique concernant l'étude des sources curatives. Berlin, 1838; in-8.°

J. SSULEK (evangelischer Prediger in Sobotiz). — Wodolekau aneb Poucenj, ktwak cerstwa studena studnicnj woda prot. ennohym tila nemocem lidj i dobytka's prospichem uziwati se muze. Tyrnau, 1838.

RUDOLPH, FREIHERR VON FALKENSTEIN (Lieutenant in der königlich preussischen Garde). — Beschreibung meiner langwierigen Krankheit und endliche Heilung durch kaltes Quellwasser in der Heilanstalt zu Gräfenberg. Berlin, Posen und Bromberg, 1838; in-8.°

— Description de ma longue maladie et de sa guérison définitive par l'eau froide de source à l'établissement curatif de Græfenberg. Berlin, Posen et Bromberg, 1838; in-8.°

— Meine Erfahrung in Bezug auf Wasserheilanstalten, den

Betrieb der Kur und die Behandlung der verschiedenen Krankheiten in denselben. Gesammelt während meines langen Aufenthaltes zu Græfenberg. Dresden, 1839; in-8.°

— Mes expériences par rapport aux établissements hydro-thérapiques, à la marche de la cure et aux traitements des diverses maladies dans ces établissements, recueillies pendant mon long séjour à Græfenberg. Dresde, 1839; in-8.°

CHABOT (Baron de). — Notice sur l'hydrosudopathie, ou nouveau moyen d'entretenir sa santé et de guérir, à l'aide de l'eau froide et de la transpiration, le choléra, etc. Paris, 1838.

C. A. ZELLER. — Der Segen der Hautpflege. Nach zweiund-dreissigjährigen Erfahrungen aus meinem Leben. Stuttg., 1839; in-8.°

— Des bienfaits résultant des soins de la peau; d'après ma propre expérience depuis trente-deux ans. Stuttgard, 1839; in-8.° (Comptoir littéraire.)

J. G. MÖLLER, durchgesehen von Mag. Lux (prakt. Thierarzt in Leipzig). — Hydro-homöopatisches Taschenbuch der Thierheilkunde oder der Krankheiten der Hausthiere und deren Heilung durch kaltes Wasser, vorzüglich aber durch homöopatische Mittel. Leipzig, 1839.

— Manuel hydro-homéopathique de l'art vétérinaire ou des maladies des animaux domestiques et de la guérison de ces dernières par l'eau froide, mais surtout par des moyens homéopathiques. Revu par M. Lux, médecin vé-térinaire à Leipzig. Nouveau livre de secours pour chaque vétérinaire et tous ceux qui possèdent des animaux. Leipzig, 1839.

KLENCKE (H.). — Die äussere Haut und ihr Verhältniss zum Organismus. Versuch, die Priessnitz'sche Methode der Wasserheilkunst physiologisch zu beleuchten. Eine Flug-schrift für Ærzte und Nichtärzte. Leipzig, 1839; in-8.°

— La peau externe et ses rapports avec l'organisme. Essai sur l'éclaircissement de la méthode hydrothérapique de Priessnitz par la physiologie. Brochure pour les mé-decins et les gens du monde. Leipzig, 1839; in-8.°

W. Voigt (preussischer Hauptmann und Leiter der Anstalt im Alexandrinenbade zu Freywaldau). — Anleitung zum Gebrauch der Kaltwasserkur für diejenigen , welche sich zum Schutz gegen Krankheiten zum kalten Baden und Wassertrinken gewöhnen wollen. Berlin , 1840 ; in-8.°

— Instruction sur l'emploi de l'eau froide pour ceux qui veulent s'habituer aux bains froids et à boire de l'eau pour se prémunir contre certaines maladies. Berlin , 1840 ; in-8.°

A. Kolaczkowsky. — Gräfenberg i Freiwaldau, czyli krotki rys kryticzny kuracy i wodnej, podlug zasad uzywanyck w. zatladack wodnyck Gräfenbergskim i Freiwaldau. Breslau , 1840 ; in-8.°

H. P. Rosch. — Vertheidigung der neuen Wasserheilme-thode gegen diejenigen Ærzte, welche ihr entgegen ar-beiten , nebst einem Antrag an alle Staatsregierungen zu deren Beförderung und Verbreitung ; auch mehrerer Arzneigelehrten Warnung vor der Gefährlichkeit des Arzneigebrauches. Eine Aufklärung für Alle denen ihre Gesundheit und Leben lieb ist. Leipzig , 1840.

— Défense de la nouvelle méthode curative par l'eau contre les médecins qui travaillent à l'anéantir, avec une motion à tous les gouvernements pour faire prospérer et ré-pandre cette méthode; en outre, remontrances de quel-ques thérapeutistes sur les dangers de l'usage des mé-dicaments. Leipzig, 1840.

Theodor von Kobbe. — Priessnitz und Gräfenberg. Aus meinem Tagebuche, zur Unterhaltung und Belehrung aller derer, welche auf dem Gräfenberg gewesen sind , oder solcher die sich einer Wasserkur dort oder an-derswo unterwerfen wollen. Nebst einem Anhang , der die Behandlung einiger Krankheiten und mehrere der jüngst dort vorgekommenen Krankheitsfälle enthält. Oldenburg, 1841 ; in-8.°

— Priessnitz et Græfenberg. Extrait de mon journal, pour ceux qui veulent se soumettre là ou ailleurs à une cure par l'eau froide. Avec un appendice contenant le traite-

ment de quelques maladies et des cas de maladies obser-
vées récemment à Græfenberg. Oldenbourg , 1841; in-8.°

KARL GRAFEN VON RECHBERG UND ROTHENLÖWEN. — Allgemeine
medizinisch- und hydriatisch-kritische Beleuchtung des
Auszuges aus dem Commissionsberichte des Prof. hon.
D.ʳ Horner über die Gräfenberger Kurmethode. München ,
1841 ; in-8.°

— Examen critique général medico-hydriatique de l'extrait
du rapport de la commission du Prof. hon. D.ʳ Horner
sur la méthode curative de Græfenberg. Munich , 1841 ;
in-8.°

Der Honorar-Professor D.ʳ HORNER in München über Priessnitz's Heilmethode. Neue kritische Beleuchtung. München ,
1841 ; in-8.°

— Le Professeur honoraire D.ʳ HORNER , à Munich , sur la
méthode curative de Priessnitz. Nouvel examen critique.
Munich , 1841 ; in-8.°

E. M. SELINGER. — Gräfenberg. Einladungen, Mittheilungen ,
Betrachtungen. Wien , 1841 ; in-8.°

— Græfenberg. Invitation, communications, considérations.
Vienne, 1841 ; in-8.°

— Diätetisches Schatzkästlein. Ein Taschenbuch für Freunde
eines gesunden, frohen und langen Lebens. Mit einer
Sammlung von sittlich - religiösen Denksprüchen. Nördlingen, 1842.

— Précieuse cassette diététique. Manuel pour les amis d'une
vie longue, joyeuse et sans maladie. Avec un recueil
de sentences morales et religieuses. Nördlingen, 1842.

JOHANN GROSS. — Briefe über Krankheitsheilung und Gesundheitspflege, mit vorzüglicher Rücksicht auf die Kalt-
wasserheilmethode, jungen Ærzten und gebildeten Laien
zum Nachdenken gewidmet. München , 1842; broch.
in-8.°

— Lettres sur la guérison des maladies et l'hygiène, avec
des considérations sur la méthode curative par l'eau
froide. Souvenir dédié à de jeunes médecins et aux
gens du monde. Munich , 1842 ; gr. in-12.

— Das frische Wasser als vorzügliches Beförderungsmittel

der Gesundheit und ausgezeichnetes Heilmittel in Krankheiten. Ein Wort zu seiner Zeit für alle Menschen, die
wünschen gesund zu werden, es zu bleiben und ein
frohes Alter zu erreichen. 4te Auflage. München, 1842;
gr. in-12.

J. GROSS. — De l'eau froide comme moyen curatif et hygiénique. Quelques mots à tous ceux qui désirent rétablir
leur santé, la conserver et atteindre une vieillesse pleine
de sérénité. 4.ᵉ édition. Munich, 1842; gr. in-12.

La 1.ʳᵉ édition de cet ouvrage a paru en 1837.

L'auteur s'est traduit lui-même en français sous ce
titre : L'eau fraîche comme excellent diététique et admirable curatif, ou des vertus médicales de l'eau fraîche
et de son usage, tant pour conserver la santé que pour
la rétablir. Avec une planche. Leipzig, 1840; in-8.°

E. S. ADDY (felow of Jesus college, etc.). — Cases of diseases
cured by cold water (translated from the German), with
remarks addressed to people of common sense. London,
1842; in-8.°

J. HJALTELIN (D.ʳ med. et chir.). — Vandcuren i dens histo-
riske Udvikling, mærværende filstand ag Resultater.
Kjobenhavn (Copenhague), 1842; in-8.°

H. NÆGELI. — Gedichte und Erinnerungen aus meiner Krankheit, mit verschiedenen Andeutungen über das bisherige
Kurleben in Albisbrunn. Zürich, 1842.

— Poésies et souvenirs de ma maladie, avec différentes indications sur le genre de vie mené jusqu'à présent à
Albisbrunn pendant la cure. Zurich, 1842.

R. T. CLARIDGE (esq.). — Hydropathy, or the cold water
cure, as practised by Vincent Priessnitz at Græfenberg,
Silesia austria. London, 1842; in-8.°

Écrits anonymes.

Die Wunderkräfte des kalten Wassers in vielen Krankheiten
und Uebeln, und als Universalmittel zur Begründung
einer dauerhaften Gesundheit; etc. Ludwigsb., 1831-1833.

— Des vertus de l'eau froide dans beaucoup de maux et de

maladies, et comme moyen universel pour se préparer
une santé inaltérable. Avec plusieurs remèdes domestiques recommandés par des médecins contre la phthisie,
l'épuisement et quelques autres maladies graves. Louis-
bourg, 1831-1833; 2 vol. in-16.

Die Wunderkräfte des kalten Wassers in Heilung schwerer
Krankheiten. Eine allgemein verständliche Anweisung,
sich dieses grossen Mittels mit Nutzen zu bedienen. Arnstadt, 1831; in-8.°

— Des vertus de l'eau froide dans la guérison de maladies
graves. Instruction générale et claire sur la manière de
se servir avec avantage de ce grand moyen. Exposé théoriquement et d'après l'expérience d'un médecin praticien.
Arnstadt, 1831; in-8.°

Das kalte Wasser als Bad und Getränk dem menschlichen
Körper sehr heilsam. Dritte Auflage. Leipzig und Stuttgard, 1836.

— Effet salutaire de l'eau froide en bains et en boisson.
Troisième édition. Leipzig et Stuttgard, 1836.

Allerneuester Wasserdoktor. Das kalte Wasser als einzige
Universalmedizin unserer Zeit, oder allgemeiner Sieg
der Heilkunde mit kaltem Wasser, etc. Hamburg, 1837;
in-8.°

— Le plus nouveau des médecins hydropathiques. De l'eau
froide comme seul remède universel de notre époque,
ou triomphe général de la médecine par l'eau froide.
Appel à l'humanité entière pour guérir de la manière
la plus prompte et la plus radicale les maladies les plus
dangereuses par l'emploi seul de l'eau froide. Avec un
appendice contenant un recueil de jugements des principaux médecins hydropathes sur les actions salutaires et
diverses de l'eau froide, avec beaucoup d'exemples de
cures par l'eau qui ont entièrement réussi. Hambourg,
1837; in-8.°

Ueber die Wunder und heilsamen Wirkungen des kalten
Wassers und wie dasselbe in den mannigfachen Krankheitszuständen als das sicherste und wohlfeilste Heil-
und Stärkungsmittel anzuwenden ist. Eine nützliche

Schrift für Jedermann. Von den berühmtesten Ærzten Deutschlands und der Schweiz bearbeitet.

— Des prodiges et des vertus curatives de l'eau froide; comment cette dernière peut être employée comme le moyen curatif le plus sûr et le moins cher. Instruction utile à tout le monde. Fait par les médecins les plus célèbres de l'Allemagne et de la Suisse. 2.ᵉ édition. Glarus, 1837; in-8.º

Die neueste praktische Wasserheilkunde in ihrem ganzen Umfange, oder der vollständigste Wasserarzt für Jedermann. In alphabetischer Ordnung, nebst 2 Tafeln Abbildungen zur Einrichtung ganz einfacher Wannenbäder. Ulm, 1837.

— La médecine hydriatique la plus récente dans tout son ensemble, ou le médecin hydriatique le plus parfait. A l'usage de tout le monde. Avec un ordre alphabétique et deux planches représentant des bains d'onde très-simples. Ulm, 1837.

Die Kaltwasserkur, zur bessern Verständigung und Benutzung derselben in krankem und gesundem Zustande; oder ohne Wasser kein Leben! Von einem eifrigen Hydropathen. Ulm, 1837.

— La cure par l'eau froide, l'explication de son emploi dans les maladies ou dans l'état de santé, ou sans eau point de vie! Par un hydropathe zélé. Ulm, 1837; in-8.º

Die neueste praktische Wasserheilkunde in ihrem ganzen Umfange, oder der vollständigste Wasserarzt für Jedermann. Ulm, 1837; in-8.º

— Hydrothérapie pratique la plus nouvelle dans toute son étendue, ou le plus parfait des médecins hydropathes. A l'usage de tout le monde. Dans l'ordre alphabétique, avec deux planches, représentant le dessin très-simple des cuves à bains. Ulm, 1837; in-8.º

Der Wasserprediger zur Pestzeit. Eine Mittheilung für alle Menschen. München, 1837.

— L'orateur hydropathe pendant la peste. Communication pour tous les hommes. Munich, 1837; écrit en vers.

Der nützliche Wasserdoktor, oder leichtfassliche Anweisung

597

blos durch den Gebrauch des kalten Wassers manchem Uebel vorzubeugen oder dasselbe von Grund aus zu vertilgen, besonders in Hinsicht der edlern Theile des menschlichen Körpers, so wie Krankheiten zu heilen, etc. 2te Auflage. Ulm, 1837.

— L'utile médecin hydropathe, ou enseignement clair pour éviter bien des maux en n'employant purement et simplement que l'eau froide, et pour déraciner le mal, surtout en ayant égard aux parties nobles du corps humain. De plus une instruction claire pour ramener le corps à son état normal. 2.ᵉ édition. Ulm, 1837.

Das Wasserbüchlein, oder praktische Anweisung für alle Menschen, jeden Alters und Geschlechts. Mit 2 Abbildungen. Kempten, 1838.

— Le petit livre hydrothérapeutique, ou enseignement pratique pour toutes personnes, de tout âge et de tout sexe. Avec 2 planches. Kempten, 1838; in-8.°

Der neueste Hausarzt nach den Grundsätzen der Naturheilkraft, oder Belehrung, sich bei Abwesenheit des Arztes, in den häufigsten und gefährlichsten Krankheiten durch den Gebrauch der einfachsten Mittel schnelle Hülfe zu verschaffen, und insbesondere durch die innere und äussere Anwendung des kalten Wassers die Gesundheit zu erhalten, den Krankheiten vorzubeugen und die vorhandenen vollkommen zu heben, etc. Pesth und Leipzig, 1838; in-8.°

— Le plus nouveau des médecins domestiques; de la médecine naturelle, ou enseignement sur la manière de se procurer, en l'absence du médecin, un prompt secours dans les maladies les plus fréquentes et les plus dangereuses par l'emploi des moyens les plus simples, et en particulier sur la manière d'entretenir la santé par l'emploi interne et externe de l'eau froide, d'éviter par ce même moyen les maladies, et de guérir radicalement celles qui existent. Avec une instruction sur la manière de préparer soi-même les médicaments indiqués dans ce livre, et de plus avec une diététique complète. Par un médecin praticien. Pesth et Leipzig, 1838; in-8.°

Die Hausarzneimittel und deren schickliche Anwendung in Krankheiten. Für Ærzte und Familienväter. Leipzig, 1838.

— Les médecines domestiques et leur emploi convenable dans les maladies. Pour les médecins et les pères de famille. Leipzig, 1838.

Fünfhundert beste Hausarzneimittel gegen alle Krankheiten der Menschen. Leipzig, 1838.

— Cinq cents des meilleurs remèdes domestiques contre toutes les maladies. Leipzig, 1838.

Der Geist der Gräfenberger Wasserkur. Motto : Wasser thut's freilich. Vom Verfasser der Reisescenen aus zwei Welten. (J. H. Hausse.)

– Le génie de la cure hydropathique de Græfenberg. Épigraphe : Oui, c'est bien l'eau qui opère ces merveilles. Par l'éditeur des scènes de voyages dans les deux mondes. Zeitz, 1838; in-8.°

Die Kaltwasserheilanstalt zu Illmenau und ihre Kurgäste in den Jahren 1838, 1839 und 1840.

— L'établissement hydriatique d'Illmenau et de ses malades dans les années 1838, 1839 et 1840.

Die Heilkräfte des kalten Wassers, nachgewiesen durch hundert Erfahrungssätze berühmter Ærzte älterer und neuerer Zeit, etc. Nördlingen, 1839; in-12.

— Des vertus curatives de l'eau froide, prouvées par 100 observations expérimentales de médecins célèbres anciens et nouveaux. Avec une table des matières et un aperçu sur la littérature la plus essentielle de l'hydrothérapie. Nördlingen, 1839; in-12.

Œkonomischer und medizinischer Universalrathgeber. 4te Ausgabe, vermehrt mit einer weitern Abtheilung, das kalte Wasser, etc., von Floyer, Hancocke und Hoffmann. Stuttgard, 1839; in-8.°

Le conseiller économique et médical universel. 4.ᵉ édition, augmentée d'un long chapitre sur l'eau froide, par Floyer, Hancocke et Hoffmann. Stuttgard, 1839; in-8.°

Versuch einer allgemein fasslichen, wahrhaft populär medizinischen Lehre von den Wirkungen und dem vernünftigen Gebrauche des kalten Wassers in Gesundheit und Krankheit. Von einem ärztlichen Beförderer der rationnellen Wasserheilkunde. Leipzig, 1840.

— Essai d'un enseignement général, précis, véridique, populaire et médical de l'action et de l'emploi raisonnable de l'eau froide dans l'état de maladie et de santé. Par un médecin protecteur du progrès rationnel de la médecine hydriatique. Leipzig, 1840.

Der ärztliche Rathgeber bei Brunnenkuren, kalten und warmen Bädern, für alle, welche dieselben zu gebrauchen benöthigt sind. Enthaltend Vorschriften und Erinnerungen für Badende und Badereisende. Von einem praktischen Arzte. Ulm, 1840.

— Le conseiller médical dans les cures hydriatiques, dans l'emploi des bains froids et chauds, à l'usage de tous ceux qui sont obligés d'en faire usage; contenant des préceptes et des souvenirs pour des baigneurs et des voyageurs. Par un médecin praticien. Ulm, 1840.

Die neuesten Erfahrungen in der Anwendung und Heilkraft des kalten Wassers bei mehr als hundert verschiedenen Krankheiten, besonders auch bei acuten Hautkrankheiten. Mit einer getreuen Darstellung der Gräfenberger und der in Sachsen befindlichen Wasserheilanstalten. Von einem königlich preussischen Oberarzte. Leipzig, 1840.

— Les expériences les plus récentes sur l'emploi et les vertus curatives de l'eau froide dans plus de cent maladies, et surtout dans la rougeole, la petite vérole et la fièvre scarlatine, etc. Avec une représentation fidèle des établissements de bains de Græfenberg et de tous ceux qui se trouvent en Saxe. Par un médecin supérieur au service de Prusse. Leipzig, 1840; in-8.°

Der Gebrauch der Flussbäder nach Angabe der dabei zu beobachtenden Vorsichtsmassregeln. Gesammelt aus den Schriften berühmter praktischer Ærzte. Dillingen, 1841.

— De l'usage des bains de rivière, avec l'indication des précautions qu'ils exigent. Tiré des écrits de médecins praticiens célèbres. Dillingen, 1841.

Die Kaltwasserheilanstalt in Alexandersbad bei Wunsiedel. 1841.

— L'établissement sanitaire hydriatique d'Alexandersbad près de Wunsiedel. 1841.

Medicolaicus. — Beiträge zur praktischen Wasserheilkunde nach der Priessnitzischen Methode, mit besonderer Rücksicht auf acute Kinderkrankheiten, nebst mehreren Krankengeschichten und Vorschriften über das kalte Waschen und laue Baden der Kinder. Rathschläge für Eltern welche die Wasserkur bei ihren Kindern anwenden wollen. Freyberg, 1841 ; in-12.

Médecin laïque. — Avis pratiques sur la médecine hydriatique d'après la méthode de Priessnitz, avec des considérations particulières sur les maladies aiguës des enfants, avec plusieurs observations de maladies et des préceptes concernant le lavage à l'eau froide et les bains tièdes des enfants. Conseils donnés aux parents qui voudraient appliquer à leurs enfants la cure par l'eau froide. Freyberg, 1841 ; in-12.

Bibliotheca hydriatica, oder Verzeichniss der wichtigsten bis zur Jubilate-Messe 1842 erschienenen Werke und Schriften über Wasserheilkunde, nebst den neuesten Schriften über vorzügliche Mineralbäder und dem Verzeichniss bereits vorhandener Wasserheilanstalten. Leipzig, 1842 ; in-8.°

— Bibliothèque hydriatique, ou catalogue des ouvrages et des écrits les plus importants qui ont paru sur la médecine hydriatique jusqu'à la foire de Leipzig de 1842, avec les écrits les plus nouveaux sur les bains minéraux les plus renommés et l'indication des établissements hydriatiques existants. Leipzig, 1842 ; in-8.°

De l'hydrothérapie. — Voyez Gazette médicale de Paris, numéros des 6, 13, 20 mai et 3 juin 1843.

Écrits périodiques.

Allgemeine Wasserzeitung, von D.' Richter. Erlangen, 1838 ; in-4."

— Journal général d'hydrothérapie, par le D.' Richter. Erlangen, 1838 ; in-4.'

Ce journal a commencé à paraître le 1.ᵉʳ avril 1838 ;
il a été continué l'année suivante par le D.ʳ Schmitz,
de Marienberg, qui lui a donné le titre suivant : Der
Wasserfreund, oder allgemeine Zeitschrift zur Beförderung der Wasserheilkunde. Erlangen, 1839; in-4.° (L'ami
de l'eau, ou journal général consacré à l'avancement de
la médecine hydriatique.)

Le D.ʳ Schmitz se proposait de publier le même journal
en français, le prospectus annonçant cette intention a
paru ; il avait pour titre : *L'ami de l'eau, ou journal
général pour les progrès de l'hydropathie, sous la coopé-
ration de tous les directeurs des établissements hydropathiques de l'Allemagne ; rédigé par le D.ʳ Schmitz.
Erlangen.*

Cette intention n'a pas été mise à exécution, mais
le journal allemand a été publié jusqu'à la fin de l'année 1841. A cette époque le D.ʳ Schmitz a modifié de
nouveau son journal; il le fait paraître par livraisons
irrégulières et il lui a donné le titre de : Der neue
Wasserfreund, oder Archiv für Wasserheillehre. Coblenz,
1842 ; in-8.° (Le nouvel ami de l'eau, ou archives pour
la médecine hydriatique. Coblence, 1842; in-8.°). Trois
numéros ont paru.

Schlesische Zeitschrift für Beförderung der Wasserheilkunde,
von D.ʳ Bürkner. Breslau, 1842; in-4.°

— Gazette de la Silésie pour l'avancement de la médecine
hydriatique, par le D.ʳ Bürkner. Breslau, 1842 ; in-4.°

Cette gazette paraît une fois par semaine.

INDICATION
DES ÉTABLISSEMENTS HYDRIATIQUES.

AUTRICHE.

Græfenberg, Silésie autrichienne, dirigé par M. V. Priessnitz.

Kaltenleutgeben, près Vienne, fondé en 1836, dirigé par M. J. Emmel.

Laab, près Vienne, fondé en 1838, dirigé par le D.ʳ Granichstædten.

Micheldorf, dans le cercle de Traun, fondé en 1839, dirigé par le D.ʳ Pflichtenheld.

BOHÊME.

Elisenbad, près de Chrudim, fondé en 1838, dirigé par le D.ʳ Weidenhoffer.

Dobrawitz, près de la ville de Jungbunzlau, fondé en 1838, dirigé par le D.ʳ Schmidt.

Trübau, près Leitomischl, fondé en 1840, dirigé par le D.ʳ Ribiczka.

Leitmeritz, fondé depuis 1837, dirigé par le chirurgien Lauda.

MORAVIE.

Budischan, dans le cercle d'Iglau, fondé en 1838, dirigé par le chirurgien Koven.

Ezernahora, dans le cercle d'Olmütz.

Gross-Ullersdorf, dans le cercle d'Olmütz.

HONGRIE.

Pesth, dirigé par le D.ʳ Ivanowitsch.

Bartfeld, fondé en 1839, dirigé par le D.ʳ Horwath.

Schmecks, dirigé par le D.ʳ Buttner.

Lunkany, fondé en 1840, dirigé par le D.ʳ Buchwald.

TYROL.

Mühlau, près Inspruck, fondé en 1838, dirigé par le D.ʳ Fritz.

Meran, dirigé par le D.ʳ Matzeyger.

603

PRUSSE.

Berlin, fondé en 1836, dirigé par le D.ʳ Parow.

Marienberg, près Boppart, fondé en 1839, dirigé par le D.ʳ Schmitz, président du congrès hydriatique et rédacteur des Archives de la médecine hydriatique.

Mühlbad, près Boppart, fondé en 1841, dirigé par le D.ʳ Heussner.

Laubach, dirigé par le D.ʳ Petri.

Marienwerder, fondé en 1840, dirigé par le D.ʳ Heydenhain.

Preussisch-Holland, fondé en 1840, dirigé par le chirurgien Meermann.

Breslau, dirigé par le D.ʳ Burkner.

Kunzendorf, dans la Silésie, fondé en 1836, dirigé par le D.ʳ Niederfuhr.

Altschneidnig, dans la Silésie, fondé en 1839, dirigé par le D.ʳ Wipprecht.

BAVIÈRE.

Alexandersbad, fondé en 1838, dirigé par le D.ʳ Fikentscher.

Erlenstegen, fondé en 1840, dirigé par le D.ʳ Rungaldier.

Schallershof, fondé en 1839, dirigé par le D.ʳ Fleischmann.

Brunnthal, près Munich, dirigé par le chirurgien Bleile.

ROYAUME DE SAXE.

Schweitzermühle (Bielaergrund), fondé en 1838, dirigé par le D.ʳ Herzog.

Kreischa, fondé en 1839, dirigé par le D.ʳ Stecher.

Thonberg, près Leipzig, fondé en 1841, dirigé par le D.ʳ Salomon.

PETITS ÉTATS DE LA SAXE.

Elgersburg, fondé en 1836, dirigé par le D.ʳ Piutti.

Illmenau, fondé en 1838, dirigé par le D.ʳ Fitzler.

Liebenstein, dirigé par M. Martini, D.ʳ en philosophie.

Blankenburg, fondé en 1840, dirigé par le D.ʳ Fritsche.

WURTEMBERG.

Ulm, fondé en 1838, dirigé par le D.ʳ Bentsch.

Herrenalb, fondé en 1840, dirigé par le D.ʳ Weiss.

Kennenburg, près Esslingen, fondé en 1840, dirigé par le D.ʳ Steudel.

GRAND-DUCHÉ DE BADE.

Hub, fondé en 1840, dirigé par le D.ʳ Schmidt ; il a remplacé le D.ʳ Strauss, que nous avons désigné page 3.

Wenheim, fondé en 1841, dirigé par le D.ʳ Bender.

Lichtenthal, fondé en 1841, dirigé par le D.ʳ Rueff.

HESSE-CASSEL.

Wolfsanger, fondé en 1841, dirigé par le D.ʳ Schnackenberg.

HANOVRE.

Minden, fondé en 1841, dirigé par le D.ʳ Lachmund.

SUISSE.

Albisbrunn, près Zurich, fondé en 1839, dirigé par le D.ʳ Brunner.

Meyringen, fondé en 1840, dirigé par le D.ʳ Bircher.

BELGIQUE.

Warrem, fondé en 1840, dirigé par le D.ʳ Henrard.

Uccle, fondé en 1841, dirigé par M. Tielemanns, officier de santé.

Berghem, fondé en 1841, dirigé par le D.ʳ Van Honsebrouch.

Grammont, dirigé par le D.ʳ de Kock.

RUSSIE.

Saint-Pétersbourg, dirigé par le D.ʳ Harder, fils.

Saint-Pétersbourg, dirigé par le D.ʳ Reimann.

Lapowkinka, dirigé par le D.ʳ Wagner.

ANGLETERRE.

Stanstead Bury, près Londres, fondé en 1842, dirigé par M. Weiss.

Mavern, dirigé par le D.ʳ Wilson.

Cheltenham, dirigé par le D.ʳ Fremann.

FRANCE.

Aux Thermes, près Paris, dirigé par le D.ʳ Baldou.

Pont-à-Mousson, département de la Meurthe, dirigé par MM. Geoffroy et Bachelier.

Pont-à-Mousson, département de la Meurthe, dirigé par M. de Bonnard.

TABLE DES MATIÈRES.

CHAPITRE VIII.

Des crises.

CHAPITRE IX.

Analyses chimiques.

CHAPITRE X.

Bibliographie.

FIN.

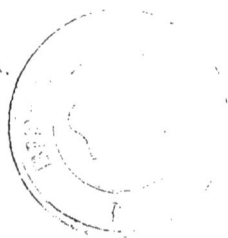